人体生理学

（第 3 版）

李效义　主编

国家开放大学出版社·北京

图书在版编目（CIP）数据

人体生理学/李效义主编．—3 版．—北京：国家开放大学出版社，2022.1（2024.7 重印）

ISBN 978-7-304-11092-5

Ⅰ.①人…　Ⅱ.①李…　Ⅲ.①人体生理学—开放教育—教材　Ⅳ.①R33

中国版本图书馆 CIP 数据核字（2021）第 264030 号

人体生理学（第 3 版）

RENTI SHENGLIXUE

李效义　主编

出版·发行：国家开放大学出版社

电话：营销中心 010-68180820　　总编室 010-68182524

网址：http://www.crtvup.com.cn

地址：北京市海淀区西四环中路 45 号　　**邮编：**100039

经销：新华书店北京发行所

策划编辑：王　普　　**版式设计：**何智杰

责任编辑：秦　莹　　**责任校对：**吕昀谿

责任印制：武　鹏　马　严

印刷：涿州市般润文化传播有限公司

版本：2022 年 1 月第 3 版　　2024 年 7 月第 4 次印刷

开本：787mm×1092mm　1/16　　**印张：**21.25　　**字数：**488 千字

书号：ISBN 978-7-304-11092-5

定价：47.00 元

（如有缺页或倒装，本社负责退换）

意见及建议：OUCP_KFJY@ouchn.edu.cn

人体生理学是国家开放大学护理学专业（专科）的一门重要基础课。

本教材延续了第1版和第2版的主要特点：

（1）内容完整，结构合理。本教材包括理论和实验两大部分，体现了人体生理学实验科学的特点。理论部分共十二章，第一章和第二章是总论的内容，介绍人体生理学的学科特点、研究方法、基本原则以及细胞的基本功能；第三章至第十二章是各论的内容，介绍各个系统及其重要脏器的功能、调节以及调节的机制等内容。实验部分为第十三章，共有10个与临床联系比较紧密的生理学实验。

（2）注重学科发展，突出实践教学。本教材教学内容的选取注重学科的进展和内容的更新，注重生理学内容的临床应用价值，尽量满足在职在岗护理人员的学习需求。

（3）导学和助学功能强，适合远程在职学生学习。本教材各章由学习目标、学习内容正文、临床联系、小结、学习活动等组成。学习目标将学习内容分为"掌握""熟悉""了解"三个层次，其中"掌握"的内容是学习和考核的重点。学生在学习目标的指导下学习教材，有侧重地、联系实际地去重点理解、掌握有关知识，并在学习章节内容后，通过病例分析、讨论和网络课程练习题等学习活动，强化和检验学习效果。

（4）本教材采用了大量图片和照片资料，并有配套的人体生理学录像教材、网络课程和多媒体数字教材，能满足学生个性化的学习需求。

本教材的编写组由首都医科大学人体生理学资深教师和开放大学的教师共同组成。本教材共十三章，其中第一章、第九章、第十三章由首都医科大学李效义教授编写，第二章和第三章由首都医科大学贾军副教授编写，第四章和第五章由首都医科大学傅小锁副教授编写，第六章至第八章由首都医科大学徐敬东副教授编写，第十章和第十一章由首都医科大学黄海霞副教授编写，第十二章由广西开放大学白雪讲师编写。国家开放大学尹志英副教授和吴静副教授负责教材的设计和助学导学内容的设计及审核。全书由李效义教授统稿，贾军负责稿件的收集和初步整理。

感谢首都医科大学谢燕、王艳玲，湖南中医药高等专科学校郭争鸣三位专家对书稿做了认真细致的修改和审定。

本教材的内容符合高等职业教育护理专业的培养目标，也可供各类医学院校护理专业在职学生参考使用。

本教材的部分图片来自网络、相关书籍和同行交流。在此谨向其所有者表示谢意。

由于编者水平有限，书中难免存在缺点和错误，恳请读者批评指正。

编　者

2021年4月

　　"人体生理学"是国家开放大学（中央广播电视大学）护理学专业（专科）学生的必修课程，是一门重要的医学基础课。1994年，中央广播电视大学开设护理学专业（专科），选用北京医科大学、中国协和医科大学联合出版社出版的医学高等专科学校教材《人体生理学》（于吉人、张大成主编）；2001年，为了适应学科发展，新编了《人体生理学》（朱文玉主编，北京大学医学出版社）。2009年，中央广播电视大学建立了人体生理学课程教学团队，坚持人体生理学与临床护理实践相结合的教学改革思想，以及"实用、适用和够用"的教学资源建设思路，依靠团队进行学生特点、课程特点以及学习资源需求情况调查研究，建设了一系列网上教学课件以及网络课程，备受师生欢迎，分别获得全国多媒体教学软件大奖赛的一、二、三等奖和国家开放大学精品课程。本次新编教材是在中央广播电视大学课程教学改革实践探索的基础上进行的，是学科发展的需要、教学改革的需要，也是更好地满足护理学专业学生学习需求的需要。

　　为了适应远程开放教育的特点，突出课程实践教学特色，满足学生在职在岗学习的需求，本教材的编写组在课程内容的选取和呈现方式上做了认真的设计和编排，其主要特点如下：

　　（1）内容比较完整，结构比较合理。本教材由理论和实验两大部分组成，体现了人体生理学实验科学的特点。理论部分共12章，第一章至第二章是总论的内容，介绍了人体生理学的学科特点、研究方法和基本原则以及细胞的生理功能；第三章至第十二章分别介绍了各个系统及其重要脏器的功能、调节及调节的机制等内容；实验部分为第十三章，介绍了10个与临床联系比较紧密的生理学实验。

　　（2）注重学科发展，突出实践教学。教学内容的选取注重学科的进展和内容的更新，注重生理学内容的临床应用价值，尽量满足在职在岗护理人员的学习需求。

　　（3）导学和助学功能比较强，适合远程在职学生学习。本教材各章由学习目标、学习内容正文、临床联系、小结、学习活动（临床病例生理学分析、问题讨论和网络课程学习交互）等部分组成。其中，学习目标将学习内容分为"掌握、熟悉、了解"三个层次，掌握的内容是学习和考核的重点。每个层次相对应的具体目标是：概念要能复述，功能、调节要能描述，机制要能简述，临床联系要能解释。学生可以在学习目标的指导下学习教材，有侧重地、联系实际地去理解重点、掌握有关知识，并在学习章节内容后，通过临床病例生理学分析、问题讨论和练习题等学习活动强化和检验学习效果。

　　（4）教材采用了大量图片和照片资料，并有配套的录像教材、网络课程和电子书，能降低学生学习难度并满足个性化学习的需求。学生登录"国家开放大学人体生理学网络课程"（http：//web2. openedu. com. cn/course/view. php？id＝119）即可完成一站式学习过程，还可选择不同的学习模块（生理学重点知识与临床应用相结合设计）、生理实验、师生交互、案例共享、章节练习等进行学习和练习，并分享学习经验。

本教材共 13 章，由首都医科大学人体生理学的资深教师和国家开放大学的教师共同组建编写组编写完成。其中，第一章、第九章、第十三章由首都医科大学李效义教授编写，第二章、第三章由首都医科大学贾军副教授编写，第四章、第五章由首都医科大学傅小锁副教授编写，第六章至第八章由首都医科大学徐敬东副教授编写，第十章、第十一章由首都医科大学黄海霞副教授编写，第十二章由广西广播电视大学白雪讲师编写。国家开放大学尹志英副教授负责教材的设计及学习目标和部分助学、导学内容的编写。全书由李效义教授进行统稿，贾军副教授负责稿件的收集和初步整理。

湖南中医药高等专科学校郭争鸣教授和首都医科大学谢燕副教授、王艳玲副教授三位专家对书稿做了认真细致的修改和审定，国家开放大学人体生理学课程教学团队的各位老师参与了课程教学改革、课程教学设计等方面的工作，在此向他们表示衷心的感谢！

本教材内容贴合高职院校护理人才的培养目标，符合护理学专业成人学生理论联系实际的学习需求，适合各类医学院校护理学专业成人在职学生使用。

本教材的部分图片来自网络、相关书籍和同行交流。在此谨向其所有者表示谢意。

由于我们水平有限，书中难免存在缺点和错误，望同道和读者不吝指正。

编　者

2013 年 11 月

人体生理学文字教材根据国家开放大学护理学专业（专科）教学大纲编写。

文字教材主要特点包括：

（1）内容完整，结构合理。本教材由理论和实验两大部分组成，体现了人体生理学实验科学的特点。理论部分共 12 章，第一章和第二章是总论的内容，介绍人体生理学的学科特点、研究方法和基本原则以及细胞的基本功能；第三章至第十二章是各论部分的内容，介绍各个系统及其重要脏器的功能、调节以及调节的机制等内容；实验部分为第十三章，共有10 个与临床联系比较紧密的生理学实验。

（2）注重学科发展，突出实践教学。本教材教学内容的选取注重学科的进展和内容的更新，注重生理学内容的临床应用价值，尽量满足在职在岗护理人员的学习需求。

（3）导学和助学功能强，适合远程在职学生学习。本教材各章由学习目标、学习内容正文、临床联系、小结、学习活动（临床病例生理学分析、问题讨论和网络课程学习交互）等组成。

（4）教材采用了大量图片和照片资料，并有配套的人体生理学录像教材、人体生理学网络课程（2016 年教育部公布的第一批"国家网络精品资源共享课"）和全媒体数字教材以及其他数字学习资源，能满足学生的学习需求。

文字教材的编写组由首都医科大学人体生理学资深教师和开放大学的教师共同组成。教材共 13 章，其中第一章、第九章、第十三章由首都医科大学李效义教授编写，第二章和第三章由首都医科大学贾军副教授编写，第四章和第五章由首都医科大学傅小锁副教授编写，第六章至第八章由首都医科大学徐敬东副教授编写，第十章和第十一章由首都医科大学黄海霞副教授编写，第十二章由广西广播电视大学白雪讲师编写。国家开放大学尹志英副教授负责教材的设计、教学目标和部分助学导学内容的编写。全书由李效义进行统稿，贾军负责稿件的收集和初步整理。首都医科大学谢燕、王艳玲，湖南中医药高等专科学校郭争鸣三位专家对书稿做了认真细致的修改和审定。

为了使学生更好地学习本门课程，更加方便地运用多种学习资源，中央广播电视大学出版社开发了人体生理学课程学习资源包。学习资源包通过图、文、声、像、画全媒体展示学习内容，使学生获得更多角度的阅读、视听、掌控、互动等体验。学习资源包不仅方便了学生在线或离线学习，还可以与远程教学平台结合起来，实现开放大学的泛在教学和学生的泛在学习。学习资源包包括文字教材、全媒体数字教材、形成性考核册及其他多种数字学习资源。其中，文字教材和形成性考核册以纸质形式出版；全媒体数字教材和其他数字学习资源，学生可以通过扫描文字教材上的二维码，登录"开放云书院"后下载获得。

文字教材和全媒体数字教材的内容符合高职院校护理人才的培养目标，符合成人护理学专业学生理论联系实际的学习需求，适合各类医学院校护理学专业成人在职学生使用。

　　本教材的部分图片来自网络、相关书籍和同行交流。在此谨向其所有者表示谢意。

　　由于我们水平有限，书中难免存在缺点和错误，望同道和读者不吝指正。

编　者

2016 年 12 月

目 录

第一章

绪　论

学习目标

掌握：

1. 概念：兴奋性、可兴奋组织、阈强度（阈值）、兴奋、内环境、稳态、反馈。

2. 内环境理化性质相对恒定在临床上的重要意义。

熟悉：

1. 概念：适应性、自身调节。

2. 人体生命活动的基本特征；人体生理功能三种调节方式的特点；正反馈和负反馈的特点；负反馈在维持内环境稳态中的作用。

了解：

刺激引起兴奋的条件。

第一节　人体生理学的概念和研究方法

一、人体生理学的概念

人体生理学是研究正常状态下人体功能活动规律的科学。人体生理学是实验性的科学，是一门重要的医学基础课程。在现代医学课程体系中，人体生理学是一门重要的基础医学理论课程。它以人体解剖学、组织学为基础，同时又是药理学、病理学等后续课程和临床各课程的基础，起着承前启后的作用。对于医护人员来说，不具备人体生理学的基本知识，就不能正确认识疾病；不仅如此，在认识和处理临床实践中的许多实际问题时，生理学的基本理论和基本方法还是科学的思维方式和重要的研究手段。

📝 临床联系

生理学是关于正常生命活动的科学，医学是关于疾病的科学。两者均具有各自独特和丰富的知识体系，因而成为两个独立的部分，但彼此间又具有内在的联系。一方面，生理学研究的理论成果推动了临床诊疗技术和护理技术的发展。例如，细胞电活动及其机制的研究，促进了心电、脑电、肌电等检测技术在临床诊疗疾病中的应用，以及在病情监测等护理工作中的应用。而且，应用生理学理论可以帮助认识解决一些临床护理工作中的问题，如发病机制、临床表现、护理措施和健康教育等，使护理工作者在工作中不仅能知其然，也能知其所以然。作为医学生和护理工作者，只有在学习和掌握正常人体生命活动的发生过程和机制等方面知识的基础上，才能对后续医学课程的知识进行深刻的理解和正确的应用，才能更好地理解疾病的发生和发展过程，以便准确地诊断、治疗疾病和护理好患者。另一方面，临床上某些疾病的发病机制尚未阐明，又为生理学工作者提出了新的研究课题。例如，对震颤麻痹发生、发展及机制的研究，促进了对基底核内的环路联系、不同递质及其生理功能的进一步研究。这也说明，生理学的发展需要临床工作人员不断发现问题和提出问题。

二、人体生理学的研究方法

人体生理学的研究方法包括人体观察方法和实验研究方法。人体观察方法主要通过对人体内的某些功能活动进行直接测定，然后将获得的数据进行分析和统计处理，进而得出各项体征的正常值及其变化范围。例如，心率、动脉血压、呼吸频率、体温和尿量等的正常值及其变化范围，就是通过对人体功能活动进行观察和分析而获得的。这种方法最大的特点是对人体无损伤，但获得的知识有限。实验研究方法是在人工创造的一定条件下，对生命现象进行客观观察和分析，以获得生理学知识的一种研究方法。实验研究方法往往会给机体造成一定的损害，因此主要在动物身上进行。

生理学真正成为一门实验性科学是从 17 世纪开始的。1628 年，英国医生威廉·哈维（1578—1657 年）所著的《心血运动论》一书出版，标志着生理学真正成为一门实验性科学。他通过对动物进行活体解剖和生理实验，结合对人体功能的观察和分析，证明了心脏和动脉及静脉构成了循环运输血液的功能系统，心脏是此系统的中心并将血液压入动脉，血液通过静脉回流入心。威廉·哈维的功绩不仅在于证明了血液循环的基本规律，更重要的是开创了活体解剖的研究方法，为生理学开辟了实验研究的道路。因为，只有通过实验研究，才有可能阐明人体生命活动的发生过程和影响因素，也才有可能对各种生理功能的发生机制进行深刻的分析。恩格斯曾高度评价威廉·哈维的工作，他说：“血液循环的发现把生理学确立为科学。”

在生理学研究中，常用的实验研究方法有急性实验方法和慢性实验方法两种。

（一）急性实验方法

急性实验方法一般在短期内完成，获得结果后即处死实验动物。

急性实验方法根据研究的目的不同，又可分为离体实验方法和活体解剖实验方法两种。

1. 离体实验方法

离体实验方法是指从活着的或刚被处死的实验动物身上取出所要研究的细胞、组织或器官，放置于人工创造的环境中以保持其新陈代谢，使其在一定时间内功能活动得以相对正常地进行。例如，将蟾蜍的坐骨神经分离后放置于屏蔽盒中，记录神经干的动作电位。又如，把蟾蜍的心脏离体后，用任氏液进行灌流，观察不同影响因素对心率变化的影响。离体实验可在排除神经和体液因素的影响下，观察某一器官组织的生理特性，但所得的结果不能代表其在正常体内的情况。

2. 活体解剖实验方法

活体解剖实验方法是指将实验动物麻醉后进行解剖，并对其体内某一器官进行实验研究。这是我们在生理实验中经常采用的方法。例如，解剖暴露家兔迷走神经，用电刺激迷走神经，观察动脉血压的变化。需要说明的是，由于活体解剖实验是在麻醉和创伤的条件下进行的，因此所得结果与正常情况下的功能活动是有差别的。

（二）慢性实验方法

在有目的地对实验动物进行一次外科无菌手术，对其体内某器官进行处理后，让其完全恢复过来，随之长时间地对其进行研究，称为慢性实验。例如，用狗做实验，研究胃液头期分泌的"假饲实验"。该实验用事先做过食管切断术并具有胃瘘的狗进行假饲：当食物经过口腔进入食管后，随即从食管的切口流出体外，食物并没有进入胃内，却引起胃液分泌。

第二节 生命活动的基本特征

生命活动的基本特征主要有新陈代谢、兴奋性、适应性和生殖四方面。

一、新陈代谢

机体要生存，就得不断与环境进行物质和能量交换，摄取营养物质以合成自身的物质，同时不断分解自身的衰老退化物质，并将分解产物排出体外。这种自我更新过程称为新陈代谢。由于新陈代谢包括体内各种物质的合成、分解和能量的转化利用，故新陈代谢从性质上分为物质代谢（合成代谢、分解代谢）和能量代谢。新陈代谢一旦停止，生命活动就会结束。因此，新陈代谢是机体生命活动最基本的特征。

二、兴奋性

机体所处的环境是经常变化的，正常情况下，机体会对环境的变化做出适当的反应。生理学常将能引起机体发生一定反应的内外环境变化称为刺激，而将刺激引起机体的变化称为反应。反应的表现形式有两种：组织细胞由相对静止状态变为活动状态，或活动由弱变强，称为兴奋；组织细胞由原来活动状态变为相对静止，或活动由强变弱，称为抑制。

刺激能否引起兴奋取决于三个条件（三要素），即刺激强度、作用时间和刺激强度对时间的变化率。任何性质的刺激如果没有足够的强度，都不会引起组织细胞兴奋。若将刺激强度固定，作用时间过短也不能引起组织细胞兴奋。刺激强度对时间的变化率是指刺激强度随时间的变化而发生变化的速度。实验表明，刺激强度以较慢速率增长时，必须作用较长时间，才能最终达到一个较大值，组织细胞才会发生兴奋；并且，如果刺激强度增长过慢，无论刺激延续多久，都不能引起组织细胞兴奋。

若作用时间和刺激强度对时间的变化率固定不变，只改变刺激强度，则刚能引起组织细胞兴奋的最小刺激强度称为阈强度，简称阈值。刺激强度小于阈值的刺激称为阈下刺激，刺激强度大于阈值的刺激称为阈上刺激。

📝 临床联系

　　肌内注射是临床护理中常用的一种治疗方法。要减少患者疼痛，注射时要做到"两快一慢"，即进针和拔针要快、推药要慢，这在临床上称为无痛注射技术。运用引起刺激的条件，即刺激的三要素理论可解释此技术。"两快"是针头快速通过皮肤，从而缩短刺激作用的时间；"一慢"起到延缓强度—时间变化率的作用。由于"两快一慢"使刺激持续时间缩短，强度对时间的变化率减慢，故刺激强度降低，疼痛减轻。

组织细胞对刺激所产生的兴奋是多种多样的，如肌肉表现为收缩，腺体表现为分泌，神经表现为产生和传导冲动等。但它们在这些表现之前都会产生一种共同的生物电反应——动作电位。近代生理学将组织细胞对刺激产生动作电位的能力称为**兴奋性**；将对刺激能产生动作电位的组织称为**可兴奋组织**；将组织细胞受刺激后产生动作电位的现象称为**兴奋**。

兴奋性是机体生命活动的基本特征之一，但不同组织细胞或同一组织细胞在不同情况下，对刺激产生兴奋的能力并不相同，即组织细胞的兴奋性是不同的。最常用的衡量组织细胞兴奋性的指标是刺激阈值。兴奋性高的组织细胞，对弱的刺激就能产生兴奋，即其刺激阈值较低；只对很强的刺激才产生兴奋的组织细胞，其兴奋性较低，刺激阈值较高。简言之，组织细胞兴奋性的高低与刺激阈值成反比，即

$$兴奋性 \propto \frac{1}{刺激阈值}$$

三、适应性

机体调整体内各种活动以适应内外环境变化的能力称为适应性。适应可分为生理性适应和行为性适应两种。例如，长期居住在高原地区的人，其血液中红细胞和血红蛋白的含量比居住在平原地区的人高，以适应高原低压缺氧的环境，这属于生理性适应。人们在寒冷时通过添衣和取暖活动抵御严寒，在炎热时通过开窗通风降低环境温度，这属于行为性适应。

四、生殖

人体生长发育到一定阶段时，男性和女性两种个体中发育成熟的生殖细胞相结合，便可形成与自己相似的子代个体，这种功能称为**生殖**。生殖是人类得以繁衍后代、延续种系的基本生命特征。

第三节　内环境及其稳态

一、体液

人体的液体总称体液。体液占体重的60%，其按分布分为细胞内液和细胞外液两大类。分布于细胞内的体液为细胞内液，约占体液的2/3（占体重的40%）；分布于细胞外的体液称为细胞外液，约占体液的1/3（占体重的20%）。细胞外液包括血浆、组织液、淋巴液和脑脊液。

二、内环境

人体内绝大多数细胞与外环境没有直接接触，它们的直接生活环境是细胞外液。因此，生理学中常将细胞外液称为内环境。内环境是相对于人体所处的外环境而言的。

三、稳态

内环境是细胞生存的环境。细胞通过新陈代谢不断地与内环境发生物质交换，从内环境中摄取氧气和营养物质。内环境的各项理化因素，如O_2与CO_2分压、pH、各种离子和营养物质浓度、温度、渗透压等保持相对稳定，给细胞创造一个适宜的环境，是细胞维持正常生理功能的必要条件。生理学上将内环境的理化性质相对恒定的状态称为稳态。

内环境的各项理化因素不是静止不变的。细胞不断地进行新陈代谢，不断地与内环境发生物质交换，就会不断地扰乱或破坏内环境的稳态，如外环境因素的改变、疾病都可影响内环境的稳态。与此同时，体内各器官组织又从不同方面参与了内环境稳态的维持。例如，呼吸器官通过呼吸运动补充O_2，排出CO_2；消化器官通过消化和吸收摄入营养成分；泌尿器官通过生成和排出尿液，排出各种代谢产物，并参与水、电解质及酸碱平衡的调节；等等。因此，内环境稳态的保持是一个复杂的生理过程，是一个不断被破坏和不断恢复的过程，是一个动态的、相对稳定的状态。

当外环境剧烈变化或疾病出现时，如缺少O_2、高热、酸中毒等，内环境的理化性质可发生较大变化；当器官组织的代偿性活动不能维持内环境的稳态时，整个机体的功能将发生障碍，严重时可危及生命。例如，肾功能衰竭时，代谢产物不能通过尿液排出体外，可引起尿毒症。

第四节　生理功能的调节

当机体的内外环境发生变化时，体内各器官组织的功能及相互关系也会发生相应的变化，使机体适应环境的变化，并维持内环境的稳态。人体各器官功能的这种适应性反应称为生理功能的调节。

一、生理功能的调节方式

人体存在着精确的调节系统，其调节方式主要有三种，即神经调节、体液调节和自身调节。

（一）神经调节

通过神经系统进行调节的方式称为神经调节。神经调节的基本方式是反射。反射是指在神经系统参与下，机体对刺激产生的规律性反应。完成反射的结构基础是反射弧，它包括5个部分：感受器、传入神经、中枢、传出神经和效应器（如图1-1所示）。其中，感受器的作用是感受内外环境变化的刺激，并将各种刺激的能量转换为电信号（神经冲动），沿传入神经传至中枢。中枢包括脑和脊髓，中枢对传入信号进行处理、分析，综合后将指令由传出神经传到效应器，改变效应器的活动。例如，当强光刺激人眼的感受器时，刺激信号通过传入神经到达中枢，再由传出神经至瞳孔括约肌，引起瞳孔缩小，这就是一种反射活动（瞳孔对光反射）。反射活动的完整有赖于反射弧结构和功能的完整。反射弧的5个部分中，任何一个部分的结构或功能遭受破坏，反射活动都不能完成。

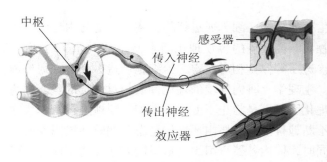

图1-1 反射弧组成示意图

反射分为非条件反射和条件反射两种。非条件反射是天生具有的，多是人维持生命的本能活动，其反射弧和反射都是比较固定的，如入口食物对口腔内感受器的刺激引起的唾液分泌。条件反射则是后天养成的，是个体在生活过程中建立起来的。例如，人们在谈论美味的食物时，即使没有食物的具体刺激，也会引起唾液分泌。条件反射是建立在非条件反射基础上的一种高级神经活动，它大大地提升了机体适应环境的能力。

神经调节的特点是反应迅速、准确，作用时间短暂。

（二）体液调节

体液调节是指体内产生的一些特殊化学物质通过体液途径对某些器官组织的活动进行调节的过程。这一类化学物质主要有：① 由内分泌腺或内分泌细胞分泌的激素，如胰岛素、肾上腺素等；② 一些组织细胞产生的特殊化学物质，如组胺、5-羟色胺等；③ 细胞代谢的某些产物，如 CO_2、乳酸等。

这些化学物质主要是通过血液循环到达被调节的器官组织，但有一些化学物质并不通过血液循环运送，而是直接扩散到周围的组织液中再作用于其邻近的组织细胞。

体液调节的特点是反应较缓慢，作用持续时间较长，作用范围较广。

一般来讲，体液调节是一个独立的调节系统，但是人体内很多内分泌腺的活动都直接或间接受到神经的支配和调节。在这种情况下，内分泌腺往往是神经反射传出通路上的一个分支（如图1-2所示）。例如，交感神经中枢兴奋时，其既可通过神经纤维直接作用于心脏，又可作用于肾上腺髓质，使肾上腺素分泌增加，并通过血液循环加强心脏的活动。这种神经和体液复合调节的方式称为**神经—体液调节**，神经在其中起主导作用。

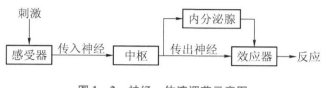

图1-2 神经—体液调节示意图

（三）自身调节

自身调节是指器官组织不依赖神经和体液调节，而由其自身特性对内外环境变化产生适应性反应的过程。这种调节方式只存在于少数器官组织。例如，在一定范围内，心肌纤维被牵拉得越长，其收缩力越大。这一现象在没有神经和体液因素影响下的离体灌流心脏中也同样存在，说明它完全是由心肌自身的特性决定的。

自身调节的特点是影响范围小、调节幅度小、灵敏度低。自身调节在维持某些器官功能的稳定中具有一定意义。

二、人体功能调节的反馈控制

对于人体，通常将反射中枢或内分泌腺看成控制部分，而将效应器或靶细胞看成受控部分。但在多数情况下，控制部分与受控部分之间往往不是一种单向信息联系，而是双向信息联系，即除控制部分发出控制信息（神经冲动或激素）改变受控部分的活动外，受控部分也不断有反馈信息返回控制部分，纠正和调整控制部分的活动。因此，在控制部分与受控部分之间形成一闭环式的控制回路（如图1-3所示）。生理学上通常将受控部分的信息返回作用于控制部分的过程称为**反馈**。不难看出，由于反馈的存在，机体活动的调节达到更精确的程度。

根据受控部分对控制部分发生的作用效果不同，反馈可分为两种：负反馈和正反馈。

（一）负反馈

受控部分发出的反馈信息对控制部分的活动产生抑制作用，使控制部分的活动减弱（如图1-3所示），这一类反馈称为**负反馈**。例如，当动脉血压升高时，压力感受性反射使动脉血压下降；当动脉血压下降时，压力感受性反射使动脉血压升高，从而使动脉血压维持相对稳定。再如，胰岛分泌胰岛素使血糖浓度降低，当血糖浓度降低后，其通过反馈信息反过来抑制胰岛素的分泌，从而使血糖浓度不至于过度降低。

负反馈普遍存在于机体调节过程中，它是维持机体与外环境协调及维持内环境稳态的重

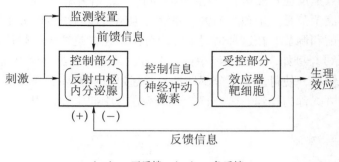

（＋）—正反馈；（－）—负反馈。

图 1 - 3　反馈控制示意图

要控制机制。

（二）正反馈

受控部分发出的反馈信息促进控制部分的活动，使其活动更加强烈（如图 1 - 3 所示），这一类反馈称为正反馈。在正反馈情况下，反馈作用与原来的效应一致，并促进或加强原效应，使其迅速达到预期顶点。例如，在排尿反射中，尿液通过尿道时，对尿道感受器的刺激返回排尿中枢，可加强膀胱逼尿肌的收缩，使膀胱进一步收缩，直到尿液排尽。正常情况下，体内的正反馈为数不多。

📝 临床联系

在病理情况下，人体会有许多正反馈的情况发生。例如，在大量失血时，心脏射出的血量减少，血压明显降低，冠状动脉的血流量减少，使心肌收缩力减弱，心脏射出的血量更少，如此反复，最后可导致死亡。在这个过程中，心脏活动减弱，经过反馈控制，心脏活动更弱，所以其是正反馈。这类反馈控制过程常被称为恶性循环。

（三）前馈

人体内的功能调节还有一种情况，其不是由受控部分发出反馈信息来调整控制部分的活动，而是由某种检测装置受到刺激后预先发出信息，作用于控制部分，使控制部分尽早做出适应性反应，这类控制称为前馈（如图 1 - 3 所示）。条件反射活动就是一种前馈活动。例如，冬泳时，在体温还未降低前，机体通过视觉、环境等刺激已提前发动了体温调节机制，使产热增加和散热减少。前馈使机体的反应更具预见性，并可减少机体反应的波动。

小　结

人体生理学是研究正常状态下人体功能活动规律的科学。人体生理学的研究方法包括人体观察方法和实验研究方法。人体观察方法主要通过对人体内的某些功能活动进行直接测定，然后将获得的数据进行分析和统计处理，进而得出各项体征的正常值及其变化范围。实验研究方法是在人工创造的一定条件下，对生命现象进行客观观察和分析，以获得生理学知识的一种研究方法。

生命活动的基本特征主要有新陈代谢、兴奋性、适应性和生殖四方面。

刺激能否引起兴奋取决于三个条件（三要素），即刺激强度、作用时间和刺激强度对时间的变化率。若作用时间和刺激强度对时间的变化率固定不变，只改变刺激强度，则刚能引起组织细胞兴奋的最小刺激强度称为阈强度，简称阈值。将组织细胞对刺激产生动作电位的能力称为兴奋性；将对刺激能产生动作电位的组织称为可兴奋组织；将组织细胞受刺激后产生动作电位的现象称为兴奋。机体调整体内各种活动以适应内外环境变化的能力称为适应性。

细胞外液称为内环境。内环境的理化性质相对恒定的状态称为稳态。

神经调节是指通过神经系统进行调节的方式，其特点是反应迅速、准确，作用时间短暂。体液调节是指体内产生的一些特殊化学物质通过体液途径对某些器官组织的活动进行调节的过程，其特点是反应较缓慢，作用持续时间较长，作用范围较广。自身调节是指器官组织不依赖神经和体液调节，而由其自身特性对内外环境变化产生适应性反应的过程，其特点是影响范围小、调节幅度小、灵敏度低。

受控部分的信息返回作用于控制部分的过程称为反馈。受控部分发出的反馈信息对控制部分的活动产生抑制作用，使控制部分的活动减弱，这一类反馈称为负反馈。负反馈普遍存在于机体调节过程中，它是维持机体与外环境协调及维持内环境稳态的重要控制机制。受控部分发出的反馈信息促进控制部分的活动，使其活动更加强烈，这一类反馈称为正反馈。

学习活动

学习活动1　临床病例生理学分析

病例简介：患者，男性，22岁，某大学在校生。在学期期终考试前夕，他诉说呼吸困难，头昏，手指麻木感和手足肌肉痉挛。实验室检查发现，其动脉PCO_2异常低，血清Ca^{2+}水平也降低。

生理学分析：内环境（细胞外液）的各项理化因素，如O_2与CO_2分压、pH、各种离子和营养物质浓度、温度、渗透压等保持相对稳定，是细胞维持正常生理功能的必要条件，其理化性质相对恒定的状态称为稳态，稳态失调会导致疾病。此病例中，由于该学生害怕即将到来的期终考试，出现通气过度，降低了动脉PCO_2，从而导致血浆pH升高。后者引起血清Ca^{2+}与血浆蛋白结合增加，降低了血清Ca^{2+}浓度。血清Ca^{2+}浓度的降低又导致阈电位下移，使细胞膜的兴奋性增加，从而增加了感觉神经、运动神经以及骨骼肌的自发性活动，引起手指麻木感和手足肌肉痉挛。脑血管阻力受动脉PCO_2的控制，动脉PCO_2降低，脑血管阻力增加，脑血流量降低，从而引起头昏。

学习活动 2　问题讨论

1. 用刺激的三要素理论解释"两快一慢"的无痛注射技术。
2. 用负反馈机制解释临床上长期大量使用糖皮质激素治疗时的停药要求（参考第十一章）。

第二章

细胞的生理功能

掌握：

1. 概念：静息电位、极化、去极化、复极化、超极化、动作电位。

2. 静息电位和动作电位的产生机制；兴奋性的变化规律；神经—骨骼肌接头处的兴奋传递过程。

熟悉：

1. 概念：单纯扩散、易化扩散、主动转运、入胞和出胞。

2. 经载体的易化扩散和经通道的易化扩散

的特点；主动转运和被动转运的特点；钠钾泵的生理意义；动作电位的特点；前负荷、后负荷对肌肉做功的影响；骨骼肌的兴奋—收缩耦联的关键因素；兴奋在同一细胞上的传导机制；兴奋的引起和阈电位。

了解：

1. 概念：等长收缩、等张收缩、单收缩、复合收缩、肌肉收缩能力。

2. 兴奋在同一细胞和细胞间传导的特点。

第一节　细胞膜的跨膜物质转运

　　细胞是人体的基本结构和功能单位，其结构包括细胞膜、细胞质和细胞核。人体内所有的生理和生化过程都是在细胞及其产物的物质基础上进行的。只有了解细胞的基本功能，才能对整个人体和人体各部分的功能及其机制有更深入的理解和认识。

一、细胞膜的基本组成

　　细胞膜又称质膜，是包绕在细胞表面的一层薄膜。在电子显微镜下，细胞膜可分为内、中、外三层结构。其中，内、外两层为高电子密度层，中间层为低电子密度层，三层总厚度为 $7 \sim 8$ nm。这种三层结构形式的膜被认为是细胞中普遍存在的一种基本结构，称为单位膜。

　　细胞膜主要由脂类、蛋白质和少量糖类构成。关于细胞膜的分子结构，被大多数人所接受的是 1972 年辛格（Singer）和尼科尔森（Nicolson）提出的液态镶嵌模型，即细胞膜以液态的脂质双分子层为基架，其中镶嵌有不同分子结构、不同生理功能的蛋白质。如图 2 - 1 所示，脂质双分子层中分子的一端为亲水性基团，朝向细胞膜的外表面和内表面；另一端为疏水性基团，朝向双分子层内部且相对排列。脂质膜的这种结构使它具有较好的稳定性和流动性。镶嵌于膜上的蛋白质主要以 α 螺旋或球形蛋白质的形式存在，有的贯穿整个脂质双分子层，两端露出膜内外，有的则靠近膜内侧或膜外侧。糖类则以共价键的形式和膜脂质或蛋白质结合，形成糖脂和糖蛋白。

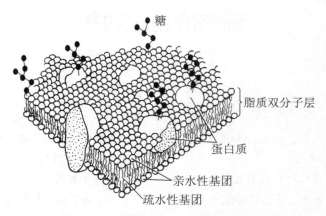

图 2-1　细胞膜的液态镶嵌模型示意图

细胞膜成分中的脂质双分子层主要起屏障作用，而膜中的特殊蛋白质则与物质、能量和信息的跨膜转运和转换有关。细胞膜所具有的各种功能在很大程度上取决于膜上所含的蛋白质。例如，与物质的跨膜转运有关的膜蛋白有载体、通道和离子泵等，与跨膜信号转导有关的膜蛋白有离子通道、受体、G 蛋白、效应器酶等。此外，膜外侧的糖蛋白还与细胞的免疫识别、血型等有关。

二、细胞膜的物质转运功能

细胞在新陈代谢过程中，不断有各种物质进出细胞。细胞膜以不同的方式允许这些物质选择性地进出细胞，从而维持细胞内液和外液迥然不同的物质成分和比例，并满足细胞新陈代谢对物质的需要。常见的细胞膜转运物质的形式如下。

（一）单纯扩散
单纯扩散是一种最简单的物质转运方式，是指脂溶性物质由膜的高浓度一侧向低浓度一侧扩散的现象，它是一种物理现象。单纯扩散的动力是该物质在细胞膜两侧的浓度差，或称浓度梯度，又称化学驱动力。单纯扩散的速率除与化学驱动力有关之外，还与细胞膜对该物质的通透性有关。物质转运的方向取决于物质的浓度梯度。物质分子移动量的大小，可用扩散通量表示，即某物质每秒钟通过每平方厘米假想平面的摩尔（或毫摩尔）数。决定扩散通量的主要因素有两种：① 细胞膜两侧的浓度梯度。一般条件下，扩散通量与平面两侧的溶质分子的浓度差或浓度梯度成正比。如果是电解质溶液，离子的移动不仅取决于平面两侧的浓度梯度，还取决于离子所受的电场力。② 细胞膜对该物质的通透性。所谓通透性，是指细胞膜对该物质通过的难易程度或阻力。

在人体内，以单纯扩散方式进出细胞的物质很少，比较肯定的有 O_2 和 CO_2 等气体分子

（如图 2-2 所示）。单纯扩散的特点是物质顺浓度差转运，不需要细胞代谢提供能量，没有膜蛋白的参与。单纯扩散时不消耗细胞本身的能量，扩散时所需的能量来自高浓度物质本身所包含的势能。

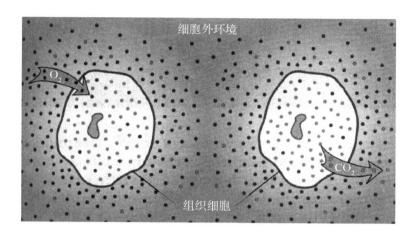

图 2-2　O_2 和 CO_2 单纯扩散示意图

（二）易化扩散

非脂溶性物质或脂溶性小的物质在特殊膜蛋白质的帮助下，由高浓度一侧通过细胞膜向低浓度一侧扩散的现象，称为**易化扩散**。例如，细胞外液中的高浓度葡萄糖进入细胞，Ca^{2+}、K^+、Na^+ 等离子在某些情况下迅速地顺浓度差进出细胞膜，都是通过这种方式实现的。易化扩散所借助的膜蛋白主要有载体和通道两种，因而易化扩散可分为以下两种形式。

1. 经载体的易化扩散

经载体的易化扩散是某些分子量较大但脂溶性很低的物质跨膜被动转运的方式之一。例如，葡萄糖、氨基酸、核苷酸等物质一般不能以单纯扩散方式通过细胞膜，而是由称为载体的膜蛋白介导穿越细胞膜。这种跨膜转运的具体过程为细胞膜上的某些具有载体功能的蛋白质与某些物质结合，发生结构变异，将该物质由高浓度一侧运向低浓度一侧，再与该物质分离。载体蛋白在运输中并不消耗能量。

经载体的易化扩散具有以下特点：① 高度的结构特异性，即某种载体只选择性地与某种物质做特异性结合，对于分子组成或结构不同的其他物质，没有结合能力或不易结合，对于结构相同而旋光特性不同的物质也不易结合。② 饱和现象，即当细胞膜一侧的物质浓度增加到一定限度时，扩散通量就不再随浓度的增加而增大。这是因为膜载体蛋白的数量及其结合位点相对固定，所以载体蛋白转运某物质有一个最大限度。如果超过这个限度继续增加待转运物质浓度，就会因载体蛋白及其结合位点均已"占满"，而不能转运多余的物质。③ 竞争性抑制。如果一个载体蛋白同时对 A 和 B 两种结构相似的物质都有转运能力，那么增加 A 物质的浓度，将会使该载体对 B 物质的转运减少，这是一定数量的结合位点竞争性地被 A 物质所占据的结果。

葡萄糖是组织细胞的能源物质，它跨膜进入细胞的过程就是典型的经载体的易化扩散（如图 2-3 所示）。这一过程的膜蛋白是右旋葡萄糖载体，或称葡萄糖转运体。

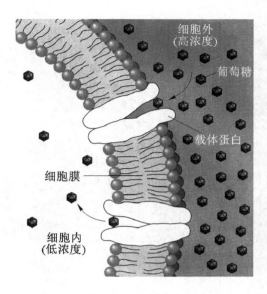

细胞外（高浓度）

葡萄糖

载体蛋白

细胞膜

细胞内（低浓度）

图 2-3 葡萄糖经载体的易化扩散示意图

2. 经通道的易化扩散

经通道的易化扩散是在被称为离子通道的膜通道蛋白的帮助下完成的，也称通道转运。一些离子，如 Na^+、K^+、Ca^{2+} 等顺浓度差转运，就属于通道转运。如图 2-4 所示，通道蛋白像贯通细胞膜并带有闸门装置的管道一样，可迅速地开放和关闭，并受通道闸门所控制。通道闸门开放时，物质顺浓度差或顺电位差经过通道转运；关闭时，即使细胞膜两侧存在浓度差或电位差，物质也不能通过。通道闸门由通道蛋白的带电分子或基团（如羧基和磷酸基）所构成。闸门的开放与关闭，依赖于某些化学物质如激素、递质的作用，或受膜电位的控制。因此，根据引起闸门开关的机制不同，可将通道蛋白分为电压依从性通道（也称电压门控通道）和化学依从性通道（也称化学门控通道）。经通道的易化扩散的扩散通量依通道的状态而定，当其受到某些因素影响而开放时，允许某些离子迅速顺浓度差移动（细胞膜对某种离子的通透性增大），其扩散通量增大，否则扩散通量减小。闸门的开关是由通道蛋白构象改变引起的，在通道蛋白不同构象时通道会突然开放或关闭。

不同的离子通道对所通透的离子有不同程度的选择性，称为离子选择性。根据离子选择性的不同，通道可分为 Na^+ 通道、K^+ 通道和 Ca^{2+} 通道等。决定离子通道选择性的因素主要是通道的口径、化学结构和带电状况。

易化扩散是细胞膜转运物质的一种重要而普遍的形式。人体的许多重要生理功能，如营养物质进入细胞、生物电的产生、兴奋的传导以及肌肉的收缩等，都与易化扩散有密切的关系。更重要的是，易化扩散可以调控，即通过调控通道闸门的开关或者载体与物质的结合，可以控制物质能否进出细胞及其进出的数量，从而调整人体的生理功能。

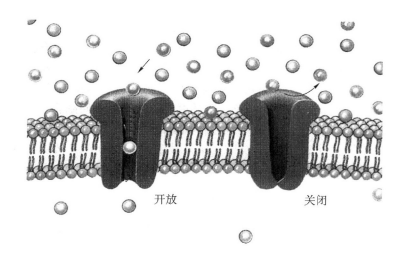

开放   关闭

图 2 - 4 经通道的易化扩散示意图

易化扩散的特点是：① 顺浓度差转运，不耗能，即物质分子或离子移动的动力来自物质本身的热运动，因而只能由高浓度一侧移向低浓度一侧。② 结构特异性，即对物质分子或离子转运起易化作用的蛋白质分子本身有结构特异性，一种蛋白质分子只能帮助一种（或少数几种）物质分子或离子通过，亦称选择性。③ 可变性，即由于镶嵌在膜脂质中的蛋白质的结构和功能经常受到膜两侧（主要是膜外）环境因素的调控，因而与它有关的物质的扩散通量或通透性就会随之发生改变。

由于单纯扩散和易化扩散在转运物质时，动力均来自膜两侧存在的浓度差（或电位差）所含的势能，不需要细胞代谢提供能量，故将它们称为被动转运。膜两侧存在的浓度差、电位差合称为电化学梯度。被动转运是顺电化学梯度进行物质转运的。

（三）主动转运

主动转运是指细胞通过本身的耗能过程，将某种物质的分子或离子逆电化学梯度进行跨膜转运的过程。主动转运的特点是：① 消耗能量。由于能量来自细胞的代谢活动，因此主动转运与细胞代谢有关。低温、缺氧及代谢抑制，均可使原来由主动转运所造成的细胞内外 Na^+、K^+ 的浓度差减小，而在细胞代谢活动恢复正常后，Na^+、K^+ 的浓度差又可恢复。② 逆浓度梯度和电位梯度进行。例如，肠上皮细胞及肾小管上皮细胞对葡萄糖的吸收、细胞内外各种离子浓度差的维持，都与细胞膜的主动转运密切相关。

主动转运分为原发性主动转运和继发性主动转运两种。一般所说的主动转运是指原发性主动转运。

1. 原发性主动转运

细胞直接利用代谢产生的能量将物质逆浓度差或逆电位差转运的过程称为原发性主动转运。它是通过生物泵的活动完成的。生物泵能把物质从低浓度一侧"泵"到高浓度一侧，并消耗能量。生物泵活动时，消耗的能量直接来源于细胞的代谢过程。生物泵的种类很多，

如转运 Na^+ 和 K^+ 的钠钾泵，转运 Ca^{2+} 的钙泵等。在各种生物泵中，钠钾泵的作用最重要，存在最广泛，对它的研究也最充分。

已知细胞内液 K^+ 浓度高、细胞外液 Na^+ 浓度高的离子浓度差的形成和维持，是靠细胞膜中的钠钾泵完成的。钠钾泵又称为钠泵。它是镶嵌在细胞膜上的一种特殊蛋白质，通过构型的改变来转运物质。钠泵是由 α 和 β 两个亚单位组成的二聚体蛋白质，具有 ATP 酶的活性。在消耗能量的情况下，钠泵将 Na^+ 逆浓度梯度由细胞内液移向细胞外液，同时将细胞外液中的 K^+ 移向细胞内液，形成并维持细胞内外离子浓度梯度。钠泵还具有酶的功能，当细胞内 Na^+ 浓度增高或细胞外 K^+ 浓度增加时，钠泵被激活，分解 ATP 转换成 ADP，同时释放出能量用于物质转运。1 分子 ATP 分解释放的能量可以将 3 个 Na^+ 运到细胞外，而将 2 个 K^+ 运入细胞内，故钠泵也称为钠钾依赖式 ATP 酶（如图 2-5 所示）。哇巴因可抑制钠泵的 ATP 酶活性，使钠泵转运 Na^+ 和 K^+ 的能力降低。钠泵的活动具有重要的生理意义，如维持细胞内外 Na^+、K^+ 的浓度差，形成细胞外高 Na^+、细胞内高 K^+ 的不均衡分布，这是细胞生物电产生的基础。同时，钠泵的生理意义还在于维持细胞内外离子浓度梯度，从而完成正常代谢与其他功能。

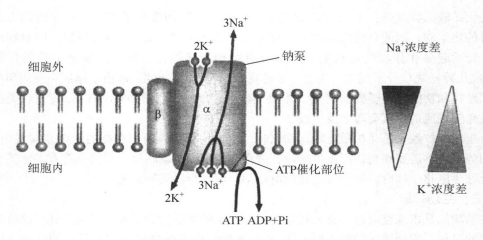

图 2-5　钠泵的功能活动及分子结构示意图

2. 继发性主动转运

许多物质在进行逆浓度梯度或电位梯度转运时，所需的能量并非直接来自 ATP 的分解，而是来自 Na^+ 在细胞膜两侧的势能，而这种势能是钠泵利用分解 ATP 释放的能量建立的。这种间接利用 ATP 能量的主动转运过程称为继发性主动转运，或联合转运。事实上，继发性主动转运就是经载体的易化扩散与原发性主动转运相耦联的主动转运系统。

继发性主动转运根据被转运物质与 Na^+ 转运的方向不同分为两种形式：① 与 Na^+ 转运的方向相同的称为同向转运；② 与 Na^+ 转运方向相反的称为反向转运或交换。例如，葡萄糖、氨基酸在小肠黏膜上皮细胞的吸收和在肾小管上皮细胞的重吸收都属于继发性主动转运（如图 2-6 所示），由于 Na^+、葡萄糖、氨基酸都进入细胞，故属于同向转运。而心肌细胞

上的 $Na^+ - Ca^{2+}$ 交换，是 Na^+ 入细胞、Ca^{2+} 出细胞，故属于反向转运。

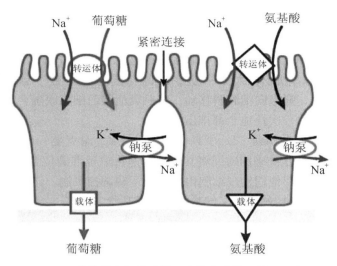

图 2 – 6　葡萄糖和氨基酸的继发性主动转运模式示意图

（四）入胞和出胞作用

1. 入胞作用

细胞外的大分子物质或物质团块进入细胞的过程称为入胞，如侵入体内的细菌、病毒、异物或大分子营养物质。在入胞过程中，细胞膜首先"识别"并与其接触，然后细胞膜内陷，把物质包裹起来；此后包裹的细胞膜融合、断裂，使物质连同包裹它的细胞膜一起进入细胞，形成吞噬小泡；接下来吞噬小泡与溶酶体融合，溶酶体中的蛋白水解酶将被吞入的物质消化分解（如图 2 – 7 所示）。

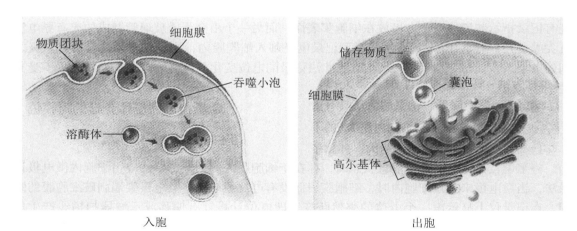

入胞　　　　　　　　　　　　出胞

图 2 – 7　入胞和出胞过程示意图

入胞又分为两种方式：吞噬和吞饮。如进入的物质是固体，称为吞噬，形成的小泡叫吞噬体；如进入的物质是液体，则称为吞饮，形成的小泡叫吞饮泡。

2. 出胞作用

大分子物质或物质团块由细胞内排出的过程称为出胞，主要见于细胞的分泌活动以及神经细胞突触末梢的递质释放活动，如消化腺细胞分泌消化酶、内分泌细胞分泌激素、神经末梢释放递质等。如图 2-7 所示，大分子物质在细胞内形成后，被一层膜性物质包裹形成囊泡；当分泌活动开始时，囊泡向细胞膜移动，最后囊泡膜与细胞膜融合，进而在融合处向外破裂，囊泡内的储存物质一次性地全部排出细胞。

2013 年，美国科学家詹姆斯·E. 罗斯曼和兰迪·W. 谢克曼、德国科学家托马斯·C. 苏德霍夫凭借"细胞如何在准确的时间将其内部囊泡传输至准确位置的研究"，被授予诺贝尔生理学或医学奖，以表彰他们发现细胞内部囊泡运输调控机制。诺贝尔奖评选委员会在声明中说，"没有囊泡运输的精确组织，细胞将陷入混乱状态"。

第二节　细胞的生物电现象

活的细胞无论处于静息状态还是活动状态都存在电现象，称为**生物电现象**。生物电现象是一种普遍存在又十分重要的生命现象，也是生理学的重要基础理论。临床应用的心电图、脑电图、肌电图等检查，都是生物电现象在实际工作中的应用。

生物电现象的发生，都是以细胞水平的生物电现象为基础的。而且，生物电现象是发生在细胞膜两侧的，故称为**跨膜电位**，简称膜电位，包括静息电位和动作电位。

生物电现象的记录方法可归纳为细胞外记录法和细胞内微电极记录法。细胞外记录法是将连有记录指示装置（电位计或示波器）的两个记录电极放在被测细胞的表面（测定的可以是单个细胞，也可以是组织），当细胞表面两电极中的一个电极发生电位改变时，就可在记录装置中显示出来，并将其记录下来，如图 2-8（a）所示。细胞内微电极记录法则是将连有记录指示装置的一个电极放在细胞膜表面，而另一个由金属或玻璃管制成的充有导电液且尖端直径只有 $1.0~\mu m$ 或更细的微型记录电极刺入细胞膜内，测量细胞膜内与膜外电极之间的电位差，如图 2-8（b）所示。用此法记录的电位变化只与该细胞有关，而几乎不受其他细胞电位变化的影响。

一、静息电位

（一）静息电位的概念

静息电位是指细胞处于静息状态时，存在于细胞膜两侧的电位差。应用细胞内微电极记录法，当微电极未刺入细胞内时，细胞膜表面没有电位差。在将微电极尖端刺破细胞膜的瞬间，在记录仪上显示出一个电位的突然跃变，即电位计指针有偏移或示波器扫描线产生位移，这就说明细胞膜内外有电位差存在，如图 2-8（b）所示。研究表明，大多数细胞的静息电位都表现为膜内电位低于膜外电位，如以膜外电位为正，膜内电位便为负，故呈内负外正状态。

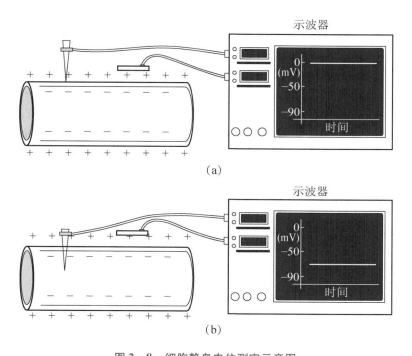

图 2 - 8　细胞静息电位测定示意图

（a）细胞外记录法；（b）细胞内微电极记录法

不同细胞静息电位的数值有所不同。例如，枪乌贼巨大神经轴突的静息电位为 $-70 \sim -50$ mV；哺乳动物的神经细胞和骨骼肌细胞的静息电位为 $-90 \sim -70$ mV，平滑肌为 -55 mV 左右；而红细胞的静息电位只有 -10 mV 左右。上述静息电位的数值是指膜内电位低于膜外电位的数值，是膜内外的电位差。静息电位减小是指膜内外电位差减小，反之称为静息电位增大。

通常将细胞静息状态下膜内为负、膜外为正的状态称为**极化状态**。静息电位减小的过程或状态称为**去极化**；反之，如果静息电位的数值增大，如从 -70 mV 到 -80 mV，表明膜内外电位差增大，极化状态加强，称为**超极化**。

（二）静息电位的产生机制

早在 1902 年伯恩斯坦就提出了膜学说，并指出生物电现象是由细胞表面膜两侧带电离子的分布和运动产生的。但由于当时没有精密的可用于直接测量的仪器，这一理论未能得到证实。直到 20 世纪 40 年代，霍奇金等利用枪乌贼巨大神经轴突为伯恩斯坦的假说提供了实验依据。膜学说有两个要点：① 细胞内外各种离子的浓度分布不均，即存在浓度差；② 在不同状态下，细胞膜对各种离子的通透性不同。

如表 2 - 1 所示，哺乳动物骨骼肌内的 K^+ 浓度高于细胞外 39 倍，而细胞外 Na^+ 浓度高于细胞内 12 倍。细胞内外 Na^+ 和 K^+ 的浓度差是由钠钾泵的活动来维持的。细胞外 Cl^- 的浓度高于细胞内 31 倍。细胞内的负离子主要是大分子的有机负离子（A^-），多是蛋白质离子，而细胞外有机负离子极少。如果细胞膜允许这些离子自由通过，将顺浓度差产生 K^+、A^- 的外向流及 Na^+、Cl^- 的内向流。但是，细胞处于静息状态时，细胞膜对 K^+ 的通透性较大，对 Na^+ 的通透性很小，仅为 K^+ 通透性的 $1/100 \sim 1/50$，而对 A^- 几乎没有通透性。因此，细胞静息时，K^+ 顺浓度差外流，则必然带有正电荷的向外转移，同时膜内的 A^- 不能通过细胞膜而留在细胞内，这样就形成了细胞膜外侧带正电荷、电位升高，细胞膜内侧带负电荷、电位降低的状态。但是，K^+ 外流并不能无限制地进行下去，因为随着 K^+ 顺浓度差外流形成的外正内负的电场力会阻止带正电荷的 K^+ 继续外流。当浓度差形成的促使 K^+ 外流的力量与电场力形成的阻止 K^+ 外流的力量达到平衡时，K^+ 的净移动就会等于零，此时，细胞膜两侧就形成了一个相对稳定的电位差，这就是静息电位。因为静息电位主要是 K^+ 外流达到平衡时的电位，所以它又被称为 K^+ 平衡电位（如图 2-9 所示）。

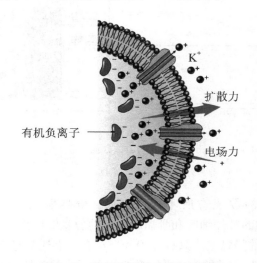

图 2-9　静息电位形成机制示意图

表 2-1　哺乳动物骨骼肌的内外离子浓度和流动趋势

离子	细胞内/（mmol/L）	细胞外/（mmol/L）	细胞内外浓度比	离子流动趋势
K^+	155	4	39 : 1	外向流
Na^+	12	145	1 : 12	内向流
Cl^-	120	3.8	1 : 31	内向流
A^-	155			外向流

应用能斯特公式，根据细胞内外 K^+ 的浓度，可以计算出 K^+ 平衡电位。但是，算出的 K^+ 平衡电位的数值和静息电位的实测值有较小的差别。例如，枪乌贼巨大神经纤维的 K^+ 平衡电位的计算值为 -87 mV，而它的静息电位实测值约为 -77 mV。这是因为用能斯特公式只有 K^+ 参加计算，而实验证明静息电位的产生不只有 K^+ 的外流，还有少量 Na^+ 和 Cl^- 的内流。

静息电位与极化状态是一个现象的两种表达方式，它们都是细胞处于静息状态的标志。静息电位表达的是膜内外的电位差，极化状态表达的是膜两侧电荷分布的情况，而形成这一现象的决定性因素则是 K^+ 顺浓度差由细胞内向细胞外的流动。

静息电位的大小，主要受细胞内外 K^+ 浓度的影响。如果细胞外 K^+ 浓度增高，使细胞内外 K^+ 浓度差减小，从而使 K^+ 向细胞外扩散的动力减弱，K^+ 外流减少，结果是静息电位减小，即膜内外的电位差变小。反之，如果细胞外的 K^+ 浓度降低，将引起静息电位增大，即膜内外的电位差变大。这与实验室在细胞浸浴液中增减 K^+ 时所测得的结果是很接近的，同时这也进一步说明形成静息电位的主要离子就是 K^+。

此外，细胞代谢障碍可影响静息电位。细胞缺血、缺 O_2 或 H^+ 增多（酸中毒），可导致细胞代谢障碍，影响细胞向钠泵提供能量。钠泵的正常运转是维持正常静息电位的关键因素。如果钠泵功能受到抑制，甚至停止活动，即 K^+ 不能被顺利泵回细胞内，将使细胞内外 K^+ 的浓度差逐渐减小，导致静息电位逐渐减小，甚至消失。

静息电位的产生机制可归纳如下：

（1）细胞膜两侧离子分布不均匀，形成膜两侧离子浓度差，这是离子移动的动力。

（2）细胞处于静息状态时，细胞膜对 K^+ 的通透性增加，K^+ 借助浓度差外流。

（3）K^+ 外流形成的电场排斥力与浓度差扩散力相等（电场排斥力 = 浓度差扩散力）时，K^+ 外流停止，形成 K^+ 的平衡电位。

📝 **临床联系**

低钾血症是指血清钾浓度小于 3.5 mmol/L。临床上的急性缺钾性低钾血症简称急性低钾血症，肌无力是其主要临床表现。肌无力的产生机制：低钾血症，细胞内外 K^+ 的浓度差增加，静息电位的负值加大，与阈电位的差距加大，兴奋性降低，此时膜去极化达到阈电位水平所需时间延长，传导速度减慢，神经—肌肉的兴奋性和传导性下降，出现肌无力。肌无力一般从下肢开始，特别是股四头肌，表现为行走困难、站立不稳；随着低钾血症的加重，肌无力加重，将累及躯干和上肢肌肉，直至影响呼吸肌，发生呼吸衰竭。一般情况下，血清钾浓度低于 3 mmol/L 时，可发生肌无力；血清钾浓度低于 2.5 mmol/L 时，可发生瘫痪，也容易并发呼吸衰竭。

二、动作电位

（一）动作电位的概念

动作电位是指细胞受刺激时在静息电位基础上产生的可传播的电位变化。动作电位是膜电位的一个连续变化过程，它一旦在细胞膜某一部位产生，就会迅速向四周传播。动作电位是细胞处于兴奋状态的标志。

用细胞内微电极记录法记录的动作电位的变化过程如图 2-10 所示，当细胞受刺激兴奋时，膜电位发生迅速的变化。首先，膜内电位很快升高，由 -70 mV 升高到 0 mV，即膜发生了去极化过程，膜电位由膜外带正电、膜内带负电变为膜内外带电相同且膜内外电位差消失。之后，膜内电位继续升高，由 0 mV 升高到 +30 mV，称为超射。此时膜内带正电、膜外带负电，极化状态逆转，简言之"内正外负"，称为反极化。膜内电位迅速升高的过程（去极化和反极化）形成动作电位的上升支。上升支是细胞膜的带电状态由极化经过去极化到反极化的变化过程，也是膜内电位由负到零再到正的变化过程。上升支历时很短，大约为 0.5 ms。一般为了叙述起来简便，常把去极化和反极化统称为去极化。

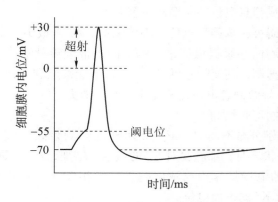

图 2-10　细胞动作电位模式图

动作电位的上升支达到顶点（+30 mV）后立即快速下降，膜内电位由正又回到负，直到接近静息电位水平，构成动作电位的下降支。膜内电位迅速下降的过程称为**复极化**。所谓复极化，是在去极化和反极化的前提下，极化状态的恢复，即膜的带电状态由内正外负又变为外正内负。动作电位的上升支和下降支形成尖锋一样的波形，称为**锋电位**，锋电位是动作电位的标志。

锋电位的下降相往往不是立即降到静息电位的水平。有一些可兴奋细胞下降的后段突然明显减缓，这部分电位称为负后电位；随后复极化曲线可超过原静息电位水平，其膜内电位比静息电位更低，这部分电位称为正后电位。以上两者合称为**后电位**。后电位的时程比较长。只有在后电位结束之后，膜电位才恢复到静息电位的水平。

（二）动作电位的产生机制

动作电位的产生机制可用离子流学说解释。前已述及，细胞外 Na^+ 的浓度比细胞内高得多（见表 2-1），它有从细胞外向细胞内扩散的趋势，但 Na^+ 能否进入细胞是由细胞膜上 Na^+ 通道的状态来控制的。当细胞受到刺激产生兴奋时，首先是受刺激部位细胞膜上少量的 Na^+ 通道开放，对 Na^+ 的通透性开始增大，少量 Na^+ 顺浓度差流入细胞，使静息电位减小。当静息电位减小到一定数值（阈电位）时，膜上大量电压门控 Na^+ 通道开放，Na^+ 的通透性在短时间内进一步突然增大，此时在 Na^+ 浓度差和电位差（外正内负）的作用下，细胞外的 Na^+ 快速、大量内流，细胞内正电荷迅速增加，电位急剧上升，形成膜的去极化和反极化，就是锋电位陡峭的上升支。当膜内侧的正电位增大到足以制止 Na^+ 内流时，膜电位达到一个新的平衡点，这就是 Na^+ 平衡电位。随后，大量 Na^+ 通道迅速失活而关闭，导致 Na^+ 内流停止，K^+ 通道（电压门控通道）则被激活而开放，并产生 K^+ 的快速外流，细胞内电位迅速下降，形成锋电位的下降支，也就是复极化。这时，细胞的膜电位基本恢复，但离子分布状态并未恢复，因为去极化进入细胞的 Na^+ 和复极化流出细胞的 K^+ 并未回归原位。虽然它们的量与细胞外高 Na^+ 和细胞内高 K^+ 相比很小，但如反复发生动作电位，也会影响细胞内外 Na^+、K^+ 的浓度差，这就需要通过钠泵的活动，将流入细胞内的 Na^+ 泵出，流出细胞的 K^+ 泵入，恢复细胞膜两侧 Na^+、K^+ 原先的不均衡分布状态。虽然钠泵的活动对细胞内的电位影响很小，但可能是后电位产生的原因之一。由于钠泵转运 Na^+、K^+ 是逆浓度差进行的，属于主动转运，故后电位阶段需要细胞代谢供能。

综上所述，锋电位或动作电位的上升支主要是细胞膜对 Na^+ 的通透性增大而 Na^+ 突然大量而迅速内流所致的；而其下降支主要是 Na^+ 通透性下降，K^+ 通透性增加，K^+ 大量而迅速外流所致的。人们发现，河豚毒素可阻断 Na^+ 通道，四乙胺可阻断 K^+ 通道，故可以用它们作为工具药来研究 Na^+ 通道、K^+ 通道对动作电位产生的影响。

（三）动作电位的特点

动作电位具有以下特点：

1. "全或无"现象

动作电位一旦产生就达到它的最大值，其变化幅度不会因刺激的加强而增大。也就是说，动作电位要么不产生（无），一旦产生就达到最大（全），这称为"全或无"现象。

2. 不衰减性传导

动作电位一旦在细胞膜的某一部位产生，就会立即向整个细胞膜传导，而且它的幅度不会因为传导距离的增加而减小。

3. 脉冲式

由于绝对不应期的存在，动作电位不能重合在一起，所以动作电位之间总有一定间隔而形成脉冲样图形。

第三节　兴奋的引起及在同一细胞上的传导

前文已讨论了可兴奋细胞在接受刺激后产生动作电位的机制，但未涉及刺激如何引起动作电位。刺激属于机体外部的因素，而动作电位则属于机体内部的活动，因此这个问题涉及环境与机体的相互作用，以下就此问题加以简要阐述。

一、兴奋性的周期变化

刺激能否引起组织细胞的兴奋，与组织细胞当时的生理状况有关。组织细胞在接受一次刺激并发生兴奋后的一段时间内，其兴奋性将经历一系列有序的变化，然后才恢复正常。这就是兴奋性的周期变化。它包括以下几个时期（如图 2-11 所示）。

1. 绝对不应期

在组织细胞受到刺激并发生兴奋后的一段较短的时间内，无论给予多大的刺激，都不能产生新的兴奋，即在这一时期组织细胞的兴奋性降低到零。这个时期称为**绝对不应期**（如图 2－11 中 *ab* 段所示）。

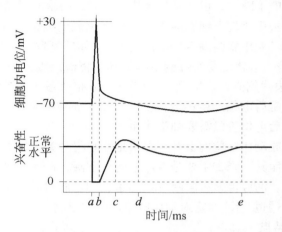

图 2－11　动作电位与兴奋性变化的关系

2. 相对不应期

在绝对不应期之后的一段时间内，如果给予较强的刺激，组织细胞有可能产生新的兴奋。可见，在这一时期，组织细胞的兴奋性正在逐渐恢复，但仍小于正常值。这个时期称为**相对不应期**（如图 2－11 中 *bc* 段所示）。

3. 超常期

在相对不应期后，组织细胞的兴奋性稍高于正常水平，此时只要给予较小的刺激，即能产生新的兴奋，故称为**超常期**（如图 2－11 中 *cd* 段所示）。

4. 低常期

超常期后，组织细胞又进入兴奋性低于正常水平的时期，即需要较强的刺激才能引起兴奋，所以称为**低常期**（如图 2－11 中 *de* 段所示）。

不同的组织细胞在受刺激兴奋后的兴奋性变化规律大致相同，但各期时程可有不同。例如，神经和骨骼肌细胞的绝对不应期只有 0.5～2.0 ms；而心肌细胞的绝对不应期可长达 200～400 ms。多数细胞的绝对不应期的长短，相当于或略短于锋电位的持续时间。绝对不应期的存在使细胞在兴奋时不可能接受新的刺激而产生新的兴奋，所以，动作电位总是相互分离的，不会发生融合叠加。据此可推断，动作电位频率的最大理论值不会超过其绝对不应期的倒数。例如，蛙的有髓神经纤维的绝对不应期为 2 ms，它每秒产生的动作电位不会超过 500 次。

二、阈电位的概念

用直流电刺激神经纤维，当刺激强度低于阈值时，在放置刺激电极的正负两极处，细胞膜将分别发生一定程度的超极化和去极化，这称为**局部反应**。局部反应是一种等级性电位的变化，其大小可随刺激强度的增大而增大。当刺激强度达到或超过阈值时，在置有负极的细胞膜局部，去极化能使膜电位降到某一临界值水平而爆发动作电位。细胞膜去极化所能达到的可引发动作电位的膜电位临界值，称为阈电位。阈电位的绝对值通常比正常静息电位的绝对值小 $10 \sim 20$ mV。相反，在置有正极的细胞膜局部，不同强度的刺激则引起不同程度的超极化，超极化将使膜电位远离阈电位水平而不能爆发动作电位。研究表明，动作电位之所以能在膜去极化达到阈电位水平时爆发，是因为此时膜上某种能引起动作电位上升支的离子通道（电压门控通道）大量开放。在神经和骨骼肌细胞中，Na^+ 通道大量开放，造成 Na^+ 大量内流，使 K^+ 外流不足以抵消 Na^+ 内流所造成的去极化，于是膜进一步去极化，而去极化本身又促进更多的 Na^+ 通道开放。这个正反馈过程称为再生性循环。其结果使膜以极大的速度去极化和反极化，直至 Na^+ 平衡电位，形成动作电位陡峭的上升支。

与阈值相比，阈电位的概念更为重要。尽管两者都是引起组织细胞兴奋的必要条件，但两者的着眼点不同，前者是从外部加给细胞各种刺激的强度来考虑的，而后者则是从细胞本身膜电位的水平来考虑的。阈值的作用是使细胞膜由静息电位去极化到阈电位；而当膜电位去极化达到阈电位水平后，膜本身将依其自身的特性和速度进一步去极化，此时的去极化不再依赖原来所给刺激强度的大小，也不管刺激是否继续存在。这可以解释，为什么动作电位一旦产生，其幅度就达到最大，其时程和波形都非常恒定。这是由膜本身的生理特性决定的，与刺激强度无关。

📝 **临床联系**

局部麻醉药与电压门控 Na^+ 通道的失活

局部麻醉药是一类能在用药局部可逆性地阻断感觉神经冲动发生与传递的药物，简称局麻药。最早被应用的局麻药是从南美洲古柯树叶中提出的生物碱可卡因，但由于其被吸收后毒性大，故使用受到限制。1904 年，科研人员根据可卡因的化学结构特点，人工合成了低毒性的普鲁卡因后，其使用范围不断扩大。1943 年，人工合成的利多卡因则是酰胺类局麻药的典型。

局麻药可在保持机体清醒的情况下，可逆地引起局部组织痛觉消失。局麻药的作用局限于给药部位并随药物从给药部位扩散而迅速消失。目前公认的局麻药的作用机制是，局麻药阻断神经细胞膜上的电压门控 Na^+ 通道。Na^+ 通道失活，Na^+ 内流减少，对外在刺激发生兴奋的能力降低，使传导阻滞，产生局麻作用。局麻药的作用具有频率和电压依赖性。

三、局部兴奋及其总和

（一）局部兴奋的概念

局部反应的概念已在前文提出，而**局部兴奋**仅指其中的去极化部分，即由阈下刺激引起的局部细胞膜的微小去极化。由于它达不到阈电位水平，因而不能引发动作电位。在神经和骨骼肌细胞中，局部兴奋因受刺激的局部细胞膜上 Na^+ 通道少量开放、Na^+ 少量内流而产生。单个局部兴奋虽不能引发动作电位，但能减小膜电位与阈电位的差距；如果此时局部细胞膜又受到另一适当刺激，就有可能使膜电位去极化达到阈电位而爆发动作电位。所以，局部兴奋能提高细胞膜的兴奋性。

（二）局部兴奋的特点

局部兴奋具有以下特点。

1. 等级性现象

局部兴奋不是"全或无"的，而是随刺激强度的增大而增大，持续时间也随之延长。

2. 衰减性传导

局部兴奋可向周围传导，但随传导距离的增加，其去极化幅度迅速减小以至于消逝，这称为电紧张性传导，也称衰减性传导。所以，局部兴奋不能在细胞膜上做远距离传导。

3. 总和现象

局部兴奋无不应期，且能持续一段时间，所以两次或两次以上的阈下刺激引起的局部兴奋可发生融合叠加，称为总和。总和有两种方式：一种是时间性总和，即细胞膜的同一部位先后接受两次或两次以上阈下刺激，在前一个局部兴奋尚未消失以前，紧接着出现的后一个局部兴奋可以叠加在前一个局部兴奋之上。另一种是空间性总和，即在细胞膜的邻近部位同时给予两次或两次以上阈下刺激，所产生的局部兴奋可通过电紧张性传导互相叠加起来。局部兴奋总和的结果如果达到阈电位，即可爆发动作电位（如图2－12所示）。可见，局部兴奋的特点与动作电位明显不同，两者的比较见表2－2。

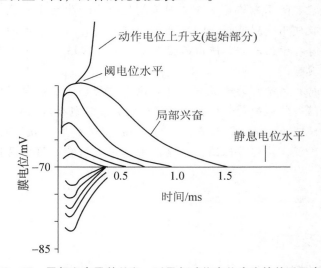

图2－12　局部兴奋及其总和，以及与动作电位产生的关系示意图

表 2－2　局部兴奋和动作电位的比较

特点	局部兴奋	动作电位
产生条件（刺激）	＜阈值	≥阈值
电位幅度	较小	较大
电位变化	等级性（非"全或无"式）	非等级性（"全或无"式）
传导	衰减性	不衰减性
不应期	无	有
总和	能	不能

综上所述，兴奋的引起有两条途径：① 给予一次阈刺激或阈上刺激，即可使膜电位去极化达到阈电位水平而爆发动作电位；② 给予多次阈下刺激，使局部兴奋发生总和，也可使膜电位减小到阈电位水平，从而使局部兴奋转化为可远传的动作电位。

四、兴奋在同一细胞上的传导

动作电位一旦在细胞膜的某一点产生，便不会停留在这一点上，而是沿着细胞膜传向与它相邻接的膜结构，表现为动作电位沿整个细胞膜传播。在同一细胞膜上动作电位的传播称为**传导**。而在神经纤维上传导的动作电位称为**神经冲动**。

动作电位传导的原理可以用局部电流学说解释。下面以无髓神经纤维为例加以说明。如图 2－13（a）所示，在兴奋点产生动作电位，出现内正外负的反极化状态时，与它相邻的未兴奋点仍为外正内负的极化状态，这样在膜两侧的兴奋点与未兴奋点之间就有了电位差，因此会产生由正电位到负电位的电流流动。其流动的方向是：在膜外侧，电流由未兴奋点流向兴奋点；在膜内侧，电流则由兴奋点流向未兴奋点，这种在兴奋点与未兴奋点之间产生的电流称为**局部电流**。局部电流流动的结果：与兴奋点相邻的未兴奋点的膜内电位上升，膜外电位下降，即产生去极化。去极化达到阈电位时，即触发相邻未兴奋点爆发动作电位，使它转变为新的兴奋点。这样，兴奋点与相邻未兴奋点之间产生的局部电流不断地向周围移动，动作电位迅速地向四周传导，直到整个细胞膜都发生动作电位。可见，动作电位的传导是局部电流作用的结果。

由图 2－13（a）可见，动作电位从受刺激的兴奋点可向两侧未兴奋点传导，称为双向传导。无髓神经纤维动作电位的传导是从兴奋点依次传遍整个细胞的，故传导的速度较慢。

如图 2－13（b）所示，有髓神经纤维轴突的外面包有一层髓鞘，髓鞘呈节段性分布，中断处称郎飞结。髓鞘的电阻较大，基本是不导电的，又不允许离子通过。在郎飞结处，髓鞘中断，只有轴突膜和薄薄的一层施万细胞层，因此在郎飞结处，轴突膜与细胞外液接触，具有导电性，并允许离子跨细胞膜移动。当有髓神经纤维的某处受到刺激而兴奋时，动作电位只能在郎飞结处产生，兴奋传导时的局部电流亦只能出现在兴奋处的郎飞结和未兴奋的郎飞结之间，于是形成了动作电位在相邻接的郎飞结相继出现，这种传导称为**跳跃式传导**。跳

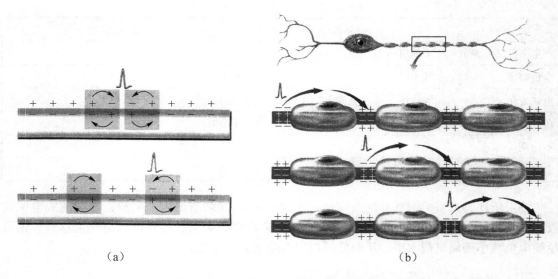

（a）　　　　　　　　　　　　　　　　　（b）

图 2 – 13　动作电位在神经纤维上的传导

（a）动作电位在无髓神经纤维上的传导；（b）动作电位在有髓神经纤维上的传导

跃式传导也是一种局部电流的传导，其传导速度要比无髓神经纤维快得多。而且有髓神经纤维轴突较粗，电阻小，这也是有髓神经纤维传导速度较快的又一原因。例如，人的 A 类有髓神经纤维的传导速度可高达 70 ~ 120 m/s，而 C 类无髓神经纤维的传导速度仅为 0.2 ~ 0.6 m/s 。

兴奋在同一细胞上传导的特点是双向性传导，即受刺激而兴奋的某部位的动作电位可同时向相反的两个方向传导，只要相邻接部位的结构和功能不发生改变，兴奋可一直传导下去。人工利用一些药物和毒物选择性地阻断膜内的某些离子通道，如河豚毒、四乙胺等，可阻断动作电位的传导。

第四节　肌细胞的收缩功能

根据形态学特点，可将肌肉分为横纹肌和平滑肌。根据功能特性，可将肌肉分为骨骼肌、心肌、平滑肌三种。肌肉的基本功能是收缩，各种肌细胞收缩的原理基本相同。本节以研究最多、最充分的骨骼肌收缩为例，说明肌细胞的收缩机制及其外部表现，主要包括以下内容：运动神经的兴奋如何传递给骨骼肌细胞而使它产生兴奋；骨骼肌细胞的兴奋如何引发收缩；骨骼肌细胞的收缩机制；骨骼肌的收缩形式；影响骨骼肌收缩的因素。

骨骼肌是人体最多的组织，按质量计算占人体的 40% 左右。人体通过骨骼肌的收缩和舒张，完成躯体运动，使位移做功成为可能。骨骼肌是由大量成束的肌纤维组成的。每条肌纤维就是一个肌细胞，是一个独立的结构单位和功能单位。它们接受运动神经末梢的支配，在中枢神经系统的控制下完成肌肉的活动。

一、神经—骨骼肌接头处兴奋的传递

（一）神经—骨骼肌接头的结构

支配骨骼肌的神经为躯体运动神经，骨骼肌只有在支配它的神经纤维有神经冲动传来时才能发生兴奋和收缩。神经冲动传播至骨骼肌经过的结构称为神经—骨骼肌接头。如图2-14所示，神经—骨骼肌接头由接头前膜、接头后膜和接头间隙三部分组成。接头前膜是运动神经末梢嵌入肌细胞膜的部位，因此，接头前膜就是神经轴突的细胞膜。接头后膜又称运动终板或终板膜，是与接头前膜相对应的肌细胞膜。它较一般的肌细胞膜厚，并有规则地向细胞内凹陷，形成许多皱褶，这样可以扩大它与接头前膜的接触面积，有利于兴奋的传递。接头前的神经末梢中含有许多囊泡，称为接头小泡，一个小泡内约含有1万个乙酰胆碱（acetylcholine，ACh）分子。在接头后膜上有与ACh特异结合的N型乙酰胆碱受体，它是化学门控通道的一部分，属于离子通道耦联受体。接头前膜与接头后膜并没有原生质的联系，它们之间有一个充满细胞外液的间隙，即接头间隙。

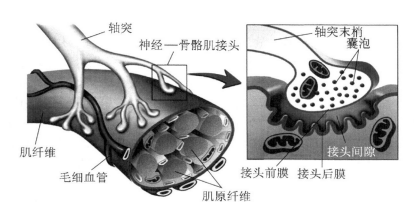

图 2 – 14　神经—骨骼肌接头的结构示意图

（二）神经—骨骼肌接头处兴奋的传递过程

如图2-15所示，当运动神经兴奋，神经冲动传到轴突末梢时，接头前膜的电压依从性Ca^{2+}通道开放，使轴突末梢膜对Ca^{2+}的通透性增加，Ca^{2+}顺电化学梯度由细胞外进入膜内，膜内的Ca^{2+}浓度增高，触发囊泡向接头前膜移动，并与接头前膜发生融合后破裂；囊泡内的ACh以出胞的方式释放到接头间隙，ACh与终板膜上的特异性受体（N受体）相结合，使通道开放。这种通道可允许Na^+、K^+和少量的Ca^{2+}通过细胞膜，主要是Na^+内流、少量K^+外流，结果是膜内电位绝对值减小，即出现膜的去极化。由于这一电位变化产生在终板膜上，因此称之为**终板电位**。终板电位属于局部电位，具有局部电位的特点，即具有等级性。终板电位的大小与ACh释放量有关，递质释放量多，产生的终板电位就大；递质释放量少，终板电位就小。终板电位可发生总和，并向周围肌细胞膜扩布。当终板电位达到阈电位时，爆发动作电位，使肌细胞兴奋。

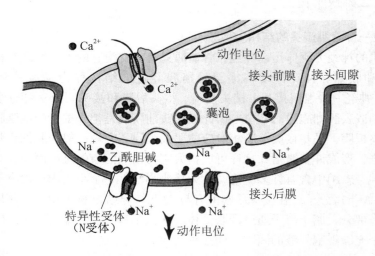

图 2-15　神经—骨骼肌接头兴奋传递过程示意图

正常情况下，运动神经冲动所释放的 ACh 量及其引起终板电位的大小，大约超过引起肌细胞动作电位所需阈值的 3~4 倍，很容易引起邻近肌膜去极化达到阈电位，使肌膜上爆发动作电位。因此，神经—骨骼肌接头处的兴奋传递是一对一的，即运动神经每有一次神经冲动到达末梢，都能"可靠"地使肌细胞兴奋一次，诱发一次收缩。接头前膜释放的乙酰胆碱并没有进入肌细胞，它只起传递信息的作用，很快就被位于接头间隙和接头后膜处的胆碱酯酶分解清除，从而保证了一次神经冲动只引起一次肌肉兴奋和收缩。否则，释放的乙酰胆碱在接头间隙积聚起来，将使骨骼肌细胞持续地兴奋和收缩而发生痉挛。

综上所述，运动神经的动作电位（电变化）经 ACh 和 N 型乙酰胆碱受体（化学物质）的作用，引起骨骼肌细胞膜产生动作电位（电变化），所以神经—骨骼肌接头传递的过程可概括为**电—化学—电**，也称为化学传递。神经末梢释放的在细胞间传递信息的化学物质称为递质，ACh 就是神经—骨骼肌接头处兴奋传递的递质。

（三）神经—骨骼肌接头处信息传递的特征

神经—骨骼肌接头处的兴奋传递与动作电位在神经纤维上的传导不同，它有以下特点。

1. 单向性传递

信息只能由接头前膜（神经末梢膜）传向接头后膜（细胞膜）而不能逆转。这是因为乙酰胆碱只存在于神经轴突的囊泡中，而乙酰胆碱受体仅存在于接头后膜。

2. 时间延搁

这一过程非常复杂，耗时较长，需要 0.5~1.0 ms，所以化学传递的速度远比神经冲动的传导慢得多。

3. 易受环境变化的影响

这一点具有重要的实用价值。人们可以通过调控这一过程的任一环节来研究它的功能或治疗骨骼肌的疾病。例如，箭毒能与 ACh 争夺受体，使之不能引发终板电位，起到抑制肌细胞兴奋、使骨骼肌松弛的作用，故将箭毒称为乙酰胆碱受体的阻断剂；有机磷酸酯类能与胆碱酯酶结合而使其失活，从而使 ACh 在终板膜处堆积，导致骨骼肌持续兴奋和收缩，故有机磷酸酯类农药中毒时会出现肌肉震颤，而药物解磷定能恢复胆碱酯酶的活性，是治疗有机磷酸酯类中毒的特效解毒剂。

二、骨骼肌的收缩原理

目前，公认的骨骼肌细胞的收缩机制是肌丝滑行学说。其主要内容是：肌细胞收缩时肌原纤维的缩短，并非由于肌丝本身的缩短或卷曲，而是细肌丝向粗肌丝中间滑行所致。肌丝滑行学说的实验证据是：当肌细胞收缩变短时，暗带的长度（A）不变，而明带（I）变短，H 区变窄，暗带中粗细肌丝重叠部分增加，相邻的 Z 线互相靠拢，肌小节缩短（如图 2-16 所示）。这说明肌小节是骨骼肌收缩的基本单位，由粗肌丝和细肌丝交叉排列组成；在肌肉收缩时，粗肌丝和细肌丝的长度都不变，只是细肌丝在粗肌丝之间向 M 线方向滑行。

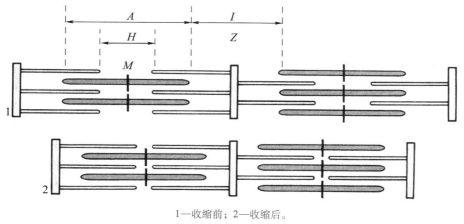

1—收缩前；2—收缩后。

图 2-16 肌丝滑行示意图

（一）肌丝的分子组成

粗肌丝主要由肌凝蛋白（也称肌球蛋白）组成，一条粗肌丝含有 200 ~ 300 个肌凝蛋白分子。一个肌凝蛋白分子有球形膨大的头部和长杆状的杆部（也称尾部）。在组成粗肌丝时，肌凝蛋白的杆部朝向 M 线，呈束状排列，形成粗肌丝的主干；球形头部则有规律地裸露在 M 线两侧的粗肌丝的主干表面，形成所谓的横桥（如图 2 – 17 所示）。肌凝蛋白中，头部和杆部之间有极易弯曲的交链区，具有节段柔性，可使头部与杆部之间的角度发生改变。当肌肉舒张时，横桥与主干的方向垂直，由粗肌丝表面伸出。横桥在粗肌丝表面的分布位置是有严格的规则的，且一个横桥对应一条细肌丝。这种对应关系显然与肌肉的收缩有关，是拉动细肌丝滑行的直接发动者。横桥的主要作用是：① 横桥与细肌丝上的位点结合，引起横桥向 M 线方向摆动，这种结合是可逆的，继而出现分离，再与细肌丝上新的位点结合，从而产生同方向连续的摆动，拉动细肌丝向 M 线方向滑行。② 横桥具有 ATP 酶的作用，可分解 ATP，释放能量，供横桥摆动时利用。

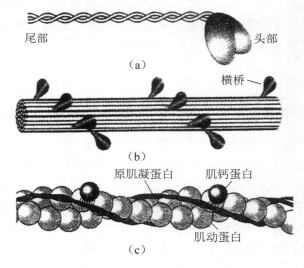

尾部   头部

（a）

横桥

（b）

原肌凝蛋白   肌钙蛋白

肌动蛋白

（c）

图 2 – 17　肌丝分子结构示意图
（a）肌凝蛋白分子；（b）粗肌丝；（c）细肌丝

细肌丝由三种蛋白质分子组成，分别是肌动蛋白（也称肌纤蛋白）、原肌凝蛋白和肌钙蛋白（如图 2 – 17 所示）。肌动蛋白单体呈球形，最后聚合成双螺旋结构，形成细肌丝的主干。在肌动蛋白上含有与横桥结合的位点。原肌凝蛋白分子首尾相接，也聚合成双螺旋结构，缠绕在肌动蛋白上，遮盖与横桥结合的位点，阻止它们结合。肌钙蛋白呈球形，由三个亚单位组成，分别以 C、T、I 代表（如图 2 – 18 所示）。亚单位 C 中有一些带双负电荷的结合位点，与肌质中的 Ca^{2+} 有较高的亲和力，称为 Ca^{2+} 受体；亚单位 T 的作用是将肌钙蛋白结合于原肌凝蛋白上；亚单位 I 的作用是将亚单位 C 结合 Ca^{2+} 后的信息传给原肌凝蛋白，引起后者构象的改变，解除其对横桥和肌动蛋白的阻碍作用，使横桥与肌动蛋白的结合位点结合，引起肌肉收缩。

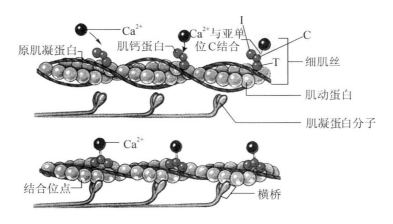

图 2 – 18 细肌丝组成示意图

肌凝蛋白和肌动蛋白与肌丝滑行有直接关系，因此统称为收缩蛋白，而原肌凝蛋白和肌钙蛋白均不直接参与肌肉收缩，但可影响和控制收缩蛋白之间的相互作用，故称之为调节蛋白。

（二）肌肉的收缩过程

肌纤维（肌细胞）兴奋与肌纤维收缩联系起来的中介过程为兴奋—收缩耦联，其耦联部位在三联管，Ca^{2+}为耦联因子。在兴奋—收缩耦联过程中，当终池内的 Ca^{2+} 进入肌质，Ca^{2+} 浓度升高时，Ca^{2+}与肌钙蛋白结合，使原肌凝蛋白分子构象发生改变，并发生位置的移动，使肌动蛋白上与横桥结合的位点暴露出来，解除对横桥和肌动蛋白结合的阻隔作用，引发横桥与肌动蛋白结合，激活横桥含有的 ATP 酶，分解 ATP 并提供能量，促使横桥发生摆动，牵拉细肌丝向 M 线方向滑行，肌节缩短，这就是肌细胞收缩的过程（如图 2 – 19 所示）。

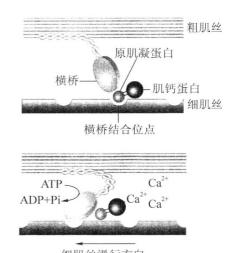

图 2 – 19 肌丝滑行机制示意图

当肌质中的 Ca^{2+} 被转运回终池，肌质内 Ca^{2+} 降低时，Ca^{2+} 即与肌钙蛋白分离，原肌凝蛋白构象恢复，重新遮盖肌动蛋白与横桥结合的位点，使横桥与肌动蛋白分离，横桥停止摆动，细肌丝恢复到收缩前的位置，结果是肌小节变长，这就是肌细胞舒张的过程。

三、骨骼肌收缩的外部表现

（一）等长收缩与等张收缩

肌肉收缩时只有张力的增加而无长度的缩短称为等长收缩；肌肉收缩时只有长度的缩短

而张力保持不变称为**等张收缩**。

等长收缩时，由于没有肌肉长度的缩短，纵然产生了很大的张力，被肌肉作用的物体也不会发生位移。等长收缩的作用主要是维持人体的姿势。例如，人体站立时，为了对抗重力和维持一定姿势而发生的有关肌肉的收缩主要就是等长收缩。但在正常人体内，骨骼肌的收缩大多数是混合的，既有张力改变，又有长度变化。当肌肉开始收缩时，只有张力的增加，当张力等于或超过负荷时，肌肉才会出现缩短。例如，移动一个重物时，在肌肉刚开始收缩后的一段时间内，仅表现为张力的增加，而肌肉并不缩短，这段时间内的肌肉收缩形式为等长收缩；当张力增加到足以移动该重物时，肌肉开始缩短，但张力不再增加，恰等于被移动的重物的重量，此时的肌肉收缩形式就是等张收缩。

（二）单收缩与强直收缩

1. 单收缩

单个肌细胞或整块肌肉在受到一次短促的有效刺激后，首先爆发一次动作电位，引起一次收缩，称为**单收缩**。如图 2-20 所示，单收缩可分为三个时期：① 潜伏期（A），是指从给予刺激到肌肉开始收缩的时间。这段时间虽然很短，但是发生了许多生理变化。② 收缩期（B），是指从肌肉开始收缩到收缩达到顶点的时间。③ 舒张期（C），是指从肌肉收缩顶点回到收缩基线的时间，舒张期略长于收缩期。不同细胞的单收缩持续的时间不同。

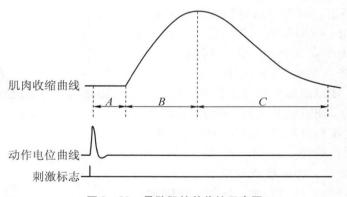

图 2-20　骨骼肌的单收缩示意图

2. 强直收缩

在连续刺激下，肌肉处于持续的收缩状态，产生单收缩的复合，称为**强直收缩**。若给予肌肉连续的电脉冲刺激，记录到的肌肉收缩曲线可随刺激频率不同而不同。当刺激频率较低时，如果每次刺激都在前一次刺激引起的单收缩结束后出现，记录到的将是多个独立的单收缩；适当增加刺激频率，使后一次收缩落在前一次收缩的舒张期，便可观察到收缩波的叠加，即收缩反应发生总和，此时记录到的曲线呈锯齿状，这种肌肉收缩形式称为不完全强直收缩，如图 2-21 所示。如果继续增加刺激频率，当两次刺激的间隔时间逐渐缩短并使后一次收缩总是落在前一次收缩的收缩期，则可记录到收缩波变成平滑的曲线，其幅度将明显增大，这种肌肉收缩形式称为完全强直收缩。完全强直收缩时产生的相对张力可达到单收缩时的 4 倍左右。体内骨骼肌的收缩绝大多数是完全强直收缩。

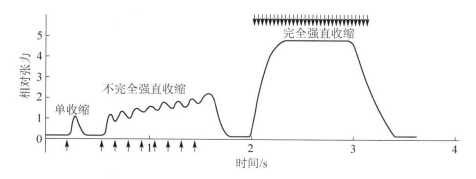

图 2-21　骨骼肌的强直收缩示意图

四、影响骨骼肌收缩的主要因素

影响骨骼肌收缩的主要因素有肌肉收缩前或收缩时所承受的负荷、肌肉收缩能力。

（一）前负荷

前负荷是指肌肉收缩前所承受的负荷。前负荷决定了肌肉收缩前的长度，即肌肉的初长度。如图 2-22 所示，增加前负荷，肌肉的初长度随之增加，张力也逐渐增大，当前负荷达到某一程度时，张力达到最大；若继续增加前负荷，张力则随前负荷的增加而逐渐减小。能使肌肉产生最大张力的前负荷，称为最适前负荷。最适前负荷时的肌肉初长度，称为最适初长度。这是因为，此时粗肌丝的横桥与细肌丝结合位点的结合数量最多，所以它的做功效率也最高。但是，当前负荷和初长度继续增加时，张力则减小，它们呈反变关系。这是因为，超过最适初长度后，横桥与细肌丝结合位点的结合数量减少，所以张力下降。

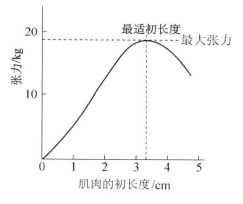

图 2-22　肌肉的初长度对张力的影响

（二）后负荷

后负荷是指肌肉收缩过程中承受的负荷。它是肌肉收缩的阻力或做功对象。它不能改变肌肉的初长度，但能影响肌肉缩短的长度和速度。实验证明，当肌肉在有后负荷的条件下进行收缩时，肌肉在缩短前先产生张力变化，然后出现肌肉的缩短；一旦肌肉开始缩短，其张力将不再增加。在一定范围内，不同的后负荷产生的张力不同，后负荷越大，产生的张力就越大，且肌肉开始缩短的时间推迟，缩短速度变慢。因此，在有后负荷的条件下，肌肉所产生的张力和它收缩时的初速度呈反变关系；并且当后负荷增加到某一数值时，张力达到最大值，此时肌肉可完全不出现缩短，初速度等于零。将不同后负荷与肌肉缩短速度的关系绘制成坐标图，即张力—速度曲线

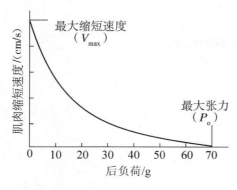

图 2-23 骨骼肌张力—速度曲线

（如图 2-23 所示）。当后负荷为零时，肌肉缩短速度为无限大；当后负荷大于一定限度（P_o）时，则肌肉缩短速度为零。后负荷在零与 P_o 之间，则它与肌肉缩短速度呈反变关系。当后负荷过大时，虽然张力增大，但肌肉缩短速度和缩短程度将减小甚或为零，不利于做功；当后负荷过小时，肌肉缩短速度和缩短程度虽然增大，但张力减小，也不利于做功。因此，后负荷过大或过小对肌肉做功都是不利的。肌肉只有在适度的后负荷下，即张力最大和肌肉缩短速度最快时，才能获得肌肉做功的最佳效果。所以，在适度的后负荷下才能获得肌肉做功的最佳效率。

（三）肌肉收缩能力

肌肉收缩能力是指与前负荷和后负荷无关的肌肉内在的收缩特性，它主要取决于兴奋—收缩耦联期间肌浆中 Ca^{2+} 的水平和横桥的 ATP 酶活性。前后负荷的改变对肌肉张力、肌肉缩短速度和缩短程度的影响，是在肌肉本身功能状态恒定的情况下对所处负荷条件改变所做的不同反应。而在这些条件不变时，肌肉收缩能力增强，可以使肌肉张力增加、肌肉缩短速度加快，从而使肌肉做功效率提高。体内有许多因素能影响肌肉收缩能力。例如，缺氧、酸中毒、低 Ca^{2+}、能源物质缺乏等，可使肌肉收缩能力减弱；而 Ca^{2+} 和肾上腺素等体液因素，则能使肌肉收缩能力增强。此外，肌肉收缩能力也受神经系统功能的影响。

小 结

细胞是组成机体最基本的结构和功能单位，其结构包括细胞膜、细胞器和细胞核。膜分子的结构是"液态镶嵌模型"，即细胞膜以液态的脂质双分子层为基架，其中镶嵌有不同分子结构、不同生理功能的蛋白质。细胞和环境之间进行着活跃的物质交换，除了脂溶性的物质可以直接通过细胞膜外，其他物质都需要借助膜蛋白质完成跨膜物质转运，常见形式包括单纯扩散、易化扩散、主动转运、入胞和出胞作用。其中，钠钾泵的生理意义在于维持细胞内外离子的浓度梯度。而膜内外离子分布的不均匀和膜对离子的选择性通透是产生静息电位的重要条件，静息电位基本等于 K^+ 平衡电位。动作电位是细胞处于兴奋状态的标志，由去极相（上升支）和复极相（下降支）两部分组成。上升支主要是细胞膜对 Na^+ 的通透性增大而 Na^+ 突然大量而迅速内流所致；下降支主要是 Na^+ 通透性下降，K^+ 通透性增加，K^+ 大量而迅速外流所致的。细胞在一次兴奋后，兴奋性经历了绝对不应期、相对不应期、超常期和低常期一系列周期性变化。兴奋在同一细胞上是以兴奋部位与未兴奋部位之间所形成的"局部电流"形式传导的，而在有髓鞘神经纤维上的传导是"跳跃式传导"。

骨骼肌只有在支配它的神经纤维有神经冲动传来时才能发生兴奋和收缩。神经—骨骼肌接头由接头前膜、接头后膜和接头间隙三部分组成。当神经冲动到达运动神经末梢时，接头前膜 Ca^{2+} 通道开放，引起囊泡释放 ACh。ACh 与受体结合，使终板膜对 Na^+、K^+ 通透性升高，发生去极化，称为终板电位。肌小节是骨骼肌收缩的基本单位，由粗肌丝和细肌丝交叉排列组成，通过细肌丝向粗肌丝内滑动产生肌肉收缩。肌纤维（肌细胞）兴奋与肌纤维收缩联系起来的中介过程为兴奋—收缩耦联，其耦联部位在三联管，Ca^{2+} 为耦联因子。骨骼肌收缩的外部表现包括等长收缩与等张收缩，单收缩与强直收缩。影响骨骼肌收缩的主要因素是前负荷、后负荷和肌肉收缩能力。

学习活动

学习活动1　临床病例生理学分析

病例简介：患者，女性，32 岁，因出现咀嚼食物困难就诊，主诉在进食时需要非常用力地咀嚼，自觉下颌肌力量很弱并很累。需经过休息一段时间后，下颌肌才能够恢复力量并再次进食。患者被诊断为"重症肌无力"，开始进行胆碱酯酶抑制剂新斯的明治疗。

生理学分析：该病例诊断为重症肌无力，这是一种神经—骨骼肌接头部位 ACh 受体减少而出现兴奋性传递障碍的自身免疫性疾病。神经—骨骼肌接头是由运动神经末梢和它接触的骨骼肌细胞膜形成的。神经末梢在接近肌细胞处失去髓鞘，形成接头前膜，与其相对的肌膜称为终板膜，两者之间的间隙为接头间隙。轴突末梢中含有许多囊泡，称为突触小泡，小泡内含有大量的 ACh。在终板膜上有 ACh 受体，即 N 型 ACh 受体阳离子通道。在终板膜的表面还分布有乙酰胆碱酯酶，它可将 ACh 分解为胆碱和乙酸。当神经纤维传来的动作电位到达神经末梢时，接头前膜去极化，膜上电压门控 Ca^{2+} 通道瞬间开放，Ca^{2+} 借助膜两侧的电化学驱动力流入神经末梢内，使末梢内 Ca^{2+} 浓度升高。Ca^{2+} 可启动突触小泡的出胞机制。使其与接头前膜融合，并将小泡内的 ACh 排放到接头间隙内。ACh 扩散至终板膜，与 ACh 受体阳离子通道结合并使它激活，于是通道开放，导致 Na^+ 和 K^+ 的跨膜流动，跨膜的 Na^+ 内流远大于 K^+ 外流，使终板膜发生去极化。这一去极化的电位变化称为终板电位。终板膜本身没有电压门控 Na^+ 通道，因而不会产生动作电位；但有局部反应特征的终板电位可通过电紧张电位刺激周围具有电压门控 Na^+ 通道的肌膜，使之产生动作电位，并扩散至整个肌细胞膜。而重症肌无力患者体内出现外周受体的自身抗体，该抗体作用于运动神经元末梢和骨骼肌细胞所构成的运动终板，尤其是与突触后膜的 ACh 受体形成抗原—抗体复合物，导致功能性 ACh 受体数量减少，终板电位的幅度减小，使神经肌肉传导障碍，从而出现肌肉收缩无力甚至麻痹。

胆碱酯酶抑制剂可以通过抑制胆碱酯酶的活性，增加突触间隙 ACh 的含量。它只是暂时改善症状，维持基本生命活动，争取进一步实施免疫治疗的时间。常用的有新斯的明。

学习活动2　问题讨论

1. 细胞膜通过哪些方式进行物质跨膜转运？

2. 简述两种易化扩散形式（经载体的易化扩散和经通道的易化扩散）的异同点及其生理意义。

3. 简述静息电位的特点和产生机制。

4. 简述动作电位的电位变化过程、特点和产生机制。

5. 增加细胞外液中 K^+ 浓度对神经纤维跨膜电位有何影响？为什么？

6. 简述神经—骨骼肌接头处兴奋传递的过程。

7. 简述影响神经—骨骼肌接头处兴奋传递的因素及其临床意义。

第三章

血 液

学习目标

掌握:

1. 概念:血液凝固、血型、交叉配血试验。

2. 血液凝固过程的三个基本步骤以及抗凝和促凝的因素;内源性凝血和外源性凝血的启动因子;ABO 血型系统的分型依据;判断交叉配血试验结果并说明其临床意义。

熟悉:

1. 概念:纤维蛋白溶解。

2. 血液的组成成分及功能;血浆渗透压的组成、正常值及作用;红细胞的正常值及其功能;白细胞的分类及正常值,中性粒细胞增多及嗜酸性粒细胞增多的临床意义;红细胞的生理特性;小细胞性贫血和巨幼红细胞性贫血的原因;血小板的功能;生理性止血的步骤;肝硬化患者容易发生凝血障碍以及甲状腺手术容易出血的原因;纤维蛋白溶解的生理意义;成人血量计算。

了解:

血浆的成分和理化特性;血细胞的来源;红细胞的组成成分及破坏的途径。

第一节 血液的生理特性

血液是流动于心血管系统中的红色、不透明、具有黏性的液体,由血浆和悬浮于其中的血细胞组成。在心脏舒缩活动的推动下,血液沿血管在体内周而复始地流动,是细胞之间、细胞与外环境之间物质交换的媒介,同时还起沟通各部分组织液的作用。此外,血液还在酸碱缓冲、机体防御和生理止血等方面具有重要功能。

正常健康成人的血液总量相当于体重的 7% ~ 8%,即每千克体重含有 70 ~ 80 ml 血液。如果机体大量失血,流经体内任何器官的血量不足,均可造成严重的组织损伤和功能障碍,甚至危及生命。

一、血液的组成

血液是由血浆和悬浮于其中的血细胞组成的流体组织。相对于血液的各种成分(血浆和血细胞)而言,血液又称全血。

(一)血细胞的组成与血细胞比容

血细胞包括红细胞、白细胞和血小板三类,其数量以红细胞为最多,血小板次之,白细胞最少，它们分别占血细胞总数的 95%～97%、2%～5% 和 1‰～2‰。

将一定量的血液与抗凝剂混匀，并置于比容管中，以 3 000 r/min 的速度进行离心运动 30 min。由于血细胞与血浆的比重不同，血液可出现分层现象。比容管中，上层淡黄色的透明液体是血浆，下层深红色的沉淀物就是红细胞。在血浆和红细胞之间有一薄层白色不透明的物质，是白细胞和血小板。血细胞在全血中所占的容积百分比称为血细胞比容（如图 3-1 所示）。血细胞比容因人而异，正常成年男性的血细胞比容为 40%～50%，女性为 37%～48%，新生儿约为 55%。由于血液中白细胞和血小板的比容不足 1%，因此，血细胞比容主要反映红细胞的相对浓度。贫血患者的血细胞比容较低，而红细胞增多症或大面积烧伤患者的血细胞比容则较高。

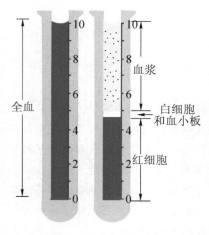

图 3-1　血液的基本组成

（二）血浆的组成

血浆是一种混合性溶液，其中 91%～93% 是水，溶质包括多种血浆蛋白、电解质、小分子有机化合物和一些气体。

血浆中的电解质绝大部分以离子的形式存在，其中正离子主要有 Na^+、K^+、Ca^{2+}、Mg^{2+} 等，负离子主要有 Cl^-、HCO_3^-、HPO_4^{2-}、SO_4^{2-} 等。由于血浆中这些电解质和水都很容易通过毛细血管壁与组织液进行交换，因此，血浆与组织液中的电解质含量基本相同（见表 3-1）。临床上通过检测血浆中各种电解质的浓度，可大致判断组织液中这些物质的浓度。

表 3-1　人体各部分体液中电解质的含量　　　　　　　　　　　　mmol/L

正离子	血浆	组织液	细胞内液	负离子	血浆	组织液	细胞内液
Na^+	142	145	12	Cl^-	104	117	4
K^+	4.3	4.4	139	HCO_3^-	24	27	12
Ca^{2+}	2.5	2.4	<0.001（游离）	$HPO_4^{2-}/H_2PO_4^-$	2	2.3	29
Mg^{2+}	1.1	1.1	1.6（游离）	蛋白质	14	0.4	54
				其他	5.9	6.2	53.6
总计	149.9	152.9	152.6	总计	149.9	152.9	152.6

血浆的另一成分是血浆蛋白，是血浆中多种蛋白的总称。用盐析法可将血浆蛋白分为白蛋白、球蛋白和纤维蛋白原三类，用电泳法可将球蛋白进一步分为 α_1 球蛋白、α_2 球蛋白、β 球蛋白和 γ 球蛋白等。正常成人的血浆蛋白总量为 65～85 g/L，其中白蛋白 40～48 g/L，球蛋白 15～30 g/L，白蛋白/球蛋白为（1.5～2.5）∶1。白蛋白和多数球蛋白主

要由肝脏产生，所以当肝脏出现疾病时白蛋白/球蛋白的值常下降。血浆蛋白的主要生理功能是：

（1）形成血浆胶体渗透压（主要是白蛋白）：保持血浆中的水分。

（2）运输功能：血浆中的脂类、糖类都可与血浆蛋白结合成脂蛋白、糖蛋白而转入组织；氨基酸、维生素、激素及药物也可通过血浆蛋白转运。

（3）免疫防御功能：血浆中的球蛋白多为免疫球蛋白，如 IgG、IgA、IgM、IgD 和 IgE 等特异性抗体，能与补体结合，参与机体的体液免疫。

（4）参与生理止血：血浆中绝大多数凝血因子、抗凝物质及纤溶物质都是蛋白质。

（5）缓冲功能：白蛋白和它的钠盐组成缓冲对，与其他无机盐缓冲对一起，缓冲血浆的酸碱变化，维持体液 pH 的相对稳定。

（6）营养功能：血浆蛋白还可作为储备蛋白为机体提供营养。

血浆中除蛋白质以外的含氮化合物称为非蛋白含氮化合物，主要有尿素、肌酐、尿酸、氨基酸、多肽、肌酸、胆红素等，这些物质中所含的氮称为非蛋白氮（Nonprotein Nitrogen，NPN）。正常血浆中 NPN 的含量为 14～25 mmol/L。血浆中的 NPN 由肾排出体外，故血浆中 NPN 含量过高即提示肾功能不全。此外，血浆中还有一些生物活性物质（激素、酶等）、营养物质（糖、脂类等）、维生素和气体（O_2、CO_2）等。

临床上，检测血液成分的变化有助于某些疾病的诊断。

二、血量

血量是指机体内血液的总量。人体内的血量可分为两个部分。其中，大部分在心血管系统中快速循环流动，称为循环血量；小部分滞留于肝、肺、腹腔及皮下静脉丛中，流动很慢，称为储存血量。这两部分血量可相互转换，在剧烈运动、大失血等应急状态下，储存血量可被动员进入循环血量中。正常成人的血量为体重的 7%～8%，即每千克体重含有 70～80 ml 血液。一个体重 60 kg 的人，其血量为 4 200～4 800 ml。

正常人体的血量是相对稳定的。这对保持心血管系统的充盈以维持正常血压和血流量，保证器官、组织和细胞的正常血液供应具有重要的生理意义。成人一次失血不超过血量的 10% 时，一般无临床症状，血量和血液中的主要成分将很快恢复正常。这种情况下，机体可通过神经和体液因素的调节以及组织液回流加速等，促进血液中的水和电解质在 1～2 h 恢复；血浆蛋白可由肝脏加速合成，约在 24 h 或更长时间内逐渐恢复；而红细胞则由骨髓造血功能提供，约需 1 个月才能完全恢复。当失血达到血量的 20% 时，由于机体代偿功能不足，将会出现一系列临床症状。当失血达到血量的 30% 及以上时，若不及时抢救，将会危及生命。

三、血液的理化特性

（一）血液的颜色

血液的颜色主要取决于红细胞内的血红蛋白。动脉血中，红细胞所含的血红蛋白大部分为氧合血红蛋白，呈鲜红色；而静脉血中，红细胞所含的血红蛋白约有1/3是还原血红蛋白，故呈暗红色。

（二）血液的比重

正常人全血的比重为1.050～1.060，血液中红细胞数量越多，全血的比重就越大。血浆的比重为1.025～1.030，其大小取决于血浆蛋白的含量。红细胞的比重为1.090～1.092，其大小与红细胞内血红蛋白的含量呈正相关。利用红细胞和血浆比重的差异，可以进行血细胞比容、红细胞沉降率的测定，以及红细胞和血浆的分离。

（三）血液的黏度

血液是一种黏度较大的体液，血液的黏度来源于血液内部分子或颗粒之间的相互摩擦，即内摩擦。血液或血浆的黏度通常是指它们与水的相对黏度，可通过测量它们与水在体外流过等长毛细管所需的时间，然后计算求得两者之比。如水的黏度为1，则全血的相对黏度为4～5，血浆的相对黏度为1.6～2.4。

全血的黏度主要取决于血细胞比容，而血浆的黏度则取决于血浆蛋白的含量。例如，贫血患者的红细胞数量减少，血液黏度将下降；大面积烧伤患者，由于血浆中的水分渗出，血液浓缩，血液黏度将升高。此外，血液的黏度是形成血流阻力的重要因素之一。当某些疾病使微循环血流速度显著减慢时，红细胞将会发生叠连和聚集，血液黏度升高，使血流阻力增大，从而影响微循环的正常灌注。

（四）血浆渗透压

1. 渗透现象和渗透压

如图3-2所示，用一种只允许水分子通透而不允许溶质分子通透的半透膜将纯水和某种盐溶液（如NaCl溶液）隔开，并使两侧液面高度相等。尽管半透膜两侧的水分子可向对侧自由移动，但因NaCl溶液中所含的水分子较少，故水分子主要由纯水向NaCl溶液方向移动，这种现象称为渗透，如图3-2（a）所示。渗透的动力来自溶液的渗透压。**渗透压**是指促使水分子从含水较多的液体透过半透膜向含水较少的液体移动的压力。在此装置中，渗透的结果是纯水的体积不断减小，液面不断降低；而NaCl溶液的体积不断增大，液面不断升高。当两侧液面高低所形成的静水压相当于NaCl溶液的渗透压时，水的净移动为零，即达到平衡状态，如图3-2（b）所示。如果半透膜两侧是两种不同浓度的溶液，渗透现象也同样能发生。

溶液渗透压的高低取决于溶液中溶质颗粒数目的多少，而与溶质颗粒的种类和大小无关。所以，溶液的渗透压为

$$\pi = cRT$$

式中，π为以大气压为单位的渗透压，R为摩尔气体常量，T为热力学温度，c为溶质的质量摩尔浓度。如果溶质是电解质，则c还应以该溶质分子解离后生成的离子数为系数相乘。例如，NaCl在解离后生成Na^+和Cl^-两个离子，故应乘以系数2。渗透压通常以Osm为单位，即溶质浓度为1 mol/L的溶液，其渗透压为1 Osm。由于生物体液中的溶质浓度较低，因而医学上常用1 Osm的千分之一，即mOsm为单位。

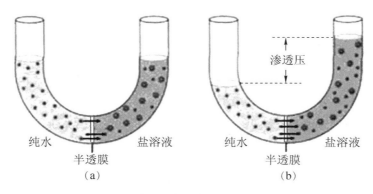

图 3 - 2　渗透现象和渗透压形成的示意图

（a）渗透；（b）平衡

　　在临床或生理实验使用的各种溶液中，其渗透压与血浆渗透压相等的溶液称为等渗液，高于血浆渗透压的溶液称为高渗液，低于血浆渗透压的溶液称为低渗液。0.85% ~ 0.9% 的 NaCl 和 5% 的葡萄糖均为等渗液。

2. 血浆渗透压及其生理作用

　　血浆渗透压由血浆中的晶体和胶体颗粒共同构成，因此血浆渗透压可分为晶体渗透压和胶体渗透压两部分。**晶体渗透压**是指由晶体物质形成的渗透压。血浆中的晶体物质主要是 Na^+ 和 Cl^-。**胶体渗透压**是指由蛋白质形成的渗透压。血浆中的胶体物质主要是蛋白质，尤其是白蛋白，白蛋白的分子量小，其数量远多于球蛋白和纤维蛋白原。正常血浆渗透压平均约为 300 mOsm，相当于 5 790 mmHg[①] 或 770 kPa。由于晶体物质的颗粒数目极多，因而晶体渗透压占血浆渗透压的绝大部分，而胶体渗透压所占比例很小，仅为 1.3 mOsm，相当于 25 mmHg 或 3.3 kPa。

　　如图 3 - 3 所示，由于水和晶体物质能自由透过毛细血管壁，因此，血浆与组织液的晶体物质浓度比较接近，它们所形成的晶体渗透压也基本相等。但血浆和组织液的晶体物质绝大部分不易透过细胞膜，所以，细胞外液晶体渗透压的相对稳定对保持细胞内外的水平衡极为重要。当细胞外液晶体渗透压降低时，细胞可因进水而引起水肿；反之，当细胞外液晶体渗透压升高时，细胞则会发生脱水。

　　虽然血浆中含有大量的蛋白质，但因蛋白质的分子量大，分子数目少，因此渗透压较

---

　　① 毫米汞柱（mmHg）表示压强，非国际标准计量单位，医学常用，1 mmHg ≈ 0.133 kPa。

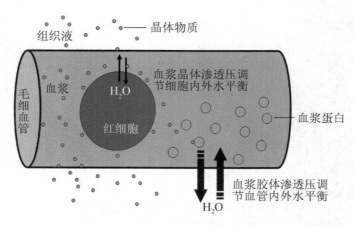

图 3-3　血浆晶体渗透压和胶体渗透压调节水平衡作用示意图

小，一般只有 1.5 mmol/L，相当于 25 mmHg。由于血浆蛋白分子量较大，不能自由通过毛细血管壁，故组织液中蛋白质的含量低于血浆，使得血浆胶体渗透压高于组织液，有利于吸引组织液中的水进入血管，这对调节血管内外水平衡、维持正常循环血量起至关重要的作用。如果某些疾病造成血浆蛋白减少，血浆胶体渗透压会降低，组织液不易回流进血管，导致水肿。可见，血浆胶体渗透压虽小，但对调节毛细血管内外水平衡以保持循环血量十分重要。

（五）血浆 pH

正常人的血浆 pH 为 7.35~7.45。血浆和红细胞中存在多个由弱酸与弱酸盐组成的缓冲对，其中最重要的是血浆中的 $NaHCO_3/H_2CO_3$，只要其值保持在 20，血浆 pH 就能维持相对稳定。在正常情况下，缓冲对能有效减轻进入血液的酸性或碱性物质对血浆 pH 的影响，并通过肺和肾将体内过多的酸或碱排出体外，因此，血浆 pH 的波动范围极小。在病理状况下，体内酸性或碱性物质产生过多不能及时排出，就会超过缓冲对的缓冲能力，机体将发生酸中毒或碱中毒，严重时可能危及生命。

第二节　血细胞

一、红细胞

（一）红细胞的形态、数量和功能

1. 红细胞的形态

红细胞是血液中数量最多的细胞。正常的成熟红细胞无核，呈双凹圆碟形，直径为 7~8 μm，周边最厚处约为 2.5 μm，中央最薄处约为 1 μm。红细胞保持正常的双凹圆碟形需要消耗能量。成熟的红细胞无线粒体，糖酵解是其获得能量的唯一途径。红细胞从血浆中摄取葡萄糖，通过糖酵解产生 ATP，维持细胞膜上钠泵的活动，以保持红细胞内外 Na^+、K^+ 的正常分布、细胞容积和双凹圆碟形的形态。

2. 红细胞的数量

凡血液中红细胞数量或血红蛋白浓度低于正常值下限者，称为贫血。经统计，我国正常成年男性的红细胞数量为 $(4.0 \sim 5.5) \times 10^{12}/L$，血红蛋白浓度为 $120 \sim 160$ g/L；女性的红细胞数量为 $(3.5 \sim 5.0) \times 10^{12}/L$，血红蛋白浓度为 $110 \sim 150$ g/L。红细胞数量和血红蛋白浓度不仅有性别差异，而且存在年龄差异。新生儿的红细胞数量可超过 $6.0 \times 10^{12}/L$，出生后数周内逐渐减少，且在整个儿童期都低于成人，直到青春期才接近成人。红细胞数量在儿童期无明显性别差异，青春期后因受雄激素的影响，男性的红细胞才多于女性。

3. 红细胞的功能

红细胞的功能主要是运输 O_2 和 CO_2。血液中，约 98.5% 的 O_2 以氧合血红蛋白的形式存在；而 CO_2 则主要以碳酸氢盐（约占 88%）和氨基甲酰血红蛋白（约占 7%）的形式存在（红细胞对 O_2 和 CO_2 的运输功能详见第五章）。此外，红细胞内含有多种缓冲对，如血红蛋白钾盐/血红蛋白等，因而具有缓冲酸碱的作用，它们与血浆缓冲对一起，共同维持血液的酸碱平衡。

（二）红细胞的生理特性

1. 红细胞可塑变形性

正常红细胞在外力作用下具有变形的能力或特性，称为**红细胞可塑变形性**。红细胞在全身血管中循环运行时，必须经过变形才能通过口径比它小的毛细血管和血窦孔隙；如果红细胞可塑变形性降低，红细胞在通过这些小血管时就有可能被挤破。红细胞可塑变形性受多个因素的影响：① 红细胞表面积与体积的比值，比值越大，可塑变形性越大。这是因为正常红细胞呈双凹圆碟形，这种形态使之具有较大的表面积与体积的比值，因而其可塑变形性远大于异常情况下可能出现的球形红细胞。② 红细胞的黏度，黏度越大，可塑变形性越小。当红细胞内血红蛋白变性或其浓度过高时，红细胞黏度增大，可塑变形性减小。③ 红细胞膜的弹性，如衰老红细胞膜的弹性降低，也会使其可塑变形性降低。

2. 红细胞渗透脆性

红细胞在低渗溶液中发生膨胀破裂的特性称为**红细胞渗透脆性**。正常时，红细胞内液与血浆的渗透压基本相等。将红细胞置于与血浆等渗的 0.85% NaCl 溶液中，其形态与大小保持不变，如图 3 - 4（b）所示。若将红细胞置于高渗溶液中，在渗透压差的作用下，水渗出细胞，细胞皱缩，如图 3 - 4（c）所示。若将红细胞置于不同浓度的低渗 NaCl 溶液中，在渗透压差的作用下，水进入红细胞，引起红细胞不同程度的膨胀，如图 3 - 4（a）所示；当 NaCl 溶液浓度降至 0.42% 时，部分红细胞开始破裂溶血；当 NaCl 溶液浓度降至 0.35% 时，全部红细胞破裂溶血。这一现象说明，红细胞膜对低渗溶液有一定的抵抗力。红细胞渗透脆性越大，对低渗溶液的抵抗力越小，越容易破裂溶血。在生理情况下，衰老红细胞的渗透脆性较大，抵抗力较小；而新生红细胞的渗透脆性较小，抵抗力则较大。有些疾病可影响红细胞渗透脆性，如遗传性球形红细胞增多症患者的红细胞渗透脆性较大。因此，测定红细胞渗透脆性有助于诊断某些血液病。

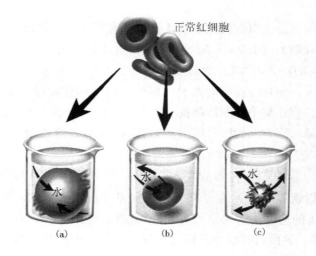

正常红细胞

(a)　　　　　　(b)　　　　　　(c)

图 3 - 4　不同晶体渗透压溶液对红细胞形态影响示意图
（a）低渗溶液细胞膨胀；（b）等渗溶液细胞正常；（c）高渗溶液细胞皱缩

不同溶质的等渗溶液不一定都能使红细胞的体积和形态保持正常。例如，1.9% 的尿素溶液与血浆等渗，但红细胞置于其中很快发生溶血。这是因为尿素能够自由通过红细胞膜，不能使溶液与红细胞保持相等的渗透压。临床上常将能使悬浮于其中的红细胞保持正常体积和形状的溶液称为等张溶液。0.85% NaCl 溶液既是等渗溶液，也是等张溶液；而 1.9% 尿素溶液是等渗溶液，但不是等张溶液。

📝 **临床联系**

输液的分类及临床用途

1. 电解质输液：用于补充体内水分、电解质，纠正体内酸碱平衡等，如氯化钠注射液、复方氯化钠注射液、乳酸钠注射液等。

2. 营养输液：用于不能口服吸收营养的患者，如糖类输液、氨基酸输液、脂肪乳输液等。糖类输液中最常用的为葡萄糖注射液。

3. 胶体输液：用于调节体内渗透压。胶体输液有多糖类、明胶类、高分子聚合物类等，如右旋糖酐、淀粉衍生物、明胶、聚乙烯吡咯烷酮等。

3. 红细胞悬浮稳定性

将加入抗凝剂的全血置于血沉管中垂直静置，红细胞因其比重较血浆大而呈下沉趋势，但下沉速度通常十分缓慢。红细胞能相对稳定地悬浮于血浆中的特性称为**红细胞悬浮稳定性**。这一特性可用红细胞沉降率来衡量。**红细胞沉降率**（Erythrocyte Sedimentation Rate，ESR）简称血沉，是指红细胞在血沉管中于第 1 小时末下沉的距离。正常成年男性的红细胞沉降率为 0 ~ 15 mm/h，女性为 0 ~ 20 mm/h。血沉快表示悬浮稳定性小，反之则表示悬浮稳定性大。

如前所述，红细胞的双凹圆碟形能使红细胞具有较大的表面积与体积的比值，因此，红细胞与血浆之间的摩擦力也较大，红细胞下沉受阻。红细胞彼此以凹面相贴时，可叠连成红细胞团块，红细胞团块的总表面积与总体积的比值较小，与血浆的摩擦力也较小，因而血沉加快。例如，发生风湿热和活动性肺结核时，血沉加快。研究表明，决定红细胞沉降快慢的因素不在于红细胞本身，而在于血浆成分的改变，其中白蛋白有利于提高悬浮稳定性，使红细胞下沉减慢；而球蛋白和纤维蛋白原可降低悬浮稳定性，使红细胞下沉加快。例如，妊娠和急性感染时，血浆中纤维蛋白原增多，血沉加快。

（三）红细胞的生成与破坏

1. 红细胞的生成

（1）红细胞生成的部位与基本过程：胚胎早期由卵黄囊造血；第 2 个月起，肝、脾及骨髓均能造血；出生后几乎完全依靠骨髓造血；约 18 岁以后，仅脊椎骨、髂骨、肋骨、胸骨、颅骨和长骨的近端骨骺处才有造血骨髓。红细胞起源于造血干细胞，造血干细胞具有自我复制和多向分化的能力。在造血骨髓中，造血干细胞首先分化成红系定向祖细胞，再经过原始红细胞、早幼红细胞、中幼红细胞、晚幼红细胞及网织红细胞等阶段，最终分化成熟为终末红细胞，并有规律地释放到循环血液中去。造血干细胞定居、增殖、分化和成熟的场所称为**造血微环境**。当机体受放射线或某些药物（抗癌药物、氯霉素）的作用时，造血微环境可发生改变，使骨髓造血功能受到抑制，引起红细胞生成减少，称为**再生障碍性贫血**。

（2）红细胞生成的原料：红细胞的主要成分是血红蛋白，血红蛋白由珠蛋白和亚铁血红素组成，所以红细胞生成的主要原料是蛋白质和铁。铁的来源有两部分：一部分是从食物中摄取的外源性铁，一般为 1 ~ 2 mg/d；另一部分是红细胞破坏后释放出来的内源性铁，约 25 mg/d，大部分可供骨髓造血时重复利用。所以，正常成人铁的需求量很少，一般每天只需 0.5 ~ 1.0 mg，以补充胃肠道黏膜脱落以及胆汁、尿液和汗液中丢失的铁。各种慢性失血性疾病，铁摄入不足，胃肠道吸收障碍，儿童生长期，妇女月经、妊娠和哺乳期等对铁的需求量增加时，应考虑多供给含铁物质。上述任何原因造成机体缺铁时，可使幼红细胞中 Hb 合成不足，生成减少，即缺铁性贫血；而且患者红细胞中 Hb 量降低，循环血液中红细胞数目减少，细胞体积减小，因此也称小细胞性贫血。虽然蛋白质不足也可引起红细胞生成受阻，但红细胞可优先利用体内的氨基酸合成所需的蛋白质，故因单纯缺乏蛋白质而发生的贫血极为少见，但贫血患者也应补充质量好的动物蛋白。

（3）影响红细胞成熟的因素：红细胞在早期生成和发育过程中，需要经过多次分裂，在此期间需要不断合成新的 DNA。DNA 的合成必须有维生素 B_{12} 和叶酸作为辅助因子（合成核苷酸的辅酶）。当维生素 B_{12} 和叶酸缺乏时，DNA 合成障碍，细胞分裂次数减少，引起巨幼细胞贫血，特征是红细胞体积变大，但数量减少。维生素 B_{12} 主要存在于动物的肌肉和肝脏中，胃腺壁细胞分泌的内因子可以促进维生素 B_{12} 在回肠吸收（详见第六章）。叶酸存在于肝脏、绿色蔬菜及多种水果中。食物中缺乏维生素 B_{12} 和叶酸，或胃大部切除及萎缩性胃炎，可造成体内维生素 B_{12} 不足而引起巨幼细胞贫血。

（4）红细胞生成的调节：红系祖细胞在不同发育阶段的生长主要受以下物质的调节。

① 爆式促进激活物：爆式促进激活物是一种糖蛋白，可促使早期红系祖细胞从细胞周期的静息状态进入 DNA 合成期，从而促进早期红系祖细胞的增殖。

② 促红细胞生成素：促红细胞生成素是机体红细胞生成的主要调节物，也是一种糖蛋白，主要由肾脏产生，肝脏也能少量生成。促红细胞生成素主要促进晚期红系祖细胞的增殖，并向原红细胞分化；也加速幼红细胞的增殖和血红蛋白的合成，促进网织红细胞的成熟与释放；此外，还能促进早期红系祖细胞的增殖和分化。贫血时，血中血红蛋白减少，红细胞携氧能力降低，会导致组织缺氧。缺氧可促进肾脏合成和分泌促红细胞生成素，通过刺激红细胞的生成，改善组织缺氧。例如，肾脏氧供不足或肾血流量减少，肾实质被严重破坏或肾脏切除时，由于促红细胞生成素生成减少，可引起肾性贫血。

③ 性激素：雄激素可直接刺激骨髓造血，加速幼红细胞合成 DNA 和血红蛋白，促进红细胞分裂增殖；也能促进肾脏和肝脏合成促红细胞生成素，从而使红细胞生成增多。雌激素则可降低红系祖细胞对促红细胞生成素的反应，抑制红细胞生成。两种不同的性激素对红细胞生成的不同作用是成年男性红细胞数量和血红蛋白含量高于女性的原因之一。

2. 红细胞的破坏

正常人红细胞的平均寿命约为 120 天。每天有一定数量的衰老红细胞被破坏，也有相应数量的红细胞生成，因而红细胞数量保持相对稳定。衰老红细胞的变形能力弱、脆性大，难以通过微小的孔隙，因此容易滞留在脾和骨髓中被巨噬细胞吞噬，这个过程称为**血管外破坏**。以这种形式被破坏的衰老红细胞约占红细胞被破坏总量的 90%。被吞噬的红细胞在巨噬细胞内被消化分解，释放出的氨基酸和铁可重新被利用，胆红素则排入胆汁，最终排出体外。其余约 10% 的衰老红细胞在血管内血流湍急处受机械冲击而遭破坏，这个过程称为**血管内破坏**。红细胞被破坏后释放出的血红蛋白与血浆中的触珠蛋白结合，然后被肝脏摄取，血红素经代谢释放出铁而生成胆红素，后者由胆汁排出。当大量红细胞在血管内被破坏时，血浆中的血红蛋白数量将超出能与触珠蛋白结合的数量，那些未与触珠蛋白结合的血红蛋白可从尿中排出，形成血红蛋白尿。

二、白细胞

（一）白细胞的数量和分类

白细胞是一种无色、有核的细胞，在血液中通常呈球形。初生儿的白细胞数量较高，出生后 3 个月内快速降低，至青春期即与成人基本相同。正常成人的白细胞总数为 $(4.0 \sim 10.0) \times 10^9 /L$。白细胞数量存在明显的生理性波动，一日内，早晨较午后低；进食、疼痛、剧烈运动、情绪激动、分娩等情况下可升高。一般认为，低于 $4.0 \times 10^9 /L$ 称为白细胞减少；而高于 $10 \times 10^9 /L$ 称为白细胞增多，主要见于急性炎症，严重增多则可能是白血病所致。

白细胞可依其形态、功能和来源，分为粒细胞和无粒细胞。粒细胞可根据其细胞质颗粒的嗜色性分为中性粒细胞、嗜酸性粒细胞和嗜碱性粒细胞；无粒细胞分为淋巴细胞和单核细胞。血液中各类白细胞的正常值见表3－2。

表3－2　白细胞的分类和正常值

名称		均值	百分比	主要功能
粒细胞	中性粒细胞	$4.5 \times 10^9/L$	50% ~ 70%	吞噬细菌与坏死细胞
	嗜酸性粒细胞	$0.1 \times 10^9/L$	1% ~ 4%	抑制组胺释放
	嗜碱性粒细胞	$0.025 \times 10^9/L$	0 ~ 1%	释放组胺与肝素
无粒细胞	淋巴细胞	$1.8 \times 10^9/L$	20% ~ 40%	参与特异性免疫
	单核细胞	$0.45 \times 10^9/L$	1% ~ 7%	吞噬细菌与衰老的红细胞
总数		$7.0 \times 10^9/L$	—	—

　　正常人的白细胞总数及分类计数都是相对稳定的。血管内的粒细胞大约只有一半随血液循环流动，称为循环粒细胞；另一半则贴靠在血管壁上，称为边缘粒细胞。这两部分可以相互交换，从而保持动态平衡。临床常规检查白细胞总数，仅仅反映循环粒细胞的数量。运动、进食、疼痛、情绪激动、妊娠及分娩时，边缘粒细胞可转为循环粒细胞，使血中粒细胞总数明显增加，最高可达 $34 \times 10^9/L$。

（二）白细胞的功能

　　白细胞参与机体的防御功能，这与白细胞的变形、游走、趋化和吞噬等特性有关。除淋巴细胞外，其余白细胞都能做变形运动。白细胞通过变形运动穿过血管壁进入组织的过程称为白细胞渗出。白细胞还具有朝某些化学物质运动的特性，称为趋化性。能吸引白细胞发生定向运动的化学物质称为趋化因子，包括细菌及其毒素、人体细胞的降解产物及抗原—抗体复合物等。白细胞按照趋化因子的浓度梯度游走到炎症部位，伸出伪足将细菌等异物包围并吞入细胞内的作用称为吞噬。白细胞的吞噬具有选择性。正常的细胞不易被吞噬，而坏死的组织碎片和外源性颗粒则易被吞噬。各种白细胞的具体功能分述如下。

　　1. 中性粒细胞

　　中性粒细胞是体内主要的吞噬细胞，能吞噬衰老的红细胞、坏死的组织碎片、进入体内的病原微生物及其他异物，特别是引起组织发生急性化脓的细菌。白细胞在机体内起抵御感染的第一防线作用。

　　当细菌入侵机体时，中性粒细胞在趋化因子的作用下，能迅速穿过毛细血管壁，游走到炎症部位吞噬细菌。吞噬的基本过程为：① 中性粒细胞识别并黏着细菌；② 伸出伪足或细胞膜凹陷，包围细菌，形成吞噬体；③ 吞噬体与胞内的溶酶体融合，形成吞噬溶酶体，溶酶体释放溶酶体酶，分解被吞噬的细菌。当吞噬数十个细菌后，中性粒细胞自身解体，释放出多种酶，溶解周围的组织而形成脓液。通过以上作用，中性粒细胞能将入侵的细菌包围在局部组织，防止病原微生物在体内扩散。因此，当血液中的中性粒细胞减少时，发生感染的危险性将大大增加。中性粒细胞数减少到 $1 \times 10^9/L$ 时，机体抵抗力明显降低，极易发生感染。机体出现炎症时，由于炎症产物的作用，骨髓内储存的中性粒细胞被大量释放，使循环血液中的中性粒细胞数目显著增高，以利于增强机体抵抗入侵细菌的能力。

2. 嗜碱性粒细胞

嗜碱性粒细胞与组织中的肥大细胞相似，细胞质内的嗜碱性颗粒含有组胺、肝素、嗜酸性粒细胞趋化因子 A 和过敏性慢反应物质等多种生物活性物质。其中，组胺和过敏性慢反应物质能增加毛细血管通透性，引起局部充血水肿，也能收缩支气管平滑肌，引起荨麻疹、哮喘等过敏反应症状；嗜酸性粒细胞趋化因子 A 可吸引嗜酸性粒细胞聚集于嗜碱性粒细胞周围，以限制嗜碱性粒细胞在过敏反应中的作用。肝素具有抗凝作用，能使血管保持通畅，有利于吞噬细胞快速到达细菌入侵部位。

3. 嗜酸性粒细胞

嗜酸性粒细胞虽有较弱的吞噬能力，但基本上无杀菌作用，其主要功能是：① 限制嗜碱性粒细胞和肥大细胞在速发型过敏反应中的作用。嗜碱性粒细胞被激活时会释放趋化因子，使嗜酸性粒细胞聚集于它们周围，抑制其合成和释放生物活性物质，也可吞噬它们已释放的颗粒物质，还能释放组胺酶等破坏组胺和其他活性物质。② 参与对蠕虫的免疫反应。嗜酸性粒细胞可通过免疫反应黏着蠕虫，并释放细胞质内嗜酸性颗粒中所含的碱性蛋白和过氧化物酶等损伤蠕虫体。机体发生过敏反应或寄生虫感染时，嗜酸性粒细胞常增多。

4. 单核细胞

单核细胞具有较强的变形运动和吞噬能力。由骨髓进入血液的单核细胞属于未成熟细胞，它们在血液中停留 2~3 天后即渗入组织，进一步发育成为巨噬细胞。单核细胞的趋化迁移速度较中性粒细胞慢，循环血液和骨髓中储存的单核细胞数目较少，因此要在炎症较晚期才能在感染部位见到单核细胞。巨噬细胞体积大，溶酶颗粒多，吞噬能力明显增强，可吞噬较大的细菌和颗粒，其吞噬细菌的数量可达中性粒细胞的 5 倍。巨噬细胞的主要功能有：① 吞噬并杀灭外来病原微生物；② 参与特异性免疫应答的诱导和调节；③ 已被激活的单核—巨噬细胞可合成、释放多种细胞因子，参与其他细胞生长的调控。

5. 淋巴细胞

淋巴细胞参与机体的特异性免疫反应。淋巴细胞可分为 T 淋巴细胞和 B 淋巴细胞。T 淋巴细胞主要参与细胞免疫，B 淋巴细胞主要参与体液免疫。

三、血小板

（一）血小板的形态与数量

血小板是从骨髓中成熟的巨核细胞脱落下来的小块无核细胞质，直径为 2~3 μm。血小板呈双面微凸的圆盘状，当血小板受刺激或与玻片接触时，可伸出伪足，呈不规则形。电子显微镜下可见血小板内含有 α 颗粒、致密体等血小板储存颗粒。

正常成人的血液中血小板数量为 $(100~300) \times 10^9/L$。正常血小板计数可有 6%~10% 的变动范围，通常午后较清晨高，冬季较春季高，进餐、运动时血小板数量增加；女性月经期血小板数量减少，妊娠期增加。血小板数量超过 $1\ 000 \times 10^9/L$ 称为血小板过多，易发生血栓；低于 $50 \times 10^9/L$ 称为血小板减少，可有出血倾向。

（二）血小板的生理特性

1. 血小板黏附

血小板与非血小板表面的黏着称为**血小板黏附**。当血管内皮细胞受损时，内皮下胶原纤维暴露，血浆 von - Willebrand 因子（vWF）即与胶原纤维结合，引起 vWF 变构，然后血小板膜上的糖蛋白与变构的 vWF 结合，从而使血小板黏附于胶原纤维上。这是血小板开始发挥作用的第一步。

2. 血小板聚集

血小板与血小板的相互黏着称为**血小板聚集**。血小板聚集有两个时相。第一聚集时相由受损组织细胞释放的 ADP 引起。这一时相的聚集是可逆的，发生迅速，解聚也很迅速。第二聚集时相则由血小板释放的 ADP 引起。这一时相的聚集是不可逆的，发生较为缓慢。此外，血小板还释放**血栓烷 A_2**（TXA_2）；而血管内皮则产生前列环素（PGI_2）。前者具有较强的聚集血小板和缩血管作用，后者的作用则相反，两者保持动态平衡。

3. 血小板释放

血小板受刺激后可将储存于致密体、α 颗粒或溶酶体中的物质排出，这一现象称为**血小板释放**。血小板释放的主要物质有 ADP、ATP、5 - 羟色胺、Ca^{2+}、TXA_2、纤维蛋白原、血小板因子和血小板源生长因子等。血小板内并不储存 TXA_2，它是临时合成和即时释放的。这些被释放的物质可进一步促进血小板的活化和聚集，加速止血过程。

4. 血小板收缩

血小板内存在类似肌肉的收缩蛋白系统，包括肌动蛋白、肌球蛋白、肌凝蛋白、微管和各种相关蛋白，因而可发生血小板收缩。血小板收缩由细胞质内 Ca^{2+} 浓度增高触发。当血凝块中的血小板收缩时，血凝块回缩而形成坚固的止血栓，堵住出血口。

5. 血小板吸附

血小板的磷脂表面能吸附多种凝血因子（凝血因子 I、V、XI、XIII 等），这一作用称为血小板吸附。血管的内皮破损时，血小板在破损局部黏附和聚集，因而能吸附大量凝血因子，使局部凝血因子的浓度明显升高，有利于凝血和生理性止血。

（三）血小板的功能

血小板的功能主要在于防止血管内血液的流失。平时，血小板能随时填补血管壁上由于内皮细胞脱落而留下的空隙，并能融合于血管内皮细胞，对血管内皮的修复、保持血管壁的完整性及正常通透性具有重要作用。当血管壁受损而引起出血时，血小板则可通过发挥其黏附、聚集、释放、收缩和吸附等生理特性，参与机体的生理性止血和凝血过程（详见本章第三节）。所以，血小板的减少会影响生理性止血和凝血功能。当血小板低于 $50 \times 10^9/L$ 时，可有出血倾向，甚至出现自发性出血性紫癜。

第三节 生理性止血

一、生理性止血的过程

正常情况下，小血管破损引起的出血可在几分钟内自行停止，这种现象称为**生理性止**

血。用针刺破耳垂或指尖，自出血开始到出血自然停止的时间称为**出血时间**，正常人的出血时间为 1~3 min。出血时间在临床上常用于反映生理性止血功能是否正常。生理性止血包括血管收缩、血小板止血栓形成和血液凝固三个基本过程。这三个基本过程都有血小板的参与，因而，血小板在生理性止血过程中居于中心地位。血小板减少时出血时间将延长。

（一）血管收缩

血管受损后首先出现局部血管收缩，使局部血流减少，但持续时间很短。若破口不大，通过血管收缩，破口即可封闭，起到暂时止血的作用。引起血管收缩的主要原因有：① 血管损伤刺激引起血管反射性收缩；② 血管壁损伤引起局部血管肌源性收缩；③ 黏附于损伤处的血小板释放 5 - 羟色胺、TXA_2 等收缩血管的物质。

（二）血小板止血栓形成

血管内皮损伤暴露内皮下胶原，少量血小板即黏附于胶原纤维上，同时血小板活化并释放出内源性 ADP 及 TXA_2。于是，血液中的血小板不断发生黏附和聚集，形成血小板止血栓填塞伤口，起到初步止血的作用。

（三）血液凝固

血管内皮破损可触发血液凝固，在创口处迅速形成血凝块，与纤维蛋白交织成网，以加固止血栓。最后，局部纤维组织增生，并长入血凝块，达到永久性止血。

生理性止血的三个基本过程相继发生并相互重叠、相互促进（如图 3 - 5 所示），使生理性止血能及时而快速地进行。

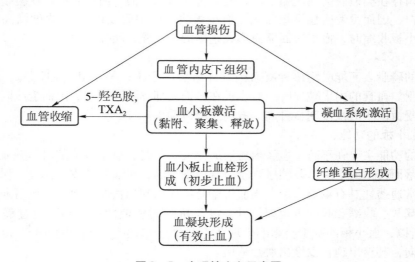

图 3 - 5　生理性止血示意图

二、血液凝固过程和生理性凝血机制

血液凝固是指血液由流动的液体状态变成不能流动的凝胶状态的过程，简称血凝。血凝的本质是血浆中的可溶性纤维蛋白原转变为不溶性的纤维蛋白，它们交织成网，并将血细胞和血液的其他成分网罗其中，形成血凝块。凝血时间即血液自离体至凝固所需的时间。血液凝固后 1~2 h，血凝块发生回缩并释放出淡黄色的液体，即血清。血清与血浆的区别在于，前者缺乏纤维蛋白原和少量凝血因子，但增添了少量凝血时血小板释放的物质。

（一）凝血因子

血浆与组织中直接参与血液凝固的物质，称为凝血因子。目前，已知的凝血因子有 14 种。按照发现的先后，国际上用罗马数字命名了其中的 12 种（见表 3 - 3），即凝血因子 Ⅰ~ⅩⅢ（简称 FⅠ~FⅩⅢ）。其中，FⅥ是血清中活化的 FⅤ（FⅤ$_a$，右下角加 a 表示活化型），已不再视作一个独立的凝血因子。此外，还有前激肽释放酶、高分子激肽原等。

表 3 - 3　按国际命名法编号的凝血因子

编号	同义名	编号	同义名
因子Ⅰ	纤维蛋白原	因子Ⅷ	抗血友病因子
因子Ⅱ	凝血酶原	因子Ⅸ	血浆凝血活酶成分
因子Ⅲ	组织因子	因子Ⅹ	Stuart-Prower 因子
因子Ⅳ	Ca^{2+}	因子Ⅺ	血浆凝血活酶前质
因子Ⅴ	前加速素易变因子	因子Ⅻ	接触因子或 Hageman 因子
因子Ⅶ	前转变素稳定因子	因子ⅩⅢ	纤维蛋白稳定因子

凝血因子中，除 FⅣ是 Ca^{2+} 外，其余均为蛋白质，其中 FⅡ、FⅦ、FⅨ、FⅩ、FⅪ、FⅫ、FⅩⅢ和前激肽释放酶都是丝氨酸蛋白酶，都以酶原的形式存在，活化后能对特定的肽链进行有限水解。除 FⅢ分布于组织外，其余都存在于血浆中，且多数由肝脏合成。FⅡ、FⅦ、FⅨ、FⅩ的合成需要维生素 K 的参与。因此，肝功能损害（失代偿性肝硬化和晚期肝癌等）或维生素 K 缺乏（长期低脂饮食、胆道疾病等引起的维生素 K 吸收不良）均可引起多种凝血因子缺乏，导致凝血功能障碍。此外，遗传缺陷也可导致某种凝血因子缺乏，如甲、乙、丙型血友病分别由凝血因子Ⅷ、Ⅸ和Ⅺ缺乏引起。

（二）血液凝固过程

血液凝固过程可分为三个基本步骤（如图 3 - 6 所示）：凝血酶原酶复合物的形成；凝血酶原的激活；纤维蛋白的生成。

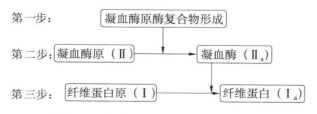

图 3 - 6　血液凝固过程的三个基本步骤

1. 凝血酶原酶复合物的形成

凝血酶原酶复合物由FX_a和FV通过Ca^{2+}的连接与活化的血小板磷脂表面结合而形成，其形成可通过内源性和外源性两条凝血途径实现。内源性和外源性两条凝血途径的区别在于启动方式、FX的激活过程和参与的凝血因子不同。但两条途径中的某些凝血因子可以相互激活，所以两条途径密切联系。

（1）内源性凝血途径：内源性凝血途径由$FXII$启动，因参与血液凝固过程的因子全部来自血浆而得名。内源性凝血途径可分为两个阶段：① 表面激活阶段：这一阶段是从$FXII$被激活到FXI_a生成的阶段。当血管内皮受损而暴露胶原纤维时，血浆中的$FXII$与带负电的胶原纤维表面接触而被激活，生成$FXII_a$。$FXII_a$的主要作用是激活FXI为FXI_a，从而启动内源性凝血途径。此外，$FXII_a$还可激活前激肽释放酶为激肽释放酶，后者又反过来激活$FXII$，形成正反馈，使$FXII_a$大量生成，从而大大加速这一阶段的进程。② 磷脂表面阶段：这一阶段是在血小板磷脂表面进行的。FXI_a在有Ca^{2+}存在的情况下，激活FIX为FIX_a。FIX_a和$FVIII$通过Ca^{2+}的连接与活化的血小板磷脂表面结合而形成FX酶复合物，进一步激活FX为FX_a。在这一过程中，$FVIII$的参与可使反应加速20万倍。因此，遗传性缺乏$FVIII$的甲型血友病患者的血液凝固过程非常缓慢，甚至微小的创伤也会出血不止。而且，先天性缺乏FIX的乙型血友病和缺乏FXI的丙型血友病患者的血液也不易凝固。

（2）外源性凝血途径：外源性凝血途径由$FIII$暴露于血液中而启动，这一途径因$FIII$来自血液之外而得名。所以，$FIII$也因来源于组织细胞而称为组织因子。当组织损伤时，$FIII$进入血液与$FVII$结合，使$FVII$转变为$FVII_a$，$FIII$和$FVII_a$通过Ca^{2+}的连接与活化的血小板磷脂表面结合而形成$FVII-FIII$复合物，此复合物再激活FX为FX_a。

2. 凝血酶原的激活和纤维蛋白的生成

凝血酶原（FII）在凝血酶原酶复合物的作用下激活成为凝血酶（FII_a）。凝血酶原酶复合物中的FV能使FX_a激活FII的速度提高10 000倍，从而大大加快血液凝固过程。FII_a生成后，可迅速催化血浆中的四聚体纤维蛋白原（FI）形成纤维蛋白（FI_a）单体。FII_a还能激活$FXIII$为$FXIII_a$，后者在Ca^{2+}作用下，使FI_a单体相互聚合，形成不溶于水的交联FI_a多聚体凝块。纤维多聚体交织成网，将血细胞网罗其中而形成血凝块。

（三）生理性凝血机制

目前认为，外源性凝血途径生成的FII_a量虽然不多，但在生理性凝血的启动中起关键作用，而且$FVII-FIII$复合物还能有效地激活FIX为FIX_a，因而有激活和加速内源性凝血途径的作用；而内源性凝血途径则在凝血反应的维持和巩固中起重要作用。所以，两条凝血途径不能截然分开。由于$FIII$镶嵌在细胞膜上，且为生理性凝血的启动物，因而有利于使生理性凝血反应局限于受损血管的局部。此外，血液凝固过程是一个复杂的酶促反应过程，某些环节还存在正反馈，一旦触发就会迅速连续进行，并且越来越快，直到完成全过程。同时，Ca^{2+}作为一个重要的凝血因子，参与血液凝固过程的多个环节（如图3-7所示）。

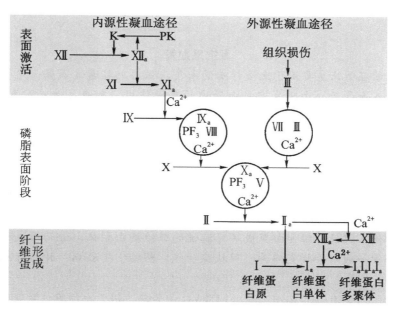

PF₃—血小板因子3；PK—前激肽释放酶；K—激肽释放酶。

图3－7　血液凝固过程示意图

三、抗凝和促凝

正常情况下，血液能在血管内周而复始地流动，并不发生凝固；当发生生理性止血时，凝血仅限于某一小段血管，这说明血浆中存在很强的抗凝物质。血浆中重要的抗凝物质有抗凝血酶Ⅲ、肝素、蛋白质C等，近年来还发现一种被称为组织因子途径抑制物的糖蛋白。

抗凝血酶Ⅲ 由肝脏和血管内皮细胞产生，通过与FII_a、FIX_a、FX_a、FXI_a和$FXII_a$等分子活性中心的丝氨酸残基结合而抑制其活性，进而阻断血液凝固过程。抗凝血酶Ⅲ的作用占血浆凝血酶抑制活性的75%。肝素是一种酸性黏多糖，主要由肥大细胞和嗜碱性粒细胞产生，存在于大多数组织中，在肺、心、肝和肌肉中含量尤为丰富。肝素在体内和体外都具有很强的抗凝作用，主要通过增强抗凝血酶Ⅲ的活性而间接发挥抗凝作用。当肝素与抗凝血酶Ⅲ结合后，可使后者的抗凝作用增强2 000倍。其作用机制是提高抗凝血酶Ⅲ与FII_a的亲和力，使两者的结合更快、更稳定，促使FII_a立即失活，从而达到抗凝的目的。但正常情况下，循环血液中几乎不存在肝素，抗凝血酶Ⅲ主要通过与内皮细胞表面的硫酸乙酰肝素结合而增强血管内皮的抗凝作用。此外，肝素还可刺激血管内皮细胞释放组织因子途径抑制物而抑制血液凝固过程。肝素已被广泛应用于临床防治血栓形成。蛋白质C系统主要包括蛋白质C、凝血酶调节蛋白、蛋白质S和蛋白质C抑制物。蛋白质C可使$FVIII_a$和FV_a灭活，抑制FX及凝血酶原的激活，从而发挥其抗凝作用。

真空采血管

真空采血管在临床主要用于血液标本的采集与保存。其通过预置一定量的负压，当采血针穿刺进入血管后，由于真空采血管内的负压作用，血液自动流入真空采血管内；同时，真空采血管内预置了各种添加剂，能够非常方便地满足临床多项综合的血液检测需求。真空采血管按作用不同以不同颜色标识，常见的有绿头管、红头管和紫头管。

绿头管：管内含有肝素，具有加强抗凝血酶Ⅲ灭活丝氨酸蛋白酶的作用，从而阻止凝血酶的形成，并有阻止血小板聚集等多种抗凝作用。绿头管一般用于生化及血流变的检测，是电解质检测的最佳选择。因为肝素会引起白细胞聚集，故不能用于白细胞计数和分类。

红头管：管内壁均匀涂有防止挂壁的二氧化硅，同时添加了促凝剂。促凝剂能激活纤维蛋白酶，使可溶性纤维蛋白变成不可溶性的纤维蛋白聚体，进而形成稳定的纤维蛋白凝块。红头管一般用于肝炎病毒、甲状腺功能、药物、艾滋病、肿瘤标志物等血清免疫学检测。

紫头管：管内含有乙二胺四乙酸（EDTA）及其盐，用于血细胞计数及分类等一般血液学检查，不能用于凝血、微量元素及PCR检查。EDTA盐是一种氨基多羧基酸，可以有效地螯合血液中的Ca^{2+}。螯合作用会将Ca^{2+}从反应点移走，并阻止和终止内源性或外源性凝血过程，从而防止血液凝固。与其他抗凝剂比较而言，其对血球的凝集及血细胞的形态影响较小，故通常使用EDTA盐（2K、3K、2Na）作为抗凝剂。

组织因子途径抑制物主要由血管内皮细胞产生，它是体内主要的生理性抗凝物质，是外源性凝血途径的特异性抑制剂。它能与$FⅦ_a$–$FⅢ_a$复合物、FX_a结合并抑制其活性，从而抑制$FⅦ_a$–$FⅢ_a$复合物和FX_a对外源性凝血途径的催化作用。

临床上常用草酸盐和枸橼酸钠作为体外抗凝剂，因为它们可与Ca^{2+}结合而去除血浆中的Ca^{2+}，从而起到抗凝作用。少量枸橼酸钠进入血液循环不会产生毒性，因此也被用于输血和保存血液；草酸盐（草酸钾和草酸铵）则主要用于生化检验。

有时，临床上需要加速凝血过程。例如，外科手术中常用温热盐水纱布或明胶海绵按压伤口，因为这些表面粗糙的异物可激活FⅫ和血小板，适当加温可提高酶的活性，从而加快凝血反应而达到止血的目的。

四、止血栓的溶解

在生理状态下，小血管损伤后所形成的止血栓在完成止血使命后将逐步溶解，以保持血管的畅通无阻。止血栓的溶解依赖于纤维蛋白溶解系统，简称纤溶系统。纤溶系统包括纤维蛋白溶解酶原（简称纤溶酶原，又称血浆素原）、纤溶酶、纤溶酶原激活物和纤溶抑制物四种成分。纤维蛋白被分解液化的过程称为**纤维蛋白溶解**，简称纤溶。纤溶的基本过程可分为纤溶酶原的激活和纤维蛋白及纤维蛋白原的降解两个阶段（如图3-8所示）。

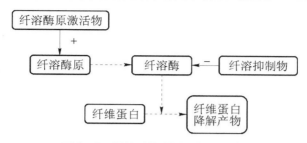

图3-8 纤溶系统激活和抑制示意图

（一）纤溶酶原的激活

纤溶酶原主要由肝脏生成。正常情况下，血浆中的纤溶酶以无活性的酶原形式存在，须在纤溶酶原激活物的作用下被激活为有活性的纤溶酶。纤溶酶原激活物按分布位置的不同可分为组织型纤溶酶原激活物（主要由血管内皮细胞产生）、尿激酶型纤溶酶原激活物（主要由肾小管、集合管上皮细胞产生）和激肽释放酶等。前两者较为重要。

当FⅫ启动内源性凝血系统时，通过对激肽释放酶的激活，纤溶系统也被激活，从而使凝血与纤溶互相配合并保持平衡。目前，尿激酶型和组织型纤溶酶原激活物等已被用作溶血栓药物来治疗栓塞性疾病，如心肌梗死、脑栓塞等。

（二）纤维蛋白及纤维蛋白原的降解

在纤溶酶的作用下，纤维蛋白或纤维蛋白原分子可被分解成许多可溶性小肽，称为纤维蛋白降解产物，它们一般不再凝固，其中部分小肽还具有抗凝作用。

（三）纤溶抑制物

血中的纤溶抑制物主要有纤溶酶原激活物抑制物-1和α_2抗纤溶酶。前者主要由血管内皮细胞产生，能与组织型纤溶酶原激活物和尿激酶结合并使之灭活；后者主要由肝脏产生，是一种α球蛋白，能与纤溶酶结合并形成复合物而抑制纤溶酶的活性。纤溶抑制物的作用是使血凝块得以保留，在一定时间内维持止血状态，并防止纤溶过程的弥散化。

凝血与纤溶两个功能系统既对立又统一，两者的功能活动保持动态平衡。这既能使机体实现有效的止血，又可防止血凝块堵塞血管，从而维持血液的正常流动。

📝 **临床联系**

弥散性血管内凝血

弥散性血管内凝血（Disseminated Intravascular Coagulation，DIC）不是单独的疾病，而是由多种病因引起的一种复杂的病理过程和临床综合征。其特征是微循环内发生广泛的血小板凝集和纤维蛋白沉积，导致弥漫性微血栓形成、继发性凝血因子和血小板被大量消耗，以及纤维蛋白溶解亢进，从而引起微循环障碍、出血、溶血等一系列严重的临床表现。

第四节 血型与输血

血型通常是指红细胞血型，而红细胞血型是指红细胞膜上特异性抗原的类型。除红细胞外，白细胞和血小板上也有特异性抗原，因此也存在白细胞血型与血小板血型。血型抗原还能以可溶性形式存在于唾液、精液、乳汁、尿液和汗液中。伴随血型概念的不断扩展，血型鉴定不仅用于输血，还可应用于组织器官移植和法医学等学科领域中。根据红细胞血型抗原种类的不同，至今已发现 25 个不同的红细胞血型系统，如 ABO、Rh、MNSs、Lewis 等。其中，与临床关系最为密切的红细胞血型系统是 ABO 血型系统和 Rh 血型系统。

一、红细胞凝集

如果将血型不相容的两个人的血液滴加并混合在玻片上，红细胞即聚集成簇，这种现象称为红细胞凝集。凝集的红细胞在补体的作用下可发生溶血。当体内输入血型不相容的血液时，红细胞凝集和溶血可发生在血管内，凝集成簇的红细胞可堵塞毛细血管，溶血产生的大量血红蛋白可损害肾小管，并且常伴发过敏反应，其后果十分严重，甚至危及生命。

红细胞凝集是一种抗原—抗体反应。镶嵌于红细胞膜上的一些特异糖蛋白或糖脂，在凝集反应中起特异性抗原的作用，称为凝集原。而血浆中则含有特异性抗体，即 γ 球蛋白，能与红细胞膜上的凝集原特异结合，这种特异性抗体称为凝集素。发生凝集反应时，由于每个抗体上具有 2~10 个与抗原结合的位点，抗体可在若干个带有相应抗原的红细胞之间形成桥梁，因而能使红细胞凝集成簇。

二、ABO 血型系统

红细胞血型系统中，最重要的是 ABO 血型系统。ABO 血型系统中有 A 和 B 两种抗原。根据这两种抗原在红细胞膜上的不同分布，可将血液分为 A 型、B 型、AB 型和 O 型 4 种血型。凡红细胞膜上含有 A 抗原的血液称为 A 型血，含有 B 抗原的血液称为 B 型血，含有 A 和 B 两种抗原的血液称为 AB 型血，A 和 B 两种抗原都不含的血液称为 O 型血。血浆中抗体的分布遵循一项原则，即无论何种血型的血浆中，都不会含有能结合自身红细胞抗原的抗体，否则将发生自身凝集反应。据此推理，A 型血的血浆中只含抗 B 抗体，B 型血的血浆中只含抗 A 抗体，AB 型血的血浆中不含抗 A 抗体和抗 B 抗体，而 O 型血的血浆中同时含抗 A 抗体和抗 B 抗体（见表 3-4）。抗 A 抗体、抗 B 抗体在婴儿出生 2~8 个月开始出现于血浆中，8~10 岁时达高峰。抗 A 抗体和抗 B 抗体属于天然抗体。天然抗体多属 IgM，分子量大，不能通过胎盘。

表 3 – 4 ABO 血型系统中的抗原与抗体

血型	红细胞上的抗原	血浆中的抗体
A 型	A	抗 B
B 型	B	抗 A
AB 型	A 和 B	无
O 型	无	抗 A 和抗 B

临床上在输血前须做血型鉴定，正确鉴定血型是输血安全的基本保证。血型鉴定的原则是用已知的标准血清（含抗体）检测未知的红细胞膜上的抗原，具体方法是：在玻片上分别滴加一滴抗 B 血清（采自 A 型血）、一滴抗 A 血清（采自 B 型血），在每一滴血清上再加一滴待测红细胞悬液，轻轻摇动，使红细胞和血清混匀，观察有无凝集现象发生。若待测红细胞与抗 A 血清发生凝集，可鉴定为 A 型血；若待测红细胞与抗 B 血清发生凝集，可鉴定为 B 型血；若待测红细胞与这两种血清均发生或均不发生凝集，则可分别鉴定为 AB 型血或 O 型血（如图 3 – 9 所示）。

三、Rh 血型系统

在大多数人的红细胞膜上，除有 A 抗原和 B 抗原外，还存在 Rh 抗原。因为这种抗原最早在恒河猴的红细胞上发现，因而取其学名的前两个字母来命名。目前已发现 40 多种 Rh 抗原，与临床关系密切的有 5 种，分别称为 C、c、D、E、e 抗原。其中，D 抗原的抗原性最强。因此，通常将红细胞膜上含有 D 抗原者称为 Rh 阳性，而红细胞上不含 D 抗原者则称为 Rh 阴性。据调查统计，白种人中约 85% 为 Rh 阳性，15% 为阴性；在我国汉族和其他大部分民族的人群中，Rh 阳性约占 99%，阴性约占 1%。在一些少数民族中，Rh 阴性的人较多，如苗族约为 12.3%，塔塔尔族约为 15.8%。人的血浆中没有抗 Rh 抗原的天然抗体，只有

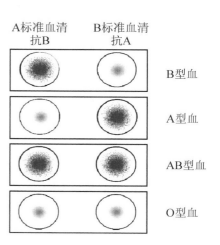

图 3 – 9 ABO 血型的鉴定

当 Rh 阴性者在接受 Rh 阳性者的血液后通过体液免疫才会产生，且血浆中抗 Rh 抗体的水平通常在输血后 2 ~ 4 个月达到高峰。因此，Rh 血型系统中的凝集素为免疫抗体。这种抗体主要是 IgG，其分子量较小，可透过胎盘。

对于 Rh 阴性的人群，Rh 血型系统具有重要的临床意义。Rh 阴性者第一次接受 Rh 阳性者的输血时不会发生凝集反应，但能激发机体产生抗 Rh 抗体（抗 D 抗体）。若再次或多次接受 Rh 阳性者的输血时，自身产生的抗 D 抗体便会与输入的 Rh 阳性红细胞产生抗原—抗体反应，从而发生红细胞凝集和溶血，引起严重后果。因此，Rh 阴性者接受第二次输血时，即使是同一供血者，也要进行交叉配血试验。另外，在 Rh 阴性孕妇怀有 Rh 阳性胎儿

时，胎儿的少量红细胞或 D 抗原可透过胎盘进入母体，引起母体产生免疫性抗 D 抗体；而抗 D 抗体可再透过胎盘进入胎儿，使胎儿发生红细胞凝集而引起溶血，导致新生儿溶血性贫血，严重时可引起流产或死胎。在妊娠末期或分娩期，可能会有较多的胎儿红细胞进入母体，因此这种情况在 Rh 阴性孕妇怀第二胎 Rh 阳性胎儿时更易发生。所以，Rh 阴性母亲在生育第一胎后，应及时输注特异性抗 D 免疫球蛋白，以中和进入母体的 D 抗原，防止 Rh 阴性母亲致敏，以此预防第二胎发生新生儿溶血。

四、输血的原则

输血已在临床上广泛使用，并成为治疗某些疾病、抢救患者生命和保证一些手术顺利进行的重要手段。但若输血不当，也会对患者造成严重损害，甚至危及生命。因此，为了确保输血安全，必须遵守输血的原则。

按血液来源的不同，输血可分为自体输血与一般输血。自体输血是指手术中采集患者自身流出的血液，用器械洗涤后再回输红细胞，适用于非紧急手术的患者，可视手术大小采血一次或多次。一般输血时，首先要保证供血者与受血者的 ABO 血型相合，因为这一血型系统的不相容输血常引起严重的反应。对于育龄期妇女和需要反复输血的患者，还须使供血者与受血者的 Rh 血型相合，以免受血者在被致敏后产生抗 Rh 抗体。

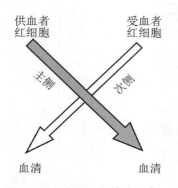

图 3 - 10　交叉配血试验示意图

即使在 ABO 血型相同的人之间进行输血，输血前仍须进行**交叉配血试验**，具体做法是：把供血者的红细胞与受血者的血清混合，观察是否发生凝集，此称为试验主侧；再把受血者的红细胞与供血者的血清混合，观察是否发生凝集，此称为试验次侧（如图 3 - 10 所示）。其既可检验血型测定是否有误，又能发现他们的红细胞或血清中是否还存在一些其他不相容的血型抗原或血型抗体。交叉配血试验应在 37 ℃条件下进行，使可能发生的凝集反应充分显示出来。

如果交叉配血试验的主侧和次侧均不发生凝集，称为配血相合，可以输血；如果主侧发生凝集，不管次侧结果如何，均为配血不合，绝不能输血；如果主侧不发生凝集，而次侧发生凝集，则可在紧急情况下少量输血，且输血不宜太快，并在输血过程中密切观察受血者的情况，若出现输血反应，应立即停止输血。例如，将少量 O 型血输给其他 ABO 血型的人就属于这种情况。尽管 O 型血的红细胞上无 A 抗原和 B 抗原，将它输入其他 ABO 血型的人的血液中，不会使输入的红细胞发生凝集，但 O 型血的血浆中含有抗 A 抗体和抗 B 抗体，能与其他 ABO 血型的受血者的红细胞发生凝集。如果输血量较大，输血速度较快，供血者血浆中的抗体不能被受血者的血浆所稀释，则受血者的红细胞会大量凝集，造成严重后果。所以，把 O 血型的人视为"万能供血者"是错误的；同样，认为 AB 血型的人可接受任何 ABO 血型的人的输血，把 AB 血型的人称为"万能受血者"也是错误的。

输血是临床医疗中一项严肃而重要的工作。由于输血不慎给患者造成严重损害，甚至使患者死亡的事故并不少见。医务工作者必须严格遵守输血原则，杜绝输血事故发生。

随着科学技术的进步，输血疗法已从原来的单纯输全血发展为成分输血。成分输血是把血液中的各种有效成分，如红细胞、粒细胞、血小板和血浆等，分别制备成高纯度或高浓度的制品，根据患者的需要，输入相应的成分。

小 结

血液由血浆和血细胞组成，其中血细胞在全血中所占的容积百分比称为血细胞比容。血浆的主要成分是水，还含有大量的溶质，包括血浆蛋白和多种无机物，因此血浆有较高的渗透压。渗透压的大小与单位溶液中溶质颗粒的数目成正比，而与溶质的其他特性无关。晶体渗透压调节细胞内外水平衡，维持血细胞的正常形态；胶体渗透压调节血管内外水平衡，维持正常的循环血量。血液具有运输、防御、免疫、维持内环境稳态等功能。

红细胞是最多的血细胞，它的主要功能是运输 O_2 和 CO_2。红细胞呈双凹圆碟形，在血液中具有悬浮稳定性，血沉加快与否取决于血浆成分的变化。白细胞对机体具有防御作用。中性粒细胞处于机体抵抗病原微生物入侵的第一线。嗜碱性粒细胞主要是在抗过敏反应中起作用。淋巴细胞参与特异性免疫反应。血小板具有保持血管壁完整性、促进止血和凝血的作用。

生理性止血过程包括血管收缩、血小板血栓形成和血液凝固三个时相。血液凝固是指血液由液体状态变为凝胶状态的过程，其本质是纤维蛋白原转变为纤维蛋白。血液凝固过程是由多种凝血因子参与的、酶促的连锁反应。内源性凝血是由凝血因子XII启动的，而外源性凝血是由因子III启动的。内、外源性凝血是激活因子X的两条不同途径。纤溶的意义是清除体内多余的纤溶蛋白凝块和血栓，保证血流通畅。生理状态下，凝血和纤溶处于动态平衡。

根据红细胞膜上特异性抗原（凝集原）的不同，可以把血液分为多种血型。与临床关系最为密切的红细胞血型系统是 ABO 血型系统和 Rh 血型系统。临床上，给患者输血时要尽量采用同型输血，输血前还要做常规的交叉配血试验。

学习活动

学习活动1　临床病例生理学分析

病例简介：患者，女性，24 岁，学生，因牙龈出血、月经量增多 2 个月，加重 5 天就诊。患者 2 个月前晨起刷牙时发现牙龈出血，月经来潮时量多，经期延长，未予特殊注意。1 周前患者发热、咽痛，口服感冒冲剂后好转。5 天前，患者牙龈出血及月经量较前明显增多，伴有鼻血及双下肢散在出血点。起病以来患者无面色苍白、皮疹及关节痛，体力活动正常，大小便正常。查体可见口腔黏膜血疱、双下肢针尖大小出血点。

实验室检查：血常规，WBC 4.8 $\times 10^9$/L，Hb 125 g/L，PLT 14 $\times 10^9$/L，诊断为特发性血小板减少性紫癜。

生理学分析：特发性血小板减少性紫癜亦称原发性或免疫性血小板减少性紫癜，其特点是外周血小板显著减少，伴随巨核细胞发育成熟障碍；临床症状以皮肤黏膜或内脏出血为主，严重者可有其他部位出血，如鼻出血、牙龈出血、妇女月经量多，或严重吐血、咳血、便血、尿血等，并发颅内出血是本病的致死原因。血小板减少性紫癜分为原发性和继发性两类。原发性血小板减少性紫癜是一种免疫性综合病症，是常见的出血性疾病。其特点是循环血中存在抗血小板抗体，使血小板破坏过多，引起紫癜；且骨髓中巨核细胞成熟障碍，影响血小板的生成。

学习活动2　问题讨论

1. 血浆晶体渗透压与胶体渗透压各有何生理作用？为什么？

2. 临床上静脉补液为何不能用大量蒸馏水？

3. 简述血小板的生理特性及其在生理性止血过程中的作用。

4. 简述血液凝固的三个基本步骤。

5. 试比较内源性凝血与外源性凝血的主要区别。

6. ABO 血型系统的分型依据是什么？与输血有何关系？

7. 何谓交叉配血试验？输血前为什么必须进行该试验？如何根据试验结果决定输血与否？

第四章

血液循环

第一节　心脏生理

心脏和血管组成机体的循环系统，血液在其中按一定方向流动，周而复始，称为血液循环。血液循环的主要功能是完成体内营养物质和代谢产物的运输，使机体的新陈代谢能不断进行；体内各内分泌腺分泌的激素或其他体液因素，通过血液循环，作用于相应的靶细胞，实现机体的体液调节。机体内环境理化特性相对稳定的维持和血液防卫功能的实现，也有赖于血液循环。

心脏在循环系统中起"泵"的作用。通过心脏有规律的收缩和舒张，并借助瓣膜的导向作用，血液被不断地从静脉和心房抽回到心室，再从心室射入动脉，按照一定的方向流动，实现其循环功能。

一、心脏的泵血功能

（一）心动周期和心率

心脏的活动呈周期性。心脏每收缩和舒张一次所构成的一个机械活动周期，称为心动周期。每分钟心脏活动的次数称为心率。在一个心动周期中，心房和心室各自经历一次收缩和舒张。首先，两心房收缩，继而舒张。当心房开始舒张时，两心室同步收缩，然后舒张。接着，两心房又开始收缩而进入下一个周期，周而复始。

心动周期时程的长短与心率有关。以正常成人平均心率75次/min计，每个心动周期历时0.8 s，其中心房收缩期为0.1 s，舒张期为0.7 s；或心室收缩期为0.3 s，舒张期为0.5 s（如图4-1所示）。心室舒张的前0.4 s，心房和心室都处于舒张状态，称为全心舒张期。全心舒张期约占心动周期的一半。不论是心房还是心室，其舒张期均长于收缩期。舒张期内，心脏做功少、耗能低，有利于心脏休息；心室舒张期长，有利于静脉回流和心室充盈。心室充盈能保证正常的射血。由于心室在心脏泵血中起主要作用，故习惯上将心室收缩和舒张作为心动周期活动的标志，分别称为心缩期和心舒期。当心率加快时，心缩期和心舒期均相应缩短，但心舒期缩短更显著。如果心率过快，则心脏工作时间延长，而休息和充盈的时间相应缩短，这对心脏泵血不利。

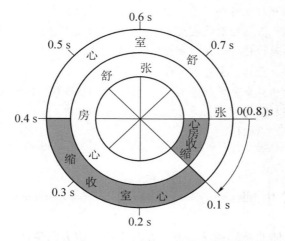

图4-1 心动周期心房和心室活动的顺序和时间关系

（二）心脏的泵血过程

体循环和肺循环的泵血分别由左心室和右心室负担。体循环的范围广、路径长、血流阻力大，与此相适应的是左心室壁厚、收缩力强、心室内压高；而肺循环的范围小、路径短、血流阻力小，与此相适应的是右心室壁薄、收缩力弱、心室内压低。左心与右心在同一时期内接受的血液回流量大致相等，心输出量也大致相等。下面以左心为例，说明心脏泵血的过程和机制（如图4-2所示）。

1. 心房收缩期

心动周期开始于两侧心房收缩，称为心房收缩期，也称**房缩期**。此时，心房内压升高，将其中的血液挤入心室，同时心房容积缩小。在此之前，心室于全心舒张期已充盈大部分血液，心房收缩则进一步使心室充盈。心房收缩完成后即舒张，同时心室开始收缩。

2. 心室收缩期

心室收缩期历时 0.3 s。根据心室内压、容积的改变和瓣膜开闭与血流情况，可将心室收缩期分为等容收缩期、快速射血期和减慢射血期三个阶段。

（1）**等容收缩期**：心室开始收缩前，心房已收缩完毕转入舒张。此时，心室内压低于心房内压和主动脉压，房室瓣处于开启状态，主动脉瓣处于关闭状态。心室开始收缩后，心室内压急剧升高，当心室内压高于心房内压时，房室瓣关闭，防止血液倒流入心房。此时，心室内压尚低于主动脉压，主动脉瓣仍处于关闭状态，心室成为一个封闭的腔。由于血液的不可压缩性，心室肌强烈收缩，造成心室内压急剧上升，但心室容积不变，故称等容收缩期。此时期持续约 0.05 s。当主动脉压增高或心肌收缩能力降低时，等容收缩期延长。

（2）**快速射血期**：心室继续收缩，心室内压超过主动脉压时，主动脉瓣开启，血液顺压力梯度进入主动脉。在主动脉瓣开启之初，由于心室肌的强烈收缩，心室内压始终高于大动脉压，且持续上升达峰值，血液迅速从心室流向主动脉，因此将此时期称为快速射血期。此时期历时约 0.1 s，射血量占每次心室总射血量的 2/3。

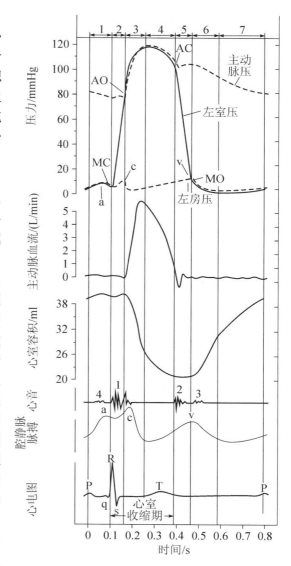

1—心房收缩期；2—等容收缩期；3—快速射血期；
4—减慢射血期；5—等容舒张期；6—快速充盈期；
7—减慢充盈期；AO、AC—主动脉瓣开启、关闭；
MO、MC—二尖瓣开启、关闭。

**图 4 - 2 心动周期各时相左心内压力、
容积和瓣膜等的变化**

（3）**减慢射血期**：快速射血期后，因大量血液进入主动脉，主动脉压上升；与此同时，心室内血液减少，心室肌收缩强度减弱，此时心室内压自峰值逐渐下降，并低于大动脉压，射血速度减慢，此时期称为减慢射血期，历时约0.15 s。

在等容收缩期，心室内压上升速率最快；在快速射血期，心室内压达到最高；在减慢射血期，心室容积最小。

3. 心室舒张期

心室舒张期历时0.5 s，包括等容舒张期和心室充盈期两个阶段，后者可进一步分为快速充盈期和减慢充盈期两个时相。

（1）**等容舒张期**：心室开始舒张后，心室内压急剧下降，由于主动脉压高于心室内压，所以主动脉内血液向心室倒流，推动主动脉瓣使之关闭；但此时心室内压仍明显高于心房内压，房室瓣依然处于关闭状态，心室容积不变，所以称为等容舒张期。此时期为心室内压下降速率和幅度最大的时期，约持续0.07 s。

（2）**快速充盈期**：心室继续舒张，当心室内压降到低于心房内压时，房室瓣开启，在心室内低压的"抽吸"作用下，心房和大静脉内的血液迅速流入心室，使心室容积迅速增加，流入心室的血液约占总充盈量的2/3。此时期是心动周期中心室容积增大最明显和充盈速率最大的时期，所以称为快速充盈期，历时约0.11 s。

（3）**减慢充盈期**：快速充盈期后，随着心室内血液不断增加，心室、心房、大静脉之间的压力差渐趋减小，尽管仍有血液继续充盈心室，但充盈速度已明显减慢，所以称为减慢充盈期。此时期约持续0.32 s。

心室减慢充盈期的最后0.1 s进入心房收缩期。由于此时房室瓣正处于开启状态，血液便不断由静脉流入心房，再由心房流入心室，使心室在原有基础上进一步充盈，直至心房收缩期末心室容积达到最高水平。心房收缩可使心室充盈量增加30%左右。

右侧心室泵血活动的过程和机制与左侧相同，但因肺动脉压较低，仅为主动脉压的1/6，故右心室射血的阻力较低。在心动周期中，右心室内压变化幅度比左心室内压小得多。

📝 临床联系

临床上，当患者发生心房纤维性颤动时，心房虽已不能正常收缩，但心室充盈量将有所减少，故一般不至于严重影响心室的泵血功能；如果发生心室纤维性颤动，则心脏泵血立即停止，后果十分严重。此外，如果发生瓣膜疾患，如各种原因引起的瓣膜狭窄或关闭不全，也会造成不同程度的泵血功能损害。

（三）心脏泵血功能的评价

心脏的主要功能是不断泵出血液，以满足机体新陈代谢的需要。下面介绍几种应用较为广泛的评价心脏泵血功能的重要指标。

1. 心输出量

（1）每搏输出量和射血分数：一侧心室每次收缩所射出的血量称为**每搏输出量**，简称搏出量。搏出量等于心室舒张末期容积与心室收缩末期容积之差。正常成人在安静状态下，左心室舒张末期容积为 120~130 ml，搏出量为 60~80 ml，平均约为 70 ml。在收缩末期心室内仍剩余一部分血液。搏出量占心室舒张末期容积的百分比称为**射血分数**，反映心室泵血的效率。正常成人在安静状态下，射血分数为 50%~60%。心脏在生理范围内工作时，搏出量与心室舒张末期容积保持适当比例，如心室舒张末期容积增加，搏出量也相应增加，射血分数相对稳定。心交感神经兴奋时，心脏收缩能力加强，搏出量增多，射血分数增加。对于心室异常扩大、心室功能减退的患者，心室的搏出量可能与正常人没有明显区别，但实际上射血分数已经下降。因此，不能单纯依据搏出量来评定心脏的泵血功能。

（2）每分输出量和心指数：一侧心室每分钟射出的血量称为**每分输出量**，简称心输出量，等于心率乘以搏出量。左右心室的心输出量基本相等。健康成年男性在安静状态下平均心率约为 75 次/min，平均搏出量约为 70 ml（60~80 ml），则每分输出量约为 5 L/min（4.5~6.0 L/min）；女性的心输出量比同体重男性约低 10%；青年人的心输出量高于老年人；情绪激动时，心输出量可以增加 50%~100%；剧烈运动时，心输出量可以比安静时提高 5~7 倍，高达 25~30 L/min。

心输出量可因身材、体重的差异而不同。身材高大者和身材矮小者的新陈代谢水平不同，对心输出量的需求也不同。若单纯以心输出量评价不同个体的心功能，有可能做出错误的判断。为消除这些因素的影响，比较不同个体间的心泵血功能，可用体表面积对心输出量进行校正，得到单位体表面积（m^2）的心输出量，即心指数。心指数可因代谢、年龄等不同而变化。安静且空腹情况下的心指数称为静息心指数，其可作为不同个体心功能的评定指标。正常成人的静息心指数为 3.0~3.5 L/(min·m^2)。静息心指数在 10 岁左右时最大，可达 4 L/(min·m^2) 以上，以后随年龄增长而逐渐下降，到 80 岁时可降至 2 L/(min·m^2)。肌肉运动时，心指数随运动强度的增大而增加。妊娠、进食、情绪激动时，心指数也有不同程度的增加。

2. 心脏泵血功能储备

心输出量随机体代谢需要而增加的能力，称为**心脏泵血功能储备或心力储备**。正常成人在安静时的心输出量为 5 L/min 左右，而剧烈运动时心输出量可达 25~30 L/min。心脏每分钟所能泵出的最大血量称为最大输出量。最大输出量几乎是安静时心输出量的 5~6 倍，提示正常心脏的泵血功能有相当大的储备。这种心脏泵血功能储备可用心脏的最大输出量表示，其大小可反映心脏泵血功能对机体代谢需求的适应能力。例如，训练有素的专业运动员的心脏最大输出量可达 35 L/min 以上，为安静时的 7 倍；而某些心脏病患者在出现心功能不全时，静息时的心输出量与正常人差别不明显，尚能满足安静状态下机体代谢的需要，但在运动时心输出量不能相应增加，心脏的最大输出量明显低于正常人，从而出现心悸、气喘等症状，表明其心力储备较小。

心力储备由搏出量储备和心率储备构成。

（1）搏出量储备：因搏出量等于心室舒张末期容积减去收缩末期容积，两者都有一定的储备，因此搏出量储备包括舒张期储备和收缩期储备。心室收缩时，射血量增加，称为收缩期储备；舒张时，充盈量增加，称为舒张期储备。

（2）心率储备：心率随机体代谢需要而增加的能力称为心率储备。在一定范围内增加心率，心输出量增加，可达平静时的 $2 \sim 2.5$ 倍。健康成人安静时心率平均为 75 次/min，在剧烈活动时可以增至 $160 \sim 180$ 次/min。若心率过快，因舒张期过短致充盈不足，搏出量下降，反而使心输出量降低。

（四）影响心输出量的因素

凡能影响搏出量和心率的因素均可影响心输出量，而能影响搏出量的因素主要包括前负荷、后负荷和心肌收缩能力等。

1. 前负荷

前负荷是心肌收缩前所承载的负荷。前负荷使心肌在收缩前处于某种程度的拉长状态而具有一定的初长度。通常，用心室舒张末期压力或容积反映心室的前负荷或初长度。在一定范围内，心室舒张末期压力（容积）越大，心肌的初长度越长，心肌的收缩强度和速度越大，搏出量和心脏搏功越大。这种通过改变心肌细胞初长度而引起心肌收缩强度和速度变化的调节称为**异长自身调节**。其意义是在一定工作范围内，随着静脉回流量的增加而提高搏出量，使搏出量与静脉回流量保持动态平衡，血液不会在静脉内蓄积。这是一种重要的适应性表现，是对搏出量的一种精细调节。

前负荷是由心室舒张末期充盈的血量决定的，充盈量大，前负荷也大。因此，静脉回心血量是决定心室前负荷的主要因素。影响静脉回心血量的因素有：① 心室充盈期的持续时间。当心率加快时，心室充盈期缩短，心室充盈不完全，搏出量减少；反之，在一定范围内心率减慢时，心室充盈期延长，心室充盈完全，搏出量增多。② 静脉回流速度。静脉回流速度取决于外周静脉压与心房压之差，压差越大，静脉回流速度越快，心室充盈量越大，搏出量相应增加。③ 心包腔内压。正常情况下，心包有助于防止心室的过度充盈，如果出现心包积液，心包内压力升高，则会妨碍心室充盈，减少静脉回心血量。④ 心室的顺应性。顺应性是指弹性物体受外力作用时发生变形的能力。心室的顺应性通常用单位压力下所引起的心室容积变化来表示。心室顺应性高时，相同的充盈压力下心室可以容纳的血量多；心室顺应性降低时，心室充盈量减少。当发生心肌纤维化、心肌肥厚时，心室的顺应性降低，心室舒张期充盈量减少。

前负荷过度增加是心力衰竭发生的重要原因，常见于各种瓣膜关闭不全的疾病。如慢性主动脉瓣关闭不全最终导致左心衰竭；二尖瓣关闭不全可导致右心衰竭；左右心或动静脉分流性先天性心脏病也可由于前负荷增大，导致心力衰竭。

2. 后负荷

后负荷是心肌开始收缩后所承载的负荷或阻力。对心室收缩和射血而言，心室肌收缩时必须克服来自主动脉压或肺动脉压的阻力，才能冲开动脉瓣将血射入动脉，因此大动脉压是心室的后负荷。在心脏前负荷、心肌收缩能力和心率保持不变的情况下，后负荷与搏出量呈反变关系。左心室收缩时，在心室内压尚未达到主动脉压水平之前，心室肌不能缩短，表现为等容收缩。主动脉压越高，即后负荷越大，则心室等容收缩时间越长，射血时间延迟并缩短，射血速度减慢，搏出量减少。反之，主动脉压降低，有利于心室射血。在整体条件下，正常人主动脉压于 $80 \sim 170$ mmHg 范围内变化时，心输出量并无明显改变；只有当主动脉压高于 170 mmHg 时，心输出量才开始下降。这说明，人体内存在多种调节机制的协同作用。

当某种原因导致主动脉压突然升高时，搏出量减少，则心室内残余血量增多。在右心室正常泵血的情况下，左心室舒张末期容积增大，通过异长自身调节使心肌收缩能力增强，搏出量增大，心室舒张末期容积逐渐恢复。

生理情况下，由于神经和体液因素的调节，前后负荷与心肌收缩能力一般相匹配，后负荷的增加常伴有心肌收缩能力的增强，使心输出量同机体各种代谢活动相适应。

高血压与心力衰竭

在临床上，如果动脉压长期增高，如高血压患者不应用降压药治疗而使动脉压持续处于高水平，心室肌须加强收缩从而加大做功量，才能维持其正常的搏出量，以满足机体各组织器官的血供。心室肌收缩活动长期加强，将导致心室壁肥厚和心肌供血不足等病理性变化，最后可因失代偿而导致泵血功能减退，严重者可出现心力衰竭。

在高血压患者的健康教育中，医务人员应说明高血压与心力衰竭之间的关系，从而提高患者对治疗的依从性，降低并发症的发生概率。

3. 心肌收缩能力

心肌不依赖于外部负荷而能改变其力学活动（收缩的强度和速度）的内在特性称为心肌收缩能力，又称为心肌变力状态。心肌收缩能力增强时，心肌在任一初长度下收缩而产生的最大张力和张力的上升速率都会增加，在一定的后负荷条件下进行等张收缩时，心肌收缩的速度会加快。完整的心脏，心肌收缩能力增强，即在同一前负荷（舒张末期）压力下，等容收缩的心室内压峰值增高，射血后心室容积缩小程度增加。同时，心室内压上升速率及射血期容积缩小的速率都增加，从而使搏出量和搏功均增加，泵血功能明显增强。这种通过调节心肌收缩能力而实现的对搏出量和搏功的调节方式称为**等长自身调节**。

正常情况下，心肌收缩能力受神经和体液因素的影响。在运动和情绪激动时，交感神经—肾上腺髓质系统兴奋，肾上腺素和去甲肾上腺素分泌释放增加，心肌收缩能力增强，收缩速度加快，等容收缩期缩短，搏出量增加，加之此时心率加快，故心输出量明显增多。在安静时，体内迷走神经兴奋，乙酰胆碱释放增多，使心肌收缩能力减弱，心输出量减少。

4. 心率

每分钟心搏的次数称为心率。正常成人在安静状态下的心率为 $60 \sim 100$ 次/min，平均约为 75 次/min。心率可因年龄、性别和不同生理状态而异。新生儿的心率可超过 140 次/min，以后随年龄的增长而逐渐减慢，至青春期接近成人。成年女性的心率略快于男性。经常进行体育锻炼或从事体力劳动的人心率较慢。此外，心率在安静或睡眠时较慢，运动或情绪激动时较快；妇女怀孕时心率也较快。成人安静时的心率低于 60 次/min，称为窦性心动过缓；而超过 100 次/min，则称为窦性心动过速。

心输出量等于搏出量与心率的乘积。如搏出量保持不变，心率在一定范围内增加时，心输出量随之增加。但当心率过快，超过 170～180 次/min 时，由于心室充盈时间明显缩短，搏出量明显下降，心输出量随之降低。如在心室扑动或心室纤颤时，虽然心肌以极高频率收缩，但因心室几乎不能充盈，搏出量接近于零，心脏丧失了泵血功能。同时，心率过快，则心脏过度消耗供能物质，使心肌收缩能力减弱。反之，当心率低于 40 次/min 时，心舒期过长，心室充盈已接近最大限度，充盈量和搏出量不可能再增加，所以心输出量终因心率过慢而减少。因此，心率适宜地加快，心输出量增加；心率过快或过慢均会使心输出量减少。

心率变化除通过影响充盈量来影响泵血功能外，还可轻微影响心肌收缩能力。实验表明，心室肌在进行等长收缩时，随着刺激频率的增加，肌肉产生的峰值张力逐渐增大；当刺激频率在 150～180 次/min 时，其峰值张力达最大值。再进一步加大刺激频率，心肌收缩能力又降低。心率增快引起心肌收缩能力增强的现象称为正性阶梯现象。

📝 **临床联系**

心功能不全

心功能不全是各种心脏结构或功能性疾病导致心室充盈及射血能力受损而引起的一组综合征。由于心室收缩功能下降使射血功能受损，以致心输出量不能满足机体代谢的需要，器官组织血液灌注不足，同时出现肺循环和体循环淤血，临床表现主要是呼吸困难，无力而致体力活动受限和水肿。该病的治疗和护理应着重防止和延缓心力衰竭的发生，缓解临床症状，改善长期预后和降低死亡率。

（五）心音

心动周期中，由于心肌收缩和舒张、瓣膜开启和关闭、血流冲击心室壁和大动脉壁等引起的振动可通过周围组织传到胸壁，因而借助听诊器可在胸部听到由这些振动产生的声音，这就是心音。用心音图仪可在每一个心动周期记录到 4 个心音，但用听诊器一般只能听到第一心音和第二心音。

心音听诊区（如图 4-3 所示）如下。

（1）二尖瓣区：心尖部，左锁骨中线内侧第 5 肋间处。

（2）主动脉瓣区：胸骨右缘第 2 肋间处。

（3）肺动脉瓣区：胸骨左缘第 2 肋间处。

（4）三尖瓣区：胸骨体下端近剑突处。

第一心音发生在心缩期，标志心缩期的开始。其特点为音调较低，持续时间较长。在左锁骨中线内侧第 5 肋间（心尖部，二尖瓣区）听得最清楚。产生第一心音的原因是房室瓣关闭、动脉瓣开启，以及血液射入大血管使血管扩张和产生涡流等引起的振动，其中房室瓣关闭引起的振动为其主要成分。

第二心音发生在心舒期，标志心舒期的开始。其特点为频率较高，持续时间较短。分别在胸骨右缘第 2 肋间（主动脉瓣区）和胸骨左缘第 2 肋间（肺动脉瓣区）听得最清楚。第

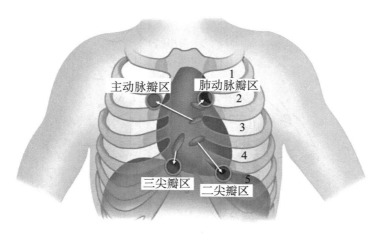

图4-3 心音听诊区

二心音的产生原因主要是动脉瓣关闭、心室舒张、房室瓣开启，以及大血管内血流等产生的振动。

第三心音发生在心室舒张早期。其特点是低频、低幅，可能因血液自心房急速流入心室，使心室壁和乳头肌发生振动而产生。其可在部分健康儿童和青年人身上听到。

第四心音发生在心室收缩期前，与心房收缩引起心室充盈有关。在40岁以上的人身上可能出现第四心音，但一般用听诊器不易听到。

📝 **临床联系**

心音在临床诊察心脏瓣膜功能方面具有重要意义。例如，听诊第一心音有助于检查房室瓣的功能状况；听诊第二心音则有助于检查动脉瓣的功能状况。当发生心脏瓣膜狭窄或关闭不全时，杂音可因涡流而产生，是临床上判断这类疾病的重要依据之一。

二、心肌细胞的生物电现象和生理特性

心脏能收缩和舒张，且4个腔室协调地工作，共同完成泵血功能，归根结底是以心肌细胞的生物电活动为基础的。与神经和骨骼肌细胞相比，心肌细胞的生物电现象较为复杂，各类心肌细胞的跨膜电位（如图4-4所示）及其形成机制也不尽相同，因此，有必要对心肌细胞进行适当的分类。根据心肌细胞在组织学和电生理学等方面的特点，通常将其分为普通心肌细胞和特殊心肌细胞。前者包括心房肌和心室肌，这类细胞具有稳定的静息电位，主要执行收缩功能，故又称工作细胞。后者则组成心脏的特殊传导系统，主要包括窦房结P细胞、房室交界细胞和浦肯野细胞等，这类细胞大多没有稳定的静息电位，并可自动产生节律性兴奋，故又称自律细胞。

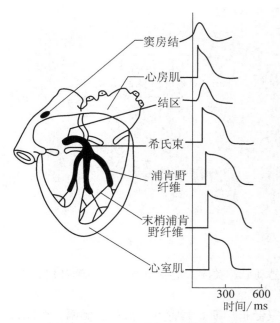

图 4-4　各类心肌细胞的跨膜电位及其兴奋传导速度

（一）心肌细胞的跨膜电位及其形成机制

1. 工作细胞的跨膜电位及其形成机制

心房肌、心室肌细胞的跨膜电位包括静息电位和动作电位。两类细胞的跨膜电位形成机制基本相同。下面着重介绍心室肌细胞的跨膜电位及其形成机制。

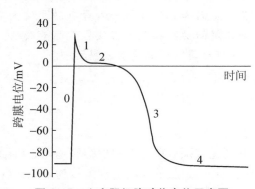

图 4-5　心室肌细胞动作电位示意图

（1）静息电位：心室肌细胞的静息电位为 $-90 \sim -80$ mV。其形成机制与骨骼肌和神经细胞相似，主要是由于静息状态下细胞膜对 K^+ 有较高的通透性，心肌细胞内的 K^+ 浓度比细胞外液高，于是 K^+ 向细胞外扩散形成接近 K^+ 电化学平衡电位的静息电位。

（2）动作电位：心室肌细胞的动作电位通常分为 0 期、1 期、2 期、3 期、4 期，共 5 个时期（见图 4-5）。

0 期：0 期是心室肌细胞的迅速去极化过程，故又称去极化期。心室肌细胞在接受起搏点下传的兴奋后，或在适宜的外来刺激作用下，跨膜电位迅速从静息时的 -90 mV 上升到 $+30$ mV 左右，这一过程历时 $1 \sim 2$ ms。和神经及骨骼肌细胞一样，0 期是由 Na^+ 内流引起的。外来刺激使 Na^+ 通道部分开放，少量 Na^+ 内流，造成膜部分去极化。当跨膜电位去极化到阈电位（约 -70 mV）水平时，Na^+ 通道大量开放，Na^+ 顺浓度梯度和电位梯度迅速由膜外向膜内流动，形成很强的再生性 Na^+ 内流，使跨膜电位迅速去极化到 $+30$ mV 左右，直至接近 Na^+ 平衡电位。由于 Na^+ 通道在所有的通道中激活和失活最为快速，因而也称其为快 Na^+ 通道。在心脏电生理学中，通常将由快 Na^+ 通道开放引起快速去极化的心肌细胞称为快反应细胞，如心房肌细胞、心室肌细胞和浦肯野细胞。

1 期：当心室肌细胞动作电位 0 期到达顶点后，跨膜电位由 $+30$ mV 迅速下降至 0 mV 左右，故又称快速复极初期。1 期约占时 10 ms，它与 0 期共同构成锋电位。此时期的 Na^+ 通道已失活，同时激活一种以 K^+ 外流为主的一过性外向电流，从而使跨膜电位发生快速复极。

2 期：1 期结束后，复极过程变得十分缓慢。2 期持续 $100 \sim 150$ ms，跨膜电位水平略正于 0 mV，呈平台状，故又称缓慢复极期，或称平台期。平台期是心肌细胞区别于神经和骨骼肌细胞动作电位的主要特征。平台期的形成是 K^+ 外流和 Ca^{2+} 内流同时存在的结果。开始时，两种方向相反的离子流处于平衡状态，此后 Ca^{2+} 内流逐渐减弱，K^+ 外流逐渐增强。

3 期：随着复极过程的加快，2 期逐渐过渡为 3 期。3 期历时 $100 \sim 150$ ms，跨膜电位由 0 mV 快速复极到 -90 mV 左右，故又称快速复极末期。3 期是由 Ca^{2+} 通道失活，Ca^{2+} 内流停止，而 K^+ 外流逐渐增强所致。3 期复极化的 K^+ 外流是再生性的，这一正反馈过程可加速膜的复极过程，直到复极完成。从 0 期去极化开始到 3 期复极完成的时间，称为动作电位时程。心室肌细胞的动作电位时程为 $200 \sim 300$ ms。

4 期：4 期为静息期。4 期的跨膜电位虽已恢复到静息水平，但细胞内外的离子分布与动作电位发生前有所不同。此时，心室肌细胞膜上的钠泵活动加强，将动作电位产生过程中内流的 Na^+ 再排出细胞，而将外流的 K^+ 再摄入细胞。同时，$Na^+ - Ca^{2+}$ 交换体转运亦加强，在 Na^+ 顺浓度梯度内流的同时将 Ca^{2+} 逆浓度梯度地转运到细胞外，$Na^+ - Ca^{2+}$ 交换的比例为 3:1，其能量间接来自钠泵。

同属工作细胞的心房肌细胞，其跨膜电位与心室肌细胞基本相同，不同的是心房肌细胞的动作电位时程较短，仅为 $150 \sim 200$ ms，且无明显的复极 2 期。

2. 自律细胞的跨膜电位及其形成机制

心肌自律细胞包括窦房结 P 细胞、房室交界的房结区细胞和结希区细胞、房室束及浦肯野细胞等。自律细胞的动作电位在 3 期复极末时，达到最大复极水平，称为**最大舒张电位**。此后，跨膜电位立即开始自动去极化，故 4 期跨膜电位不稳定，当去极化达到阈电位时即可产生新的动作电位，周而复始，于是动作电位不断产生。

（1）窦房结 P 细胞：窦房结 P 细胞和心室肌细胞的动作电位具有明显的差异（如图 4-6 所示），其主要特征是：① 阈电位（ -40 mV）的绝对值较小；② 0 期去极化幅度较低（约 65 mV），速度较慢（斜率较小），时程较长，约为 7 ms；③ 无明显的复极 1 期和 2 期；④ 3 期最大舒张电位（ -65 mV）的绝对值较小；⑤ 有 4 期自动去极化且速度较快。

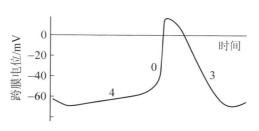

图 4-6　窦房结 P 细胞的动作电位示意图

窦房结 P 细胞的 0 期去极化主要由 Ca^{2+} 内流所致。由于 Ca^{2+} 通道激活、失活均较缓慢，窦房结 P 细胞的 0 期去极化速度缓慢（不超过 10 V/s），持续时间长；又因为 Ca^{2+} 内流量小，故窦房结 P 细胞的动作电位幅值小（仅 60～70 mV）。0 期去极化后期，K^+ 通道被激活，使 K^+ 外流增加，形成 3 期复极。4 期自动去极化的机制较为复杂，有多种机制参与，包括 K^+ 外流的进行性衰减和某些阳离子（Na^+ 和 Ca^{2+}）内流的增强。

（2）浦肯野细胞：浦肯野细胞的动作电位时程较长，具有分明的 0 期、1 期、2 期、3 期、4 期。其形状与心室肌细胞十分相似，形成机制也基本相同，不同的是浦肯野细胞 4 期能自动去极化，所以，浦肯野细胞属于自律细胞（如图 4-7 所示）。浦肯野细胞 4 期自动去极化主要由一种以 Na^+ 内流为主的起搏电流引起，这与 0 期去极化过程中的 Na^+ 内流完全不同；K^+ 外流的进行性衰减也起一定作用。

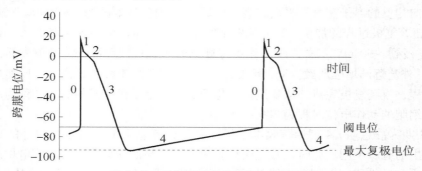

图 4-7　浦肯野细胞的动作电位示意图

从上述不同细胞动作电位的形成机制看，有些心肌细胞动作电位的 0 期去极化是通过 Na^+ 内流实现的，有些心肌细胞动作电位的 0 期去极化是通过 Ca^{2+} 内流实现的。生理学上根据心肌细胞动作电位 0 期去极化速度的快慢及不同的产生机制，将心肌细胞分为快反应细胞和慢反应细胞两类；根据心肌细胞动作电位有无 4 期自动去极化，又将心肌细胞分为自律细胞和非自律细胞两种。把上述两种分类方法结合起来，可将心肌细胞分成四类：① 快反应自律细胞，包括浦肯野细胞和房室束细胞；② 快反应非自律细胞，包括心房肌细胞和心室肌细胞；③ 慢反应自律细胞，包括窦房结 P 细胞、房室交界的房结区细胞和结希区细胞；④ 慢反应非自律细胞，房室交界的结区细胞即属于此类。

（二）心肌细胞的生理特性

心肌细胞具有兴奋性、自律性、传导性和收缩性 4 种特性。

1. 兴奋性

兴奋性指心肌细胞受刺激后具有产生兴奋的能力，即产生动作电位的能力。一般用阈值衡量心肌细胞兴奋性的大小，阈值高表示兴奋性低，阈值低则表示兴奋性高。

（1）兴奋性的周期变化。心肌细胞一次兴奋过程中，其兴奋性变化可分为以下几个阶段（如图 4-8 所示）。

有效不应期：从 0 期去极化开始到复极 3 期跨膜电位恢复至 -55 mV 这段时间，不论施加多强的刺激，心肌细胞都不会发生任何程度的去极化，表现为心肌细胞对外加刺激绝对无

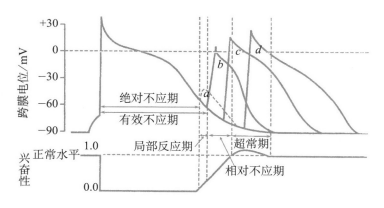

a—局部反应；b、c、d—0 期去极化速度和幅度都减小的动作电位。

图 4-8　心肌细胞动作电位与兴奋性的变化

反应，故称为**绝对不应期**。在 3 期复极过程中的 -60 ~ -55 mV 这段时间，若给予足够强的刺激，心肌细胞可发生局部兴奋，但仍不能引起动作电位，这一时期称为局部反应期。绝对不应期和局部反应期（自去极化开始至复极达 -60 mV）合称有效不应期。在绝对不应期，Na^+ 通道完全失活，兴奋性为零；而在局部反应期，Na^+ 通道刚开始复活，远未达到可激活的备用状态，因此兴奋性极低。

相对不应期：心肌细胞复极过程中从 -60 mV 到 -80 mV 的这段时间，给予心肌细胞一个阈刺激仍不能产生新的动作电位，若给予一个阈上刺激则可引起一次新的动作电位，故将此时期称为**相对不应期**。此时期产生的动作电位 0 期去极化幅度和速度都比正常情况下小，兴奋传导速度也较慢。因为此时期的跨膜电位仍低于静息电位，Na^+ 通道尚未完全恢复到备用状态，所以心肌细胞的兴奋性仍低于正常。此外，此时期还处于前一动作电位复极 3 期，尚有 K^+ 迅速外流趋势，因此，新产生的动作电位时程较短，不应期时长也较短。

超常期：超常期是指心肌细胞复极过程中，跨膜电位从 -80 mV 恢复到 -90 mV 的这段时间。由于此时期从跨膜电位水平到达阈电位水平的距离较小，只需较低强度的刺激即能引起兴奋，因而表现为兴奋性高于正常。但此时期新产生的动作电位 0 期去极化幅度和速度、兴奋传导速度、动作电位时程和不应期时长仍均低于正常，这是因为此时期仍有部分 Na^+ 通道尚未复活。超常期过后，兴奋性才逐渐恢复正常。

细胞每兴奋一次，其兴奋性都将经历一次周期性变化，这是所有神经和肌肉组织的共同特性；但心肌细胞的有效不应期特别长，一直延伸到机械反应的舒张早期。心肌细胞的这一特点使心肌不会像骨骼肌那样发生完全强直收缩，而是始终进行收缩与舒张的交替活动。这种收缩与舒张的交替活动具有重要的生理意义：心室肌同步收缩时，血液从心室射出；而心室肌同步舒张时，血液回心充盈，从而保证心室射血的正常进行。若心肌细胞发生完全强直收缩而不能舒张，则心室将不能充盈，射血也将无法进行。

（2）决定和影响心肌兴奋性的因素。兴奋性的高低决定静息电位与阈电位之间的差距和与 0 期去极化有关的通道性状。

静息电位与阈电位之间的差距：在一定范围内，静息电位（或最大舒张电位）绝对值增大，或阈电位水平上移，两者之间的差距将加大，表现为兴奋性降低；反之，静息电位（或最大舒张电位）绝对值减小，或阈电位水平下移，两者之间的差距则减小，表现为兴奋性增高。

与 0 期去极化有关的通道性状：以心室肌细胞为例，0 期去极化的引起与 Na^+ 通道的激活有关。而 Na^+ 通道的激活与通道当时所处的状态有关。Na^+ 通道可表现为激活、失活和备用三种功能状态。由于 Na^+ 通道是电压依从性通道，所以 Na^+ 通道所处的状态取决于当时的跨膜电位水平。跨膜电位在正常静息电位（-90 mV）时，Na^+ 通道处于备用状态，若给予刺激使跨膜电位去极化至阈电位水平（-75 mV 左右），即可引发动作电位，此时心肌细胞的兴奋性为正常水平；当跨膜电位降到 -50 mV 左右时，Na^+ 通道处于失活状态，无论给予多大刺激都不能引起兴奋，此时的兴奋性为零，以后一段时间里，兴奋性逐渐恢复正常。

（3）期前收缩与代偿间歇。正常情况下，心房和心室肌细胞接受由窦房结发出的兴奋而进行节律性收缩和舒张。若在心房或心室肌细胞的有效不应期之后和下一次窦房结下传的兴奋到达之前，有一人工刺激或异位节律点发出的冲动作用于心房或心室肌细胞，则心房或心室肌细胞可因这一额外刺激产生一次提前的额外兴奋，称为期前兴奋，并由此产生一次提前的收缩，称为期前收缩或早搏。期前兴奋也有自己的有效不应期。当紧接在期前收缩后的一次窦房结兴奋传至心室时，其常恰好落在期前兴奋的有效不应期内，因而不能引起心室兴奋，要等到再下一次窦房结兴奋传来时才发生兴奋和收缩。故在一次期前收缩后，常伴有一段较长的心室舒张期，称为代偿间歇（如图 4 - 9 所示）。但当心率较慢时，窦房结下传的兴奋在期前兴奋的有效不应期结束后才传到心室，故代偿间歇可不出现。

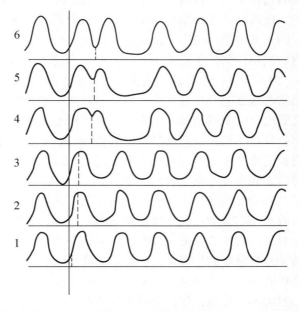

虚线—给予刺激时间；曲线 1~3—刺激落在有效不应期，不引起反应；
曲线 4~6—刺激落在相对不应期，引起期前收缩和代偿间歇。

图 4 - 9 蛙心的期前收缩和代偿间歇曲线示意图

2. 自律性

心肌细胞在无外来刺激的情况下，能自动发生节律性兴奋的特性，称为自动节律性，简称自律性。

（1）心脏起搏点。生理情况下，心肌的自律性起源于心脏特殊传导系统的自律细胞。不同自律细胞的自律性高低不一。其中，窦房结的自律性最高，约100次/min；房室交界约50次/min；房室结及分支约40次/min；浦肯野细胞的自律性最低，约25次/min。由于窦房结的自律性最高，由它传出的兴奋控制整个心脏的活动，因此，窦房结是心脏活动的正常**起搏点**。以窦房结为正常起搏点的心搏节律称为**窦性节律**。其他自律细胞的自律性较低，由于经常受到来自窦房结的快速节律活动的抑制，其本身的自律性通常不能表现出来，故称为**潜在起搏点**。当潜在起搏点控制部分或整个心脏的活动时，就产生异位节律。

📝 临床联系

人工心脏起搏器是由一个慢脉冲发生器和与之相连的金属导线组成的，能按一定形式的人工脉冲电流刺激心脏，使心脏产生有节律的收缩。它能替代心脏的起搏点，使心脏有节律地跳动，是治疗不可逆的心脏起搏传导功能障碍的安全有效方法。在心脏停搏或发生室颤等恶性心律失常时，可以用除颤器（又名电复律机）进行抢救和治疗。心源性猝死是现代医学面临的重要问题，主要由室性心动过速持续恶化发生室颤引起，埋藏式心律转复除颤器可以用于治疗恶性室性心律失常引起的心源性猝死。

（2）决定和影响自律性的因素。自律性的高低取决于自律细胞4期自动去极化速度、最大复极电位水平和阈电位水平（如图4-10所示），其中以4期自动去极化速度最为重要。

4期自动去极化速度：如果其他条件不变，自律细胞4期自动去极化速度越快，达到阈电位所需的时间越短，单位时间内产生的兴奋次数越多，自律性也越高；反之，4期自动去极化速度越慢，则自律性越低。

最大复极电位水平：若其他条件不变，自律细胞最大复极电位绝对值减小，使之与阈电位的距离靠近，4期自动去极化达到阈电位所需的时间就缩短，自律性即提高；反之，两者差距加大，则自律性降低。

阈电位水平：在其他条件不变的情况下，如果阈电位下移，与自律细胞最大复极电位的距离变小，则4期自动去极化很快达到阈电位水平而爆发动作电位，因而自律性提高；反之，两者差距加大，则自律性降低。

3. 传导性

心肌细胞具有传导兴奋的能力，称为传导性。发生于心肌细胞某处的兴奋能沿细胞膜传遍整个细胞，并可通过闰盘传给邻旁心肌细胞。兴奋在同一心肌细胞上传导的原理与神经细胞、骨骼肌细胞相同，也是在膜的兴奋部位和邻旁安静部位之间发生电位差，产生局部电

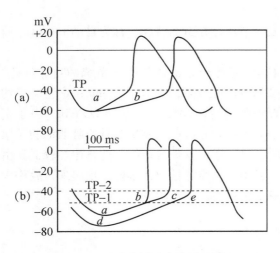

图 4 - 10　决定和影响自律性的因素

（a）4 期自动去极化速度由 *a* 减小到 *b* 时，自律性降低；

（b）最大复极电位由 *a* 超极化到 *d* 或阈
电位由 TP - 1 升到 TP - 2 时，自律性降低

流，从而刺激安静部位的膜发生兴奋。兴奋在心肌细胞之间的传导则依赖于闰盘结构上的缝隙连接，缝隙连接允许局部电流通过。因此，尽管心肌细胞在形态结构上彼此隔开，但在功能上如同一个整体，整个心房和整个心室可分别被看作两个功能上的合胞体。

（1）心脏内兴奋传导的途径和特点。正常情况下，窦房结发出的兴奋通过心房肌传导到整个右心房和左心房。但在窦房结与房室交界之间，至今未能证实存在形态结构不同于一般心房肌的结间束，而是发现卵圆窝前方和界嵴等处的心房肌细胞排列整齐、方向一致、兴奋传导速度比一般心房肌细胞快，因而认为，窦房结就是通过这种优势传导通路将兴奋传到房室交界的。房室交界是连接心房肌和心室肌的唯一通路，因为心房和心室之间的其他部位均由结缔组织分隔。房室交界再经房室束（又称希氏束）、左右束支、浦肯野纤维网与左右心室肌相连，将兴奋传导到左心室和右心室（如图 4 - 11 所示）。

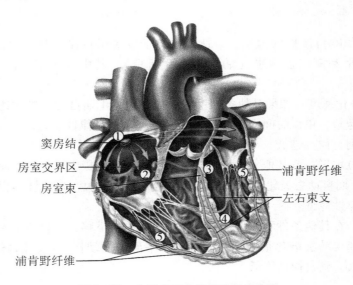

窦房结 — ①
房室交界区 — ②
房室束
浦肯野纤维 — ⑤
左右束支
③　⑤
④
浦肯野纤维 — ⑤

图 4 - 11　心脏内兴奋传导途径示意图

心脏内兴奋传导的特点是不同的心肌细胞具有不同的传导速度。例如，心房肌的传导速度为 0.4 m/s，心室肌为 1 m/s，末梢浦肯野纤维网为 4 m/s，而房室交界的结区为 0.02 m/s。这

一特点具有非常重要的意义：① 心房肌和心室肌的兴奋传导较快，再加上心肌细胞间闰盘的作用，可使整个心房同步兴奋、同步收缩，整个心室也同步活动，有利于心脏射血；② 末梢浦肯野纤维网的传导速度最快，有助于左右两侧心室的同步活动；③ 房室交界的传导速度很慢，尤以结区的传导最慢，从而形成兴奋传导的**房室延搁**。房室延搁的意义在于使心室的收缩总是出现在心房收缩完毕之后，形成房室先后有次序的收缩活动，因而能保证心室的充盈和射血。但房室交界也因此成为传导阻滞的好发部位，而房室传导阻滞在临床上极为常见。

（2）决定和影响传导性的因素。心肌细胞的传导速度与细胞的直径有关。直径越大，传导速度越快；反之，直径越小，则传导速度越慢。此外，心肌细胞的传导速度还与以下生理因素有关，其中以动作电位 0 期去极化速度和幅度最为重要。

动作电位 0 期去极化速度和幅度：0 期去极化速度越快，局部电流形成越快，导致邻旁未兴奋部位跨膜电位去极化达阈电位的速度越快，因而兴奋传导越快；0 期去极化幅度越大，兴奋部位与未兴奋部位之间的电位差越大，形成的局部电流越强，局部电流传播的距离也越远，因而兴奋传导越快。

静息电位水平：动作电位 0 期去极化速度和幅度与相关离子通道的性状有关，而相关的离子通道的性状又与静息电位或最大舒张电位有关，因此静息电位或最大舒张电位可影响兴奋传导速度。实验表明，心室肌细胞在正常静息电位水平（ – 90 mV），膜受刺激去极化达阈电位水平后，Na^+ 通道快速开放，去极化最大速度可达 500 V/s；如果静息电位绝对值降低，则去极化最大速度下降；若静息电位降至 – 60 ~ – 55 mV，刺激将不能引起膜去极化，因为此时 Na^+ 通道已经失活。

邻旁未兴奋部位的阈电位水平：邻旁未兴奋部位的阈电位水平在一定范围内降低（绝对值增大）时，静息电位与阈电位的差距减小，则邻旁未兴奋部位容易爆发动作电位，因而兴奋传导加快。当邻旁未兴奋部位的阈电位水平升高（绝对值减小）时，静息电位与阈电位的差距增大，于是发生相反的变化，使兴奋传导减慢。

4. 收缩性

心肌细胞在受刺激后能缩短其长度的特性，称为收缩性。和骨骼肌细胞一样，心肌细胞的收缩也是由动作电位触发，通过兴奋—收缩耦联，使肌丝滑行而引起的。

（1）心肌细胞收缩的特点。与骨骼肌细胞相比，心肌细胞收缩具有以下特点。

同步收缩：如前所述，心室肌细胞的兴奋传导较快，且整个心室可看作一个功能上的合胞体，因此，兴奋几乎同时到达所有的心室肌细胞，引起心室肌细胞的同步兴奋和同步收缩。心房肌的情况也一样，即心房肌细胞的收缩也是同步的。只有当心肌细胞同步收缩时，心脏才能有效地泵血。心肌细胞的同步收缩也称为"全或无"式收缩。

不发生强直收缩：心肌细胞产生一次兴奋后，其有效不应期特别长，相当于整个收缩期和舒张早期。在有效不应期内，无论多么强大的刺激都不会使心肌细胞再次兴奋而产生收缩。因此，心脏不会发生强直收缩，而是始终保持收缩与舒张交替进行的节律活动。这对保证心脏正常射血与充盈的交替，维持心脏正常的泵血功能具有重要意义。

对细胞外 Ca^{2+} 的依赖性：与骨骼肌细胞相比，心肌细胞的终池不是很发达，Ca^{2+} 的储备量较少，因此，心肌收缩依赖于细胞外 Ca^{2+} 的内流。细胞外 Ca^{2+} 的内流不仅使细胞质中 Ca^{2+} 的浓度增加，而且能触发终池释放大量的 Ca^{2+}，从而引起心肌细胞的收缩。这种由细胞外少量 Ca^{2+} 内流引起心肌细胞内 Ca^{2+} 库中 Ca^{2+} 大量释放的过程，称为钙触发钙释放。细胞外液中 Ca^{2+} 的浓度在一定范围内增加，可增强心肌收缩能力；反之，细胞外液中 Ca^{2+} 的浓度降低，则心肌收缩能力减弱。当细胞外液中的 Ca^{2+} 浓度很低，甚至无 Ca^{2+} 时，虽然心肌细胞仍能产生动作电位，却不能引起收缩，这一现象称为兴奋—收缩脱耦联。

（2）决定和影响心肌收缩的因素。前文在影响心输出量的因素中已述及，前负荷（主要通过影响心肌初长度起作用）、后负荷（主要指大动脉压）、心肌收缩能力，以及细胞外液中的 Ca^{2+} 浓度等，都是决定和影响心肌收缩的重要因素。

（三）心电图

1. 心电图的概念

容积导体是指具有三维空间的液态导电体。机体就是容积导体，而心脏位于这一容积导体内部，且心脏各部分在兴奋过程中出现的生物电活动可通过周围组织传到体表。将记录电极置于体表（四肢和胸壁）一定部位，可引导记录心脏兴奋过程中发生的规律性电位变化图形，称为体表心电图（electrocardiogram，ECG），简称心电图。与单个心肌细胞动作电位变化不同的是，心电图反映的是整个心脏在兴奋的产生、传导和恢复过程中的综合生物电变化。单个心肌细胞的生物电变化是用细胞内电极记录法得到的，所测得的电变化是同一个细胞膜内外电位差的变化，因此在同一细胞所记录的图形是恒定的；而心电图的记录方法则属于细胞外记录法，是在身体表面间接记录的心脏兴奋部位与未兴奋部位之间的电位差，因此，电极放置的位置不同，记录的心电图曲线也不同。

📝 **临床联系**

心电图机是临床广泛使用的心电信号检测仪器。动态心电图机（Holter）可以随身携带，用于长时间监测心电活动。动态心电图是应用 Holter 技术，在患者日常活动状态下用一种随身携带的动态心电记录仪连续监测体表 24 小时的心电变化，经信息处理分析及回放打印系统记录的长程心电图，可以捕捉一过性发作的心脏病变，做定性和定量分析。

---

2. 心电图的导联

心电图的引导方法称为导联。心电图导联有多种。临床上检查心电图时，一般需要记录 12 个导联，包括 Ⅰ、Ⅱ、Ⅲ 3 个标准导联，aVL、aVR、aVF 3 个加压单极肢体导联和 V_1 ~ V_6 共 6 个加压单极胸导联（如图 4 - 12 所示）。

不同导联上的心电图波形可不完全相同。但不管采用何种导联，心电图都具有 P 波、QRS 波群和 T 波等基本波形，有时在 T 波后可出现 U 波。如图 4 - 13 所示的心电图是以 Ⅱ 导联的波形为基础的，其 P、R、T 波向上，Q、S 波向下；而在 aVR 导联中，所有波形的方向均与此相反。此外，各种心电图导联中，P、Q、R、S、T 5 个波形不一定齐全，Q 波或

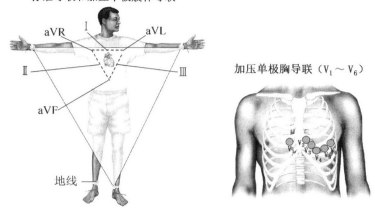

图 4 - 12　心电图导联示意图

S 波可缺。

3. 心电图的描记

心电图是直接描记在印有小方格的特殊记录纸上的。记录纸上的小方格的长和宽均为 1 mm；纵坐标代表电压，每一格相当于 0.1 mV 的电位差；横坐标表示时间，每一格相当于 0.04 s（如图 4 - 13 所示）。记录心电图时，首先调节仪器放大倍数，使 1 mV 标准电压信号在纵向上产生 10 mm 偏移，并选择 25 mm/s 的走纸速度。这样就能达到上述标准，并可在记录纸上测出心电图各波的电压和经历时间。

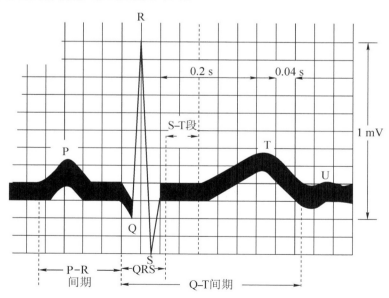

图 4 - 13　正常人体表心电图示意图

4. 正常心电图各波及其意义

P波：P波代表左右两心房的去极化过程。正常情况下，P波小而圆钝，其波幅不超过 0.25 mV，历时 0.08~0.11 s。

QRS 波群：QRS 波群反映左右两心室去极化过程。典型的 QRS 波群包括三个紧密相连的电位波动，第一个是向下的 Q 波，第二个是向上的 R 波，第三个为向下的 S 波。三个波在不同导联中不一定全出现。各波波幅在不同导联中变化较大，波群历时 0.06~0.10 s。

T波：T波代表心室的复极过程。正常情况下，T波的方向与 QRS 波群的主波方向相同，T波波幅为 0.1~0.8 mV；在 R 波较高的导联中，T 波波幅不低于 R 波的 1/10，历时 0.05~0.25 s。Ⅱ导联和 V_5 导联中的 T 波低平、双向或倒置，称为 T 波改变，主要反映心肌缺血。

U波：有时在 T 波后 0.02~0.04 s 可出现 U 波，其方向一般与 T 波一致，波幅多在 0.05 mV 以下，波宽 0.1~0.3 s。其意义和成因尚不清楚。

P-R 间期：P-R 间期是指从 P 波起点到 QRS 波群起点之间的时程。它代表由窦房结产生的兴奋经由心房、房室交界和房室束到达心室，心室开始兴奋所需要的时间，所以也称为房室传导时间。P-R 间期正常时为 0.12~0.20 s，房室传导阻滞时延长。

Q-T 间期：从 QRS 波群起点到 T 波终点的时程称为 Q-T 间期，代表心室开始去极化到完全复极再到静息状态的时间。

S-T 段：从 QRS 波群终点到 T 波起点之间的线段称为 S-T 段。正常时，该段曲线应与基线平齐，表明心室所有区域都处在去极化状态，各部分之间无电位差。任何导联下，S-T 段压低都不应超过 0.05 mV；S-T 段抬高在肢体导联（包括标准导联和加压单极肢体导联）与 V_5、V_6 导联下都不应超过 0.1 mV。在心肌缺血或损伤等情况下，心电图上可出现 S-T 段异常偏移基线。

R-R 间期：从前一个 R 波的顶点到后一个 R 波的顶点之间的时程，代表一个心动周期的时间。根据 R-R 间期可计算心率。

心电图在临床上对心律失常、心肌病变和心肌缺血等的诊断具有重要参考价值。

第二节 血管生理

一、各类血管的结构和功能特点

血管具有运输血液和交换物质的作用。在血管系统中，各类血管因所处的部位不同而具有不同的结构和功能特点。按形态学分类，血管可分为动脉、静脉和毛细血管，动脉和静脉可进一步分为大、中、小动脉和静脉。根据功能学分类，血管则可分为以下几类。

（一）弹性储器血管

主动脉等大动脉的管壁厚，壁内富含弹性纤维，因而管壁富有弹性与可扩张性。当心室收缩时，心室射出的一部分血液暂时储存于被扩张的大动脉内；当心室舒张时，心室射血停止，此时被扩张的大动脉依其弹性回缩，将储存的血液继续推向外周。所以，这类血管在功能上称为**弹性储器血管**。由于其弹性储器作用，一方面，心脏的间断射血可变为血管内的连续血流；另一方面，心动周期中大幅波动的心室内压可转变为波动较小的血管内血压，即心缩期血管内血压不会升得很高，而心舒期血管内血压也不致降得很低。

（二）分配血管

分配血管是指从大动脉至小动脉之间的动脉管道，相当于中动脉。分配血管的管壁主要由平滑肌组成，故收缩性较强，其功能是将血液输送至各组织器官。

（三）阻力血管

小动脉和微动脉的口径小，血流速度快，血流阻力很大，故称为阻力血管。阻力血管的管壁富含平滑肌，收缩性好；在神经和体液因素的调节下，通过平滑肌的舒缩活动可改变其口径大小，调节血流阻力，因而在控制动脉压和器官血流量方面具有重要作用。此外，小静脉和微静脉的口径也很小，对血流也产生一定的阻力，因此也被视为阻力血管。它们的舒缩活动可影响毛细血管血压和静脉回流量。

（四）交换血管

交换血管是指真毛细血管，其数量多、口径小、管壁薄、通透性好、分布广、与组织细胞的接触面积大、血流慢，有利于血液与组织之间的物质交换。

（五）容量血管

容量血管是指静脉。与动脉相比，静脉的数量多、口径大、管壁薄、易扩张、容量大。机体安静时，循环血量的 60% ~ 70% 储存于静脉。

（六）短路血管

短路血管是指存在于某些血管床内小动脉与小静脉之间的吻合支，如手指、足趾、耳郭等处皮肤中的动静脉吻合支。小动脉的血液可通过短路血管而不经过毛细血管直接流入小静脉。短路血管与体温调节有关。

二、血流量、血流阻力、血压及其相互关系

血液在心血管系统中流动的一系列力学物理称为血流动力学。血流动力学及一般流体力学的最基本内容是流量、阻力和压力之间的关系。由于血管具有弹性与可扩张性，因而它不是刚性管道；另外，血液含有血细胞和胶体物质等多种成分，因而它不是物理学中的理想液体。因此，与一般流体力学不同，血流动力学具有其自身的特点。

（一）血流量

在单位时间内流过血管某一截面的血量，称为血流量，也称容积速度，其单位为ml/min或L/min。在一般管道中，液体流量与该段管道两端的压力差成正比，而与管道对液体流动的阻力成反比；在封闭的管道系统中，各个截面的流量都相等。因此，体循环中的动脉、毛细血管和静脉各段的总血流量也相等，都等于心输出量；主动脉和右心房之间的压力差（ΔP）与心输出量（Q）成正比，而与体循环的总血流阻力（R）成反比，即

$$Q = \frac{\Delta P}{R}$$

就某一器官而言，上式中，Q 为器官血流量，ΔP 为支配该器官血管的平均动脉压和静

脉压之差，R 为灌注该器官的血流阻力。整体上，支配不同器官血管的动脉压基本相同，而该器官的血流量主要取决于该器官的血流阻力，因此，器官血流阻力的变化是调节器官血流量的重要因素。

与血流量不同，血流速度是指血液中某一质点在血管内移动的线速度，其单位为 cm/s 或 m/s。各类血管的血流速度和与之并联的血管的总横截面积成反比（如图4–14所示）。主动脉的横截面积最大，但因其数量少而总横截面积最小，所以其血流速度最快；相反，单根毛细血管横截面积虽然很小，但因其数量极多而总横截面积最大，因而其血流速度最慢。

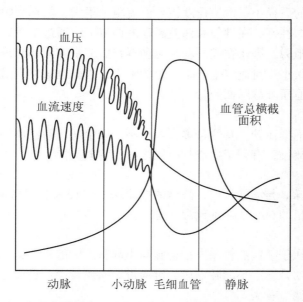

图 4–14　各段血管的血压、血流速度和血管总横截面积的关系示意图

血液在血管内稳定流动时，血液中各个质点的流动方向一致，与血管长轴平行；但各质点的流速不一，在血管轴心处最快，越靠近管壁，流速越慢，而贴近管壁的薄层血浆基本不流动。这种流动方式称为层流。当血流速度加快到一定程度时，血流中各个质点的流动方向将不再一致，此时血液流动的方式称为湍流。当血液黏度过低，血管内膜变粗糙，血流受到某种阻碍或发生急转向时，较易发生湍流。湍流可使血小板离开血管轴心而靠近管壁，增加它与血管内膜接触和碰撞的机会而形成血小板血栓。例如，静脉血栓好发于静脉瓣处，就是缘于静脉瓣处的血流易形成湍流。

（二）血流阻力

血液在血管内流动时所遇到的各种阻力称为血流阻力。血流阻力主要来源于血液内部的摩擦力和血液与血管之间的摩擦力。血流阻力与血管半径、长度及血液黏度有关，其关系可用下式表示：

$$R = \frac{8\eta L}{\pi r^4}$$

式中，R 为血流阻力，η 为血液黏度，L 为血管长度，r 为血管半径。其中，血管长度一般不会发生显著变化，可看作常数，因此，总外周阻力与血液黏度成正比，与血管半径的四次方成反比。血液黏度主要与红细胞数量有关，红细胞越多，血液黏度越高，血流阻力越大。由于 R 与血管半径的四次方成反比，因此，小动脉和微动脉口径只要稍有变化，血流阻力就会发生很大改变。在体循环的总外周阻力中，血流在大、中动脉中的阻力约占 19%，在小动脉和微动脉中约占 47%，在毛细血管中约占 27%，在静脉中约占 7%。可见，小动脉和微动脉是产生外周阻力的主要部位（如图 4 - 14 所示）。小动脉和微动脉受交感神经的支配，交感神经冲动增加时，血管收缩，口径变小；交感神经冲动减少时，血管舒张，口径变大。因而，神经系统可以通过改变阻力血管口径来调节血流阻力，从而调节动脉压。

（三）血压

血压是指血管内流动的血液对血管壁的侧压力，即压强。压强的国际标准计量单位为帕（Pa），而帕的单位太小，故血压常用千帕（kPa）表示。由于临床上常用水银检压计测量血压，因此，长期以来更习惯用毫米汞柱（mmHg，1 mmHg = 0.133 kPa）表示血压。如果测得的血压为 100 mmHg（13.33 kPa），则表示血压比大气压高 100 mmHg。血管各段都有血压，分别称为动脉血压、静脉血压和毛细血管血压等。但通常所说的血压系指动脉血压，即动脉压。

在体循环中，血液从大动脉流向右心房的全过程中，由于遇到血流阻力，能量不断被消耗，因而血压逐渐降低。血压在主动脉首端约为 100 mmHg，在最小的小动脉首端约为 85 mmHg，在毛细血管首端约为 30 mmHg，在静脉首端约为 10 mmHg，而在右心房则已接近于零。可见，小动脉和微动脉处的血压降落最明显，其原因是此处的血流阻力最大，压强能的消耗最多。

三、动脉血压和动脉脉搏

（一）动脉血压

动脉血压是指动脉内的血液对血管壁的侧压力。动脉血压须高于静脉血压，才能克服外周血管内的血流阻力而推动血液流动，保证各器官组织得到充足的血液供应，以满足它们正常代谢活动的需要。

1. 动脉血压的正常值

在心动周期中，动脉血压随心脏的收缩和舒张而发生规律性波动。在心室收缩射血期，动脉血压升高，其升高所达到的最高值称为**收缩压**；而在心舒期，动脉血压降低，所达到的最低值称为**舒张压**。收缩压和舒张压的差值称为脉搏压，简称脉压。动脉血压在一个心动周期中的平均值称为平均动脉压。由于心动周期中心舒期通常较心缩期长，所以平均动脉压的数值并不等于收缩压和舒张压之和的一半，而是更接近于舒张压。平均动脉压约等于舒张压加 1/3 脉搏压（如图 4 - 15 所示）。

动脉血压一般是指主动脉压。考虑到测量上的方便，实际上也因血压在大动脉中降低很少，所以临床上通常以肱动脉压代表主动脉压。我国的健康青年人在安静时的收缩压为 100 ~ 120 mmHg，舒张压为 60 ~ 80 mmHg，脉压为 30 ~ 40 mmHg，平均动脉压约为 100 mmHg。

成人安静时舒张压持续大于 90 mmHg 或收缩压大于 140 mmHg，可以视为高血压；舒张

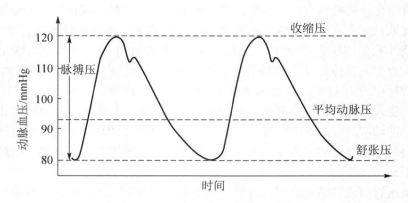

图 4-15　动脉血压波形示意图

压持续低于 60 mmHg 或收缩压低于 90 mmHg，可以视为低血压。遗传、生活节奏加快、职场竞争激烈、不良生活习惯或嗜好等，都可能导致血压升高或发展成高血压。临床上，低血压常见于失血性休克和心脏病变。少数个体可能出现无症状的血压偏低，增强体质有助于血压上升到正常范围或增强整体对血压偏低的适应能力。

2. 动脉血压的形成

有多种因素参与动脉血压的形成，血管内的血液充盈是其首要前提，心脏射血是其能量来源，外周阻力和弹性储器血管的可扩张性与弹性是其重要条件。动脉血压的形成是多种因素相互作用的结果。

（1）体循环平均充盈压：血压的形成首先要求心血管系统内有足量的血液充盈。充盈于心血管系统内的循环血量约有 5 000 ml，而平时开放的血管容量则略小于此值，因此，略有多余的血液充盈可使血管内的压力比大气压高 7 mmHg（0.93 kPa）。在动物实验中，用电刺激造成心室颤动使心室暂时停止射血，血液也暂时停止流动，此时循环系统中各处的压力都是相同的，此压力代表循环系统内单纯由血液充盈所产生的压力，故称为**体循环平均充盈压**。

（2）心脏射血：心脏收缩所释放的能量一部分转变为推动血液在血管内流动的动能，另一部分则形成对管壁的侧压力。心室收缩期，只有搏出量的 1/3 流向外周，其余 2/3 的血液暂时存于大动脉内，这些血液除了引起收缩压升高外，还引起大动脉壁扩张，将心室收缩的能量以势能的形式暂存于管壁；心舒期内，大动脉依其弹性回缩，这部分势能又转变为推动血液流动的动能，使血液继续流向外周。可见，心脏射血是血压形成的能量来源（如图 4-16 所示）。

（3）外周阻力：外周阻力是指外周血管内的血流阻力。由于外周阻力的存在，心脏一次收缩射出的血液只有部分流向外周，其余的暂时储存于弹性储器血管内。如果没有外周阻力，在心缩期，心脏收缩所释放的能量将全部成为推动血液流动的动能，而射出的血液将全部流向外周，因而不可能增加对管壁的侧压力；在心舒期，由于射血已经停止，血管内的血液将不能流动，因而也不能形成动脉舒张压。

（4）弹性储器血管的可扩张性与弹性：在心缩期，心脏射出的血液约 2/3 储存于弹性储

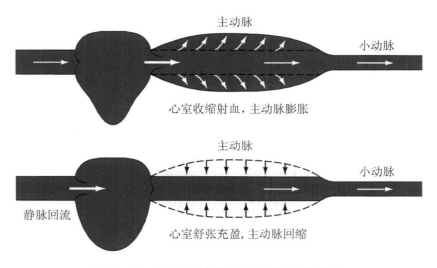

心室收缩射血，主动脉膨胀

心室舒张充盈，主动脉回缩

静脉回流

主动脉

小动脉

图4-16　主动脉管壁弹性对血压及血流的作用

器血管，这是因为弹性储器血管具有可扩张性；在心舒期，暂存于弹性储器血管内的血液能继续流向外周，这是因为弹性储器血管具有弹性。如果大动脉无弹性储器作用或弹性储器作用明显减弱，则动脉血压将随心脏射血而显著升高，又随射血中止而跌落至零，甚至更低；并且，血管内的血液也不能持续流动。弹性储器血管的可扩张性与弹性，加上外周阻力的作用，不仅可缓冲动脉血压的大幅度波动，而且能使间断的心脏射血变为血管内的持续性血流。

📝 **临床联系**

动脉血压的测定原理

临床上测定动脉血压有两种方式：一种为直接测压法，另一种为间接测压法。常用的是间接测压法。其原理是：血液在血管内流动和水在平整光滑的河道内流动一样，通常是没有声音的，但当血液或水通过狭窄的管道形成涡流时，则可发出声音。测量人体血压的血压计就是根据这个原理设计的。测量血压时，先用气球向缠缚于上臂的袖带内充气加压，压力经软组织作用于肱动脉。当所加压力高于收缩压时，血管即被完全压扁，此时血管内没有血液流过。慢慢向外放气，袖带内的压力即随之下降。当袖带内的压力等于或稍低于收缩压时，随着心缩射血，血液即可冲开被阻断的血管而形成涡流，测压人员通过听诊器便可听到搏动的声音，此时血压计所指示的压力值即相当于收缩压。继续缓慢放气，使袖带内压力逐渐降低，在袖带内压力低于收缩压但高于舒张压的这段时间，心脏每收缩一次，测压人员就可听到一次声音。当袖带内压力降低到等于或稍低于舒张压时，血流复又畅通，伴随心跳所发出的声音便突然变弱或消失，此时血压计所指示的压力值即相当于舒张压（如图4-17所示）。用间接测压法测得的血压为一近似值，其精确程度与测量技术有一定关系。

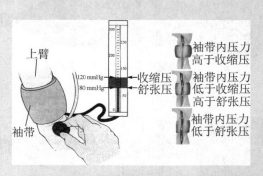

图 4-17　间接测压法测定动脉血压原理示意图

3. 影响动脉血压的因素

凡能影响动脉血压形成的各种因素，都能影响动脉血压。为了讨论方便，在下面的分析中，都是假定其他条件不变时，单一因素变化对动脉血压的影响。

（1）搏出量：如果外周阻力和心率等其他因素不变，搏出量增加，则动脉血压升高，主要表现为收缩压升高，舒张压升高不多，因此脉压增大。这是因为心缩期射入主动脉的血液增多，大动脉管壁所受的压力增大，因此收缩压增高；但由此引起的血流速度加快将使大动脉内的血液快速流向外周，心舒期大动脉内存留的血液增加不多，因而舒张压升高的程度不如收缩压。反之，当搏出量减少时，收缩压明显降低，而舒张压降低不多，因而脉压减小。一般认为，收缩压的高低主要反映搏出量的多少。

（2）心率：在其他因素不变的条件下，心率加快，动脉血压将升高，主要表现为舒张压升高，而收缩压升高不多，因而脉压减小。心率加快可使心动周期缩短，且主要是心舒期缩短，因此心舒期流向外周的血量减少，而留在动脉的血量增多，导致舒张压升高；而舒张压的升高可使血流速度加快，因此在心缩期内可有较多的血液流向外周，则收缩压的升高程度不如舒张压。相反，心率减慢时，收缩压和舒张压均降低，以舒张压降低更显著，因而脉压增大。

（3）外周阻力：当外周阻力增大而其他因素不变时，流向外周的血流速度减慢，心舒期留在动脉的血量增多，因而舒张压明显升高；而心缩期由于血流速度加快，收缩压升高不多，故脉压减小。因此，舒张压的高低主要反映外周阻力的大小。原发性高血压病由原因不明的外周阻力增大所致，其临床表现以舒张压升高为主。

（4）大动脉管壁的可扩张性和弹性：大动脉管壁的可扩张性和弹性具有缓冲动脉血压的作用。在心缩期，大动脉扩张以容纳血液，使收缩压不致过高；而在心舒期，大动脉弹回以减小容积，使舒张压不致过低，因而脉压减小，并将血液继续推向外周。如果大动脉管壁的可扩张性和弹性减退，则收缩压升高，舒张压下降，脉压明显增大。老年人的大动脉多有不同程度的硬化，故多见收缩压增大。若在大动脉硬化的同时还伴有小动脉硬化，则外周阻力增加，此时表现为收缩压明显升高，舒张压变化不明显，脉压有所增大。

（5）循环血量与血管容量的关系：前已述及，血管内充盈一定量的血液是血压形成的前提。如果血管容量不变而循环血量减少（如失血时），则循环系统平均充盈压降低，动脉血压将降低。这是因为此时回心血量减少，心输出量减少，使动脉血压降低。如果循环血量不变而血管容量增大（如中毒性休克时可引起血管扩张），也会造成动脉血压降低。可见，循环血量与血管容量必须相互匹配，才能保持动脉血压的正常水平。

以上所述都是在其他因素不变的情况下，对单个因素所做的分析。实际情况往往是多种因素同时发生作用，因此在某种生理或病理情况下，动脉血压的高低取决于多种因素相互作用的综合效应。

（二）动脉脉搏

如前所述，动脉血压可随心脏舒缩而发生周期性波动，这种周期性的压力变化可引起动脉管壁发生搏动，这就是**动脉脉搏**。用手指可触摸到身体浅表部位的动脉脉搏；也可用仪器将其波形记录下来，所记录到的脉搏波称为脉搏图（如图4-18所示）。

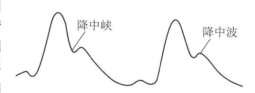

图4-18　正常人的颈总动脉脉搏图

动脉脉搏的波形可因描记方法和描记部位的不同而不同，但都由上升支和下降支组成。上升支较陡，下降支则较平坦，通常在下降支的中段可出现一个切迹和小波，分别称为降中峡和降中波。上升支由心室快速射血、动脉血压迅速升高、血管壁扩张而形成，其上升速度和幅度受射血速度、心输出量、外周阻力、大动脉的可扩张性等因素的影响。下降支的前半段（降中峡之前）由心室射血后期减慢射血、扩张的动脉开始回缩、动脉血压逐渐降低而产生；降中峡由心室内压下降、主动脉内血液返流引起；降中波则是返流的血液受阻于关闭的主动脉瓣而引起的一个折返波。随后，心室舒张，动脉血压进一步降低，形成下降支的后部。下降支的波形可大致反映外周阻力的高低。若外周阻力增高，则下降支变得平坦，而切迹位置较高；当外周阻力降低时，下降支在切迹前较陡、在切迹后较平坦，且切迹位置较低。

四、静脉血压和静脉回心血量

静脉不仅是血液回流入心脏的通道，而且是循环系统的血液储存库。安静状态下，体循环血量的60%～70%分布在静脉系统内。由于静脉系统容量大，且易扩张，因此静脉的收缩和舒张可有效地调节回心血量，使血液循环功能适合机体在各种生理状态下的需要。

（一）静脉血压

静脉血压远低于动脉血压。当体循环血液经毛细血管到达微静脉时，血压已降至15～20 mmHg（2.0～2.67 kPa）；当血液流入右心房时，血压已接近于零。由于静脉系统位于毛细血管网与右心房之间，因此，静脉血压既能影响毛细血管的功能，又能影响心脏的功能。

1. 外周静脉压和中心静脉压

外周静脉压通常是指各器官静脉的血压，而中心静脉压则是指右心房和胸腔内大静脉的血压。正常人的中心静脉压为 $4 \sim 12$ cmH$_2$O[①]。

中心静脉压的高低主要受两个因素影响：① 心脏射血能力。心脏功能良好时能及时将回心的血液射入动脉，因而中心静脉压较低；若心脏射血功能减弱（心力衰竭），右心房和腔静脉内淤血，中心静脉压将升高。② 静脉回流速度。静脉回流速度快，则中心静脉压较高；反之，静脉回流速度慢，则中心静脉压较低。

中心静脉压过低，常表示血量不足或静脉回流障碍。输血、输液过多或过快，超过心脏的承受能力时，中心静脉压将升高。由于中心静脉压可反映静脉回心血量和心脏的功能状态，因而临床上测定中心静脉压，作为控制输液速度和输液量的重要指标。当中心静脉压超过16 cmH$_2$O时，输液要慎重或暂停。

📝 临床联系

中心静脉置管

中心静脉置管在肿瘤患者、脑血管意外患者、重症患者、长期输液引起穿刺极端困难患者中应用十分广泛。其主要作用是：了解有效血容量、心功能及周围循环阻力的综合情况；对不明原因的急性循环衰竭进行鉴别；需大量输血、补液时，借以观察血容量的动态变化，防止循环超负荷的危险。

2. 重力对静脉血压的影响

在心血管系统中的血液除受心脏的推动力作用外，还受地球重力的影响。所以，身体各处血管的血压还应加上此处血管的静水压。各处血管静水压的高低由此处与右心房之间的垂直距离决定。与动脉相比，静脉管壁薄而柔软，内外压差较小，因而易受重力的影响。平卧时，人体各处血管与心脏大致处于同一水平，由重力产生的对静脉管壁的压力也大致相等。当由平卧位转为直立位时，足部静脉血压可升高 90 mmHg；而颅顶脑膜矢状窦内压可降至 -10 mmHg（如图 4 - 19 所示）。由于重力的影响，人体直立时（如果不运动），心脏以下部位，尤其是下肢的静脉充盈扩张；而心脏以上部位的静脉充盈量减少。所以，体位改变除引起静脉血压改变外，还使全身血量重新分配。

（二）静脉回心血量及其影响因素

单位时间内的静脉回心血量由外周静脉压与中心静脉压之差和静脉血流阻力决定。正常情况下，由微静脉到右心房的压力差约为 15 mmHg（2 kPa），而静脉回心血量在理论上应等于心输出量，可见，静脉血流阻力很小。凡能影响外周静脉压、中心静脉压和静脉血流阻力的因素都能影响静脉回心血量。归纳起来，能影响静脉回心血量的因素主要有以下几个。

---

① 厘米水柱（cmH$_2$O）表示压强，非国际标准计量单位，医学常用，1 cmH$_2$O ≈ 98 Pa。

1. 体循环平均充盈压

当循环血量增加或容量血管收缩时，体循环平均充盈压升高，静脉回心血量也增多；反之，当循环血量减少或容量血管舒张时，体循环平均充盈压降低，静脉回心血量也减少。

2. 心脏收缩力

如果心脏收缩能力强，则心缩期射血分数大，即心舒期存留于心室内的血量少，舒张末期心室内压也小，因而对心房和静脉内血液的抽吸力量强，静脉回心血量就多；相反，如果心脏收缩能力弱，如发生右心衰竭时，血液淤积于右心房与大静脉内，静脉回心血量将明显减少，患者可出现颈外静脉怒张、肝脏充血肿大、下肢水肿等体征。

3. 重力与体位

如前所述，体位改变不仅影响静脉血压，而且影响全身血量分布。直立时，由于重力作用，人体下部静脉可比平卧时多容纳 400~600 ml 血液，因此静脉回心血量将减少。静脉回心血量减少可使心输出量减少，引起脑部供血不足，出现短暂的头晕甚至昏厥。在机体调节功能正常时，这种情况可迅速得到纠正。

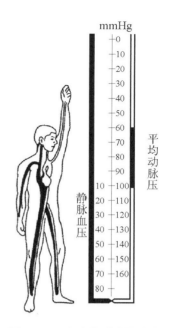

图 4-19　直立位对肢体动脉和静脉血压的影响

4. 骨骼肌的挤压作用

静脉管壁薄而柔软，因而易受周围组织的挤压。当人体取直立位，且下肢进行肌肉运动时，肌肉收缩可挤压位于肌肉内的静脉，加快静脉回流速度。同时，下肢静脉内的静脉瓣具有单向活瓣作用，使血液在心舒期不能倒流。下肢骨骼肌的舒缩交替和静脉瓣的作用对静脉回流起"肌肉泵"的作用。这种作用对降低足部静脉压和减少下肢血液淤滞具有重要意义。如果久立而不运动，下肢可因静脉回流减少而出现水肿。

5. 呼吸运动

平静呼吸时，胸膜腔内压始终低于大气压。吸气时，胸腔容积增大，胸膜腔负压进一步加大；而呼气时，胸腔容积减小，胸膜腔负压有所减小（详见第五章）。右心房和大静脉位于胸腔内，且壁薄而柔软，易受胸膜腔负压的影响，因而经常处于充盈扩张状态。呼气时，胸膜腔负压相对较小，静脉回心血量较少；而吸气时，胸膜腔负压加大，静脉回心血量增多。可见，呼吸运动对静脉回流也起"泵"的作用。

五、微循环

微循环是指微动脉和微静脉之间的血液循环，是血液与组织液进行物质交换的场所。

（一）微循环的组成和血流通路

1. 微循环的组成

由于各组织器官的形态与功能不同，其微循环的组成和结构也不相同。微循环一般由微动脉、后微动脉、毛细血管前括约肌、真毛细血管、通血毛细血管、动静脉吻合支和微静脉

7个部分组成（如图4-20所示）。微动脉管壁有完整的平滑肌层，而后微动脉平滑肌层已不连续。真毛细血管通常由后微动脉以直角方向分出。真毛细血管是由单层内皮细胞组成的管道，它们彼此连接成网状，称为真毛细血管网。毛细血管前括约肌是围绕在真毛细血管起始端的平滑肌细胞。动静脉吻合支的管壁较厚，有完整的平滑肌层，能够进行舒缩活动。微静脉有较薄的平滑肌组织。

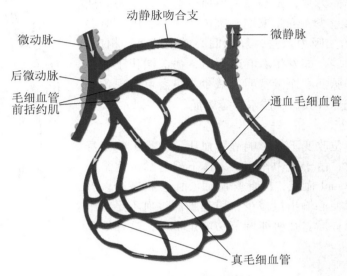

图4-20 微循环模式图

2. 微循环的血流通路

血液可通过以下三条通路从微动脉流向微静脉。

（1）**迂回通路**。迂回通路是指微动脉内的血液经由后微动脉、真毛细血管网流向微静脉的通路。这一通路具有以下特点：① 通透性好。这是因为真毛细血管壁极薄，仅由单层内皮细胞和基膜组成，总的厚度仅约 0.5 μm，内皮细胞之间尚有间隙存在。② 血流缓慢。这是由并联的真毛细血管数量多，总横截面积大所致。③ 与组织细胞接触面积大。这是因为真毛细血管数量极多，互相连通成网，并穿插于组织细胞之间。据估计，全身毛细血管（包括有交换功能的微静脉）的总有效交换面积将近 1 000 m^2。以上特点对血液与组织细胞进行物质交换十分有利，故又称营养通路，是血液与组织细胞进行物质交换的主要场所。

（2）**直捷通路**。直捷通路是指微动脉内的血液经由后微动脉、通血毛细血管流向微静脉的通路。这一通路在骨骼肌中较多见，其特点是路径短、血流快、经常处于开放状态但物质交换少，其意义在于让部分血液迅速通过微循环，使体循环有足够的静脉回心血量。

（3）**动静脉短路**。动静脉短路是指微动脉内的血液经由动静脉吻合支流向微静脉的通路。这一通路的路径最短，流速最快，但经常处于关闭状态，完全不进行物质交换，但在体温调节中具有重要意义。当环境温度升高时，动静脉短路开放，皮肤血流量增加，促进散热；当环境温度降低时，动静脉短路关闭，皮肤血流量减少，可防止体热散失。在人类的手掌、足底、耳郭等处，动静脉短路较为丰富。

（二）微循环的调节

微动脉位于微循环的起始部位，其舒缩活动控制这一功能单位的血流量。因此，可将微动脉看作微循环的总闸门。后微动脉和毛细血管前括约肌的舒缩活动控制真毛细血管网的血流量，因而这部分血管被认为是微循环的分闸门。这些血管都位于毛细血管之前，对血流产生的阻力称为毛细血管前阻力。微静脉位于微循环的最后部分，其舒缩活动可改变毛细血管的后阻力，影响毛细血管网汇入静脉系统的血流量，这部分血管可被看作微循环的后闸门。

微动脉和微静脉接受交感缩血管神经支配，但这种神经对微动脉的支配密度明显大于微静脉。微动脉和微静脉也接受体液因素的调节，如肾上腺素、去甲肾上腺素和血管紧张素 Ⅱ 等可使之收缩，而局部组织代谢产物如 CO_2、腺苷、乳酸及 H^+ 等可使之舒张。后微动脉和毛细血管前括约肌则主要受局部代谢产物的调节。

发生休克时，交感神经兴奋，肾上腺素和去甲肾上腺素大量释放。由于微静脉对儿茶酚胺的敏感性较微动脉低，而对代谢产物的耐受性高，因此，早期微动脉在神经和体液因素作用下以收缩为主，总闸门关闭，微循环内血流减少；后期由于局部缺氧和代谢产物的大量堆积，微动脉以舒张为主，总闸门开放，而微静脉则在交感神经和肾上腺素、去甲肾上腺素的作用下继续收缩，后闸门关闭，使血液淤滞于微循环内，致使静脉回心血量和循环血量进一步减少，动脉血压进一步降低。为此，临床上常用扩血管药来解除微静脉的痉挛收缩，消除微循环淤血，改善静脉回流。

📝 **临床联系**

微循环与休克

休克是一个由多种病因引起，但最终共同以有效循环血量减少、组织微循环有效血液灌流量严重不足、细胞代谢紊乱和功能受损为主要病理生理改变的综合征。

六、组织液的生成和回流

组织液存在于组织细胞的间隙中，绝大部分呈胶冻状，不能自由流动。组织液是血浆滤过毛细血管壁而生成的；组织液中的水和代谢产物也可透过毛细血管壁进入毛细血管。所以，组织液中各种离子成分与血浆相同，但蛋白质浓度明显低于血浆。

（一）组织液生成和回流的原理

当毛细血管壁两侧的静水压不等时，水分子即可透过毛细血管壁从压力高的一侧向压力低的一侧移动。水中的溶质分子，若直径小于毛细血管壁的孔隙，也能随水分子一起移动。蛋白质等胶体物质，由于分子量大而较难通过毛细血管壁的孔隙；相反，由它们形成的胶体渗透压能从毛细血管壁的另一侧吸引水分子。在生理学中，液体由毛细血管内向毛细血管外的移动称为滤过，而液体向相反方向的移动称为重吸收。促使液体进出毛细血管壁两侧的因素共有 4 个，即毛细血管血压、组织液胶体渗透压、组织液静水压和血浆胶体渗透压。前两个因素是促使液体滤过的力量，而后两个是引起重吸收的力量。4 个因素的代数和称为有效滤过压，可用下式表示：

有效滤过压 =（毛细血管血压 + 组织液胶体渗透压）-（血浆胶体渗透压 + 组织液静水压）

若有效滤过压为正值，表明有液体被滤过，亦有组织液生成；若有效滤过压为负值，则表明有液体被重吸收，亦有组织液回流。以图 4-21 所设的各种压力数值为例，直接测量人体血浆胶体渗透压为 25 mmHg，毛细血管动脉端血压约为 30 mmHg，静脉端血压约为 10 mmHg，组织液胶体渗透压约为 8 mmHg，组织液静水压约为 1 mmHg，用这些数据进行计算。

在动脉端：

$$有效滤过压 =（30 + 8）-（25 + 1）= 12（mmHg）$$

在静脉端：

$$有效滤过压 =（10 + 8）-（25 + 1）= -8（mmHg）$$

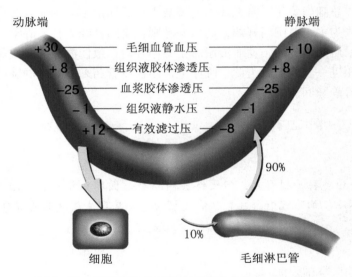

图 4-21　组织液生成与回流示意图（单位：mmHg）

计算结果表明，毛细血管动脉端的有效滤过压为正值，液体从毛细血管滤出，表明有组织液生成；而静脉端的有效滤过压为负值，故发生液体的重吸收，表明有组织液回流。因为从毛细血管动脉端到毛细血管静脉端，血压是逐渐下降的，因此有效滤过压逐渐变小，毛细血管中液体的滤出与吸收是一个逐渐变化的过程。但动静脉端有效滤过压的绝对值不等，似乎组织液生成大于回流；其实不然，组织液除大部分（90%）在毛细血管静脉端回流外，小部分（10%）可进入毛细淋巴管而成为淋巴液，再经淋巴系统进入血液循环。

（二）影响组织液生成和回流的因素

组织液生成量和回流量是平衡的，否则，组织液量和循环血量将难以保持相对稳定。若生成增多而回流减少，则组织内将有过多液体潴留而形成水肿。反之，则可造成脱水。凡能影响有效滤过压、毛细血管通透性和淋巴回流的因素，都能影响组织液的生成和回流，主要如下。

1. 毛细血管血压

当毛细血管血压升高而其他因素不变时，有效滤过压升高，组织液生成增多。例如，炎症部位的微动脉扩张，使进入毛细血管的血液增多，毛细血管血压升高，因此炎症局部可出现水肿；又如，发生右心衰竭时，静脉回流受阻，可逆行性地引起毛细血管血压升高，也可导致组织液生成增多而出现水肿。

2. 血浆胶体渗透压

发生肾病时大量血浆蛋白随尿液排出，或患肝病时肝脏合成血浆蛋白减少，血浆胶体渗透压将降低，因而毛细血管有效滤过压升高，组织液生成增多而回流减少，此时也可出现水肿。

3. 毛细血管通透性

正常情况下，血浆蛋白很少漏入组织间隙。在烧伤、炎症、变态反应等某些病理情况下，局部组织释放大量组胺，使毛细血管壁的通透性显著升高，部分血浆蛋白可透过毛细血管壁进入组织液，使血浆胶体渗透压下降而组织液胶体渗透压升高，导致组织液生成增多而引起局部水肿。

4. 淋巴回流

由于毛细血管动脉端生成的组织液不能在静脉端被全部重吸收，部分组织液须转道淋巴管而回流，因此，如果淋巴回流受阻，组织液的生成和回流将失去平衡，如丝虫病患者由于淋巴管阻塞而出现下肢等部位的水肿。

📝 临床联系

水 肿

水肿由皮下组织的组织间液和细胞内液增多所致。组织间液增加 5 kg 以上时，临床上才出现水肿。水肿可分为局部性水肿和全身性水肿。水肿不是一种独立的疾病，从生理学的角度看，引起水肿的原因包括毛细血管血压升高、血浆胶体渗透压降低、毛细血管通透性加大和淋巴回流受阻等。如右心衰竭患者静脉回流受阻，毛细血管静脉后阻力增大，出现组织水肿；肾病患者大量血浆蛋白丢失、肝病患者血浆蛋白合成障碍，都可引起血浆胶体渗透压降低，导致组织液生成增多，引起水肿。20 世纪五六十年代，我国很多人因缺少食品，体内蛋白缺乏，血浆胶体渗透压降低，最后水肿而死。

七、淋巴循环

淋巴管系统是组织液向静脉回流的一个重要辅助系统。毛细淋巴管以盲端起始于组织间隙，彼此吻合成网并逐渐汇合成较大的淋巴管，最后经右淋巴导管和胸导管汇入静脉。

（一）淋巴液的生成与回流

部分组织液进入淋巴管成为淋巴液，因此淋巴液的成分和组织液非常接近。毛细淋巴管由单层内皮细胞构成，管壁外无基膜，管壁极薄，通透性极大，相邻的内皮细胞的边缘像瓦片一样互相覆盖，伸向管腔，形成向管腔内开启的单向活瓣，组织液和其中的蛋白质及其分解产物、脂滴、红细胞、细菌等微粒都能通过活瓣进入毛细淋巴管，却不能倒流。正常成人在安静状态下大约有 120 ml/h 淋巴液进入血液循环，以此推算，每天生成的淋巴液总量可达 2~4 L。此外，毛细淋巴管的内皮细胞还有吞饮功能。

组织液和毛细淋巴管液之间的压力差是促使液体进入淋巴管的动力，因此，任何能增加组织液压力的因素都能促进淋巴液的生成，如毛细血管血压升高、血浆胶体渗透压降低、组织液中的蛋白质浓度升高、毛细血管通透性加大等。

（二）淋巴液回流的生理意义

淋巴液回流的主要生理功能是将组织液中的蛋白质带回血液，并清除组织液中不能被毛细血管重吸收的较大分子（长链脂肪酸等）以及组织中的红细胞和细菌等。据测算，每天由淋巴液回流到血液中的蛋白质多达 75~200 g，从而维持了血浆蛋白的浓度，并使组织液中的蛋白质浓度保持在较低水平。小肠绒毛的毛细淋巴管对肠道内脂肪的吸收起重要作用，食物被消化后，80%~90% 的脂肪是由小肠绒毛的毛细淋巴管吸收并运输到血液的，少量的胆固醇和磷脂也经淋巴管吸收进入血液。

第三节　心血管活动的调节

循环系统的基本功能是供给各组织器官适量的血液，以满足新陈代谢的需要。机体在不同的生理状况下，各器官组织的代谢水平和对血流量的需求都会发生一定的改变，心血管活动能够对此做出相应的调整，主要是通过神经和体液因素的调节改变心输出量和外周血管阻力，以适应机体代谢的需要。

一、神经调节

（一）支配心脏和血管的神经

1. 支配心脏的神经

心脏活动受心交感神经和心迷走神经支配（如图 4-22 所示）。

（1）心交感神经。心交感神经的节前神经元位于脊髓第 1~5 胸段的中间外侧柱，其轴突组成节前纤维，在星状神经节或颈神经节内交换神经元，简称换元；节后神经元发出的节后纤维形成心脏神经丛，支配窦房结、心房肌、房室交界、房室束和心室肌。左、右两侧心交感神经在心脏的分布并不对称，右侧心交感神经主要支配窦房结，其效应以加快心率为主；左侧心交感神经纤维广泛分布于心房肌和心室肌，并支配房室交界，在功能上以加强心肌收缩力为主。心交感神经节后纤维释放的递质是去甲肾上腺素，该递质作用于心肌细胞膜上的 β_1 型肾上腺素能受体（β_1 受体），通过激活腺苷酸环化酶，使细胞内 cAMP 浓度升高，

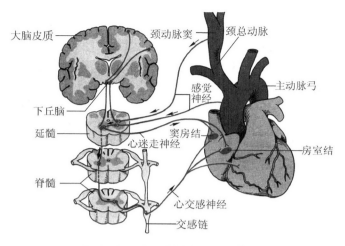

图 4 - 22　心脏的神经支配示意图

继而激活蛋白激酶和细胞内蛋白质的磷酸化过程，导致心率加快、兴奋经房室交界传导速度加快、心房肌和心室肌收缩增强、心输出量增多，这些作用分别称为**正性变时作用**、**正性变传导作用**和**正性变力作用**。

去甲肾上腺素的上述作用是通过以下三条途径实现的：① 去甲肾上腺素通过与 β_1 受体结合，促进膜上的 K^+ 通道开放，导致心肌细胞动作电位的 3 期复极 K^+ 外流增加，复极相缩短，不应期也相应缩短。不应期缩短意味着 Na^+ 通道复活加快，从而引起心率加快。② 去甲肾上腺素也能提高细胞膜和肌浆网对 Ca^{2+} 的通透性，造成动作电位平台期 Ca^{2+} 内流增多，同时肌浆网释放的 Ca^{2+} 量也增加，从而增强心肌收缩力。此外，心交感神经兴奋还能使心肌的舒张过程加速，原因是去甲肾上腺素能降低肌钙蛋白与 Ca^{2+} 的亲和力，使 Ca^{2+} 从肌钙蛋白释放的速度加快。③ 去甲肾上腺素还能加速慢反应细胞 0 期的 Ca^{2+} 内流，使动作电位 0 期去极化速度和幅度增大，促进兴奋在心脏内的传导。心交感神经对心脏的兴奋作用可被 β 受体拮抗剂（普萘洛尔等）所阻断，因而临床上常用 β 受体拮抗剂治疗窦性心动过速等。

（2）心迷走神经。心迷走神经属于副交感神经，其节前纤维起源于延髓的疑核和迷走神经背核，终止于心壁内的神经元；换元后，节后纤维支配窦房结、心房肌、房室交界、房室束及其分支，仅有少量迷走神经纤维支配心室肌。左、右两侧心迷走神经对心脏的支配也不对称，右侧心迷走神经主要影响窦房结，而左侧心迷走神经对房室交界的作用占优势。心迷走神经节后纤维释放的递质是乙酰胆碱，该递质作用于心肌细胞膜上的 M 型胆碱能受体（M 受体），使腺苷酸环化酶被抑制，细胞内 cAMP 浓度降低，引起心脏活动的抑制，导致心率减慢、心内传导组织的传导速度减慢、心房肌收缩力减弱等效应，分别称为**负性变时作用**、**负性变传导作用**和**负性变力作用**。

乙酰胆碱与 M 受体结合后，主要引起心肌细胞膜对 K^+ 的通透性增大，造成 K^+ 外流增加，使最大复极电位负值增大而远离阈电位水平，同时造成 4 期自动去极化速度减慢，进一步降低了窦房结P细胞的自律性，引起心率减慢。K^+通道开放概率的增加还可造成3期复极加快，动作电位时程缩短，平台期进入细胞内的 Ca^{2+} 量减少；乙酰胆碱还可直接抑制 Ca^{2+} 通道，减少 Ca^{2+} 内流。这些因素均可造成心肌收缩力下降。Ca^{2+} 通道被抑制还使慢反应细胞（主要指房室交界细胞）的 0 期去极化幅度减小，因而引起传导速度减慢。M 受体拮抗剂阿托品可阻断心迷走神经对心脏的抑制作用。

心交感神经和心迷走神经对心脏的作用是相互拮抗的，但两者相反相成，使心脏活动能很快适应当时机体功能活动的需要。心交感神经和心迷走神经平时都具有紧张性活动。在多数情况下，心迷走神经的紧张性活动比心交感神经更强，称为迷走优势。

2. 支配血管的神经

血管平滑肌的舒缩活动称为血管运动。支配血管平滑肌的神经纤维称为血管运动神经纤维。血管运动神经纤维可分为缩血管神经纤维和舒血管神经纤维两类。

（1）缩血管神经纤维：缩血管神经纤维都属于交感神经，故称为交感缩血管纤维。其节前神经元位于脊髓第 1 胸段到第 2～3 腰段的中间外侧柱，节前纤维在椎旁或椎前交感神经节内换元，节后纤维支配体内绝大多数血管平滑肌。但在不同血管中，缩血管神经纤维的分布密度不同，其中，密度最高的是皮肤血管，其次为骨骼肌和内脏的血管，而冠状血管和脑血管的分布密度较小。同一器官中，交感缩血管纤维在动脉的分布密度高于静脉，而动脉中又以微动脉的分布密度最高，毛细血管前括约肌中分布很少。交感缩血管节后纤维释放的递质是去甲肾上腺素，它主要作用于血管平滑肌膜上的 α 型肾上腺素能受体（α 受体），产生缩血管效应，该效应可被 α 受体拮抗剂酚妥拉明阻断。

平时交感缩血管纤维经常有少量冲动发出，即具有紧张性活动，从而使血管维持一定程度的收缩状态。当交感缩血管紧张性增强时，血管可进一步收缩；当交感缩血管紧张性减弱时，血管舒张。体内多数血管仅接受交感缩血管纤维的单一神经支配，所以交感缩血管纤维紧张性的改变能起到调节血管运动的作用。

（2）舒血管神经纤维：部分血管接受舒血管神经纤维支配。舒血管神经纤维的作用多为局部性支配。其种类较多，这里仅介绍三种：① 交感舒血管纤维。这类神经纤维主要分布于骨骼肌血管，平时没有紧张性活动，只有当情绪激动、恐惧、发怒和准备做剧烈的肌肉活动时才发放冲动。兴奋时其末梢释放乙酰胆碱，该递质作用于 M 受体后能使骨骼肌血管舒张，血流量增多。由交感胆碱能纤维活动引起的骨骼肌血管舒张是防御反应的一部分。② 副交感舒血管纤维。其末梢释放的递质也是乙酰胆碱，它能与血管平滑肌膜上的 M 受体结合，引起血管舒张。这类神经纤维主要分布于脑膜、唾液腺、肝脏、胃肠腺和外生殖器等处的血管，作用范围比较局限，平时亦无紧张性活动，兴奋时才引起这些器官的血管舒张，血流量增多，而对循环系统总的外周阻力影响不大。③ 血管活性肠肽神经元。有些自主神经元的末梢既含有乙酰胆碱，又含有血管活性肠肽，称为递质共存，如支配汗腺的交感神经元和支配颌下腺的副交感神经元等。这些神经元兴奋时，其末梢一方面释放乙酰胆碱，引起腺细胞分泌；另一方面释放血管活性肠肽，引起血管舒张，使局部组织血流增加。

（二）心血管活动的中枢控制

生理学上常将中枢神经系统内控制心血管活动的神经元相对集中的部位称为心血管中

枢。但控制心血管活动的神经元并不集中在中枢神经系统的某一部位，而是分布于从脊髓到大脑皮质的多个水平，其中延髓内含有最基本的**心血管中枢**。在从延髓上缘至延髓闩部逐渐横断脑干的动物实验中发现，只要保留延髓及其以下中枢部位的完整，即可维持心血管正常的紧张性活动，动物的血压无明显变化，能完成一定的心血管反射，这说明心血管的紧张性活动源于延髓。目前认为，延髓头端腹外侧区可能是引起交感缩血管神经紧张性的中枢部位，也可能是心交感神经紧张性的发源地，俗称心交感中枢；而延髓的疑核和迷走神经背核则可能是心迷走神经紧张性的中枢所在，俗称心迷走中枢。平时，这些中枢的神经元都保持一定的紧张性活动，分别称为心交感紧张和心迷走紧张，其中心迷走紧张占优势。

一般认为，来自心血管感受器的信息，通过相关传入纤维首先终止于延髓的孤束核，由此发出的纤维一方面到达延髓的心迷走中枢，通过心迷走神经调节心脏的活动；另一方面支配延髓尾端腹外侧区神经元，由此区神经元发出轴突投射到延髓头端腹外侧区神经元，再由这些神经元的轴突直接到达脊髓中间外侧柱的交感节前神经元，影响心交感紧张和交感缩血管紧张，从而调节心血管活动。

延髓以上的脑干和下丘脑在心血管调节中也有重要作用。例如，电刺激下丘脑前区能使心迷走神经活动增强和心交感神经活动抑制，表现为心率减慢、外周阻力和血压降低；而电刺激下丘脑后部或外侧部则可引起心交感神经活动增强，表现为血压升高。此外，大脑皮质和小脑也存在影响心血管活动的结构区域。

（三）心血管反射

心血管活动主要受神经调节，神经调节都以反射的形式进行。当机体处于不同的生理状态或内外环境发生变化时，可引起各种心血管反射，从而使心输出量和各器官的血流量发生相应改变，其生理意义在于使循环系统能适应当时机体所处的状态或环境的变化，维持动脉血压相对稳定。心血管反射有多种，下面仅介绍几种较为重要的心血管反射。

1. 颈动脉窦和主动脉弓压力感受性反射

（1）反射的感受器。人和许多哺乳动物的颈动脉窦和主动脉弓的管壁外膜下都存在对机械牵张性刺激敏感的感觉神经末梢，分别称为颈动脉窦压力感受器和主动脉弓压力感受器（如图 4-23 所示）。这些感受器具有以下特点：① 颈动脉窦压力感受器和主动脉弓压力感受器的适宜刺激是管壁的被动扩张，而非血压本身。当动脉血压升高时，动脉管壁被牵张的程度越大，压力感受器发放的神经冲动就越多，因而它们实质上是一种牵张感受器。且在同一血压水平时，颈动脉窦比主动脉弓更敏感。② 动脉血压在 60～180 mmHg 范围内波动时，压力感受器最为敏感，压力感受器的传入神经冲动频率与管壁牵张程度成正比；动脉血压低于 60 mmHg 时，传入神经不发放传入冲动；动脉血压高于 180 mmHg 时，传入神经的冲动频率也不再增高（如图 4-24 所示）。③ 感受器对搏动性血压变化比持续性血压变化更敏感。

（2）传入神经和传出神经。颈动脉窦压力感受器的传入神经是窦神经，窦神经加入舌咽神经进入延髓；主动脉弓压力感受器的传入纤维则行走于迷走神经干内而进入延髓（如图 4-23 所示）。其中，兔的主动脉弓压力感受器的传入纤维自成一束，与迷走神经伴行，称为主动脉弓神经，也称为减压神经。它们都首先到达延髓的孤束核，然后到达心迷走中枢、心交感中枢和交感缩血管中枢。传出神经分别为心迷走神经、心交感神经和交感缩血管纤维，而效应器则是心脏和全身绝大多数血管。

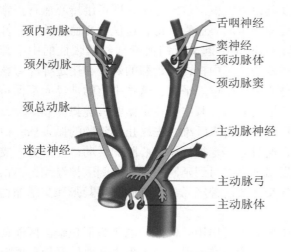

图 4-23　颈动脉窦区及主动脉弓区的压力
感受器和化学感受器

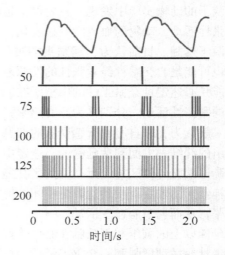

图 4-24　单根窦神经纤维在不同动脉
血压时的放电频率

（图中最上方为主动脉压波，
左侧数字为主动脉平均压）

（3）反射效应。当动脉血压升高时，感受器因血管扩张而受到机械牵张刺激，使传入神经冲动增多，通过心血管中枢紧张性活动的改变，最后使心迷走神经传出冲动增加，心交感神经和交感缩血管纤维的传出冲动减少，导致心率减慢、心输出量减少、血管扩张、外周阻力降低，从而使动脉血压回降。这一反射称为压力感受性反射，又称降压反射。这一反射具有双向调节作用，当动脉血压降低时，感受器受到的刺激减小，传入冲动减少，结果是相反的效应出现，即心率加快，心输出量增多，外周阻力增高，血压回升。可见，压力感受性反射是一种负反馈调节，其生理意义在于保持动脉血压的相对稳定。图 4-25 所示的压力感受性反射功能曲线表明，动脉血压随窦内压的升高而降低，曲线的中间部分比较陡峭，向两端渐趋平坦，说明窦内压在平均动脉压水平（约 100 mmHg）上下变动时，压力感受性反射最敏感，即对血压波动的缓冲作用最强；当窦内压过高（>180 mmHg）或过低（<60 mmHg）时，压力感受性反射缓冲血压波动的能力明显减弱。

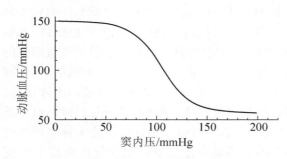

图 4-25　压力感受性反射功能曲线

压力感受性反射在心输出量、外周阻力、血量等发生突然变化的情况下，在对血压进行快速调节的过程中起重要作用，使动脉血压不至于发生过大的波动。因此，生理学中将压力感受性反射的传入神经称为缓冲神经。动物实验观察到，切除双侧缓冲神经的动物，动脉血压经常出现大幅度波动，但在一天中的平均值并不明显高于正常水平。因此，压力感受性反射在动脉血压的长期调节中并不重要。例如，血压持续升高的高血压患者，压力感受性反射不能使血压回到正常水平，但此时由于压力感受性反射功能曲线发生右上移位，使反射在高于原先正常的血压水平上进行，所以血压维持在较高水平，这种现象称为压力感受性反射的重调定。

📝 **临床联系**

高血压病

高血压病是指成人（≥18 岁）在安静状态下，动脉收缩压≥140 mmHg 和（或）舒张压≥90 mmHg，常伴有脂肪和糖代谢紊乱，以及心、脑、肾和视网膜等器官功能性或器质性改变，即以器官重塑为特征的全身性疾病。本病可能由多种发病因素和复杂的发病机制所致，如中枢神经系统功能失调，体液、内分泌、遗传、肾、血管压力感受器的功能异常，细胞膜离子转运异常，以及环境因素、生活习惯、社会因素等，均可能参与发病过程。迄今原因尚未完全阐明的高血压，称为原发性高血压。高血压控制不良将导致心、脑、肾等靶器官损害，可危及生命。因此，医务人员应做好高血压健康教育工作。提高患者用药的依从性。

2. 颈动脉体和主动脉体化学感受性反射

在颈总动脉分叉处和主动脉弓区域存在一些特殊的小体，分别称为颈动脉体和主动脉体（如图 4-23 所示）。这些小体血供丰富，能感受血液中某些化学成分的变化，故称为化学感受器。它们的传入神经分别行走于窦神经和迷走神经中。

当动脉血中 O_2 分压降低、CO_2 分压升高或 H^+ 浓度增高时，化学感受器兴奋，传入冲动进入中枢后，主要引起呼吸运动的加强（详见第五章），通过呼吸运动的改变，再反射性地影响心血管活动，使血压升高。这一反射称为化学感受性反射。动物实验观察到，在保持自然呼吸的情况下，化学感受器传入冲动可直接引起呼吸加深、加快，并可间接引起心率加快、心输出量增加、外周阻力增大、血压升高；当人为控制呼吸频率和深度时，化学感受器传入冲动对心血管活动的直接作用则为心率减慢、心输出量减少、冠状动脉舒张、骨骼肌和内脏血管收缩、血压升高。血压升高的原因是外周阻力增大的作用超过心输出量减少的作用。但化学感受性反射在平时对心血管活动并不起明显的调节作用，仅在低氧、窒息、失血、动脉血压过低和酸中毒等情况下才发生作用。

3. 心肺感受器引起的心血管反射

在心房、心室和肺循环大血管壁内存在许多压力感受器，总称为心肺感受器。心房中感受循环血量变化的感受器也称容量感受器。传入神经纤维行走于迷走神经中。当心房、心室或肺循环血管中压力升高或循环血量增多时，心脏和血管壁受到牵张刺激，压力或容量感受器兴奋，传入冲动在心血管中枢整合后，使交感紧张性降低，而心迷走紧张性增强，导致心率减慢、心输出量减少、外周阻力降低，因此血压下降。在心肺感受器兴奋时，肾交感神经的活动也受到抑制，因而肾血流量增加，肾排水和排钠增多。此外，心肺感受器兴奋还能抑制肾素和血管升压素的释放。这两种体液因素也能影响心血管和肾的活动。当循环血量减少时，心房、心室或肺循环血管壁中的压力降低或容量刺激减弱，则发生相反的效应。可见，心肺感受器引起的心血管反射在调节循环血量和细胞外液量的平衡中具有重要意义。

4. 其他反射

除上述反射性调节外，机体还存在躯体感受器和其他内脏感受器引起的心血管反射。刺激躯体传入神经引起的反射效应取决于感受器的性质、刺激的强度和频率等因素。扩张肺、胃、肠、膀胱等器官，均可以引起心率减慢和外周血管舒张等效应。脑缺血可以引起交感缩血管中枢的紧张性增强，外周血管强烈收缩，血压升高，称为脑缺血反应。用手指按压眼球至出现胀感或挤压、叩击腹部，均可引起心率减慢、血压降低，严重时可使心跳停止，称为高尔茨反射。临床上常利用此反射来缓解某些快速型心率失常。拳击比赛规则之一——禁止击打对方腹部，亦与此反射有关。

二、体液调节

除神经调节外，血液和组织液中的一些化学物质（体液因素）对心血管活动也有重要的调节作用。有些因素通过血液循环广泛作用于心血管系统，称为**全身性体液调节**；有些因素在组织中形成，主要作用于局部血管，对局部血流起调节作用，称为**局部性体液调节**。

（一）肾上腺素和去甲肾上腺素

循环血液中的肾上腺素和去甲肾上腺素主要由肾上腺髓质分泌，其中肾上腺素约占80%，去甲肾上腺素约占20%。两者在化学结构上都属于儿茶酚胺。交感神经末梢释放的递质去甲肾上腺素也有一小部分进入血液循环。

肾上腺素和去甲肾上腺素对心血管的作用与交感神经类似。这两种激素的作用虽有相似之处，但并不完全相同，主要取决于它们与相应受体的结合能力和受体的分布。肾上腺素对 β_1 受体的亲和力最强，β_2 受体次之，α 受体最弱。心肌细胞膜上以 β_1 受体为主，因此肾上腺素在心脏产生正性变时、变力、变传导作用，使心率加快和心肌收缩能力增强，心输出量增加，临床上常用作强心药。骨骼肌和肝血管平滑肌细胞膜上 β_2 受体占优势，皮肤、肾和胃肠道的血管平滑肌细胞膜上以 α 受体为主，所以小剂量的肾上腺素可以使 β_2 受体占优势，从而使得血管舒张；大剂量时，α 受体也兴奋，引起血管收缩。肾上腺素有重新分配血液的作用，保证在应激状态下心脏和大脑的血液供应，以及在运动时增加骨骼肌的供血量。去甲肾上腺素主要激活 α 受体，其次是 β_1 受体。去甲肾上腺素可以使全身血管广泛收缩，血压明显升高，故临床上常用作升压药。而动脉血压的升高通过压力感受性反射使心率减慢的效应大于去甲肾上腺素对心肌细胞膜 β_1 受体的直接兴奋作用，故可以使心率减慢。

（二）肾素—血管紧张素系统

肾素—血管紧张素系统是人体内重要的体液调节系统。肾素主要来自肾，是由肾近球细胞合成和分泌的一种酸性蛋白酶，是肾素—血管紧张素系统链式反应的启动因子。肾素可以将血管紧张素原水解为血管紧张素Ⅰ；血管紧张素Ⅰ在血浆和组织中，特别是在肺循环血管内皮表面的血管紧张素转换酶作用下生成血管紧张素Ⅱ；血管紧张素Ⅱ在血浆和组织中的血管紧张素酶A的作用下水解成血管紧张素Ⅲ。其中，血管紧张素Ⅱ对心血管系统的作用最强，其作用主要有：① 作用于血管平滑肌细胞膜上的血管紧张素Ⅱ受体，使全身微动脉收缩，外周阻力增大；静脉收缩，回心血量增加，心输出量增多，故动脉血压升高。② 作用于中枢神经系统，使交感缩血管中枢紧张性增强。③ 作用于交感神经末梢，促进去甲肾上腺素的释放。④ 促进肾上腺皮质球状带细胞合成和释放醛固酮，保钠保水，提高血容量。血管紧张素Ⅲ的缩血管效应仅为血管紧张素Ⅱ的10%～20%，但其刺激肾上腺皮质合成和释放醛固酮的作用较强（如图4－26所示）。

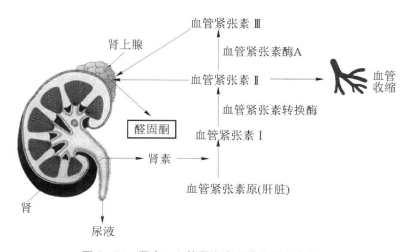

图4－26 肾素—血管紧张素系统作用示意图

（三）血管升压素

血管升压素由下丘脑视上核和室旁核的神经元合成，经下丘脑—垂体束运送至神经垂体储存。血管升压素主要促进肾远曲小管和集合管对水的重吸收，从而起抗利尿效应，故又称抗利尿激素（Antidiuretic Hormone，ADH）。血管升压素也可以作用在血管平滑肌细胞膜的相应受体上，引起体内血管广泛收缩，导致体循环的总外周阻力增大。血管升压素在一般情况下并不经常对血压进行调节，仅在机体失血或失液等情况下，血液中血管升压素浓度明显升高时才表现升压效应。

（四）血管内皮合成的血管活性物质

血管内皮细胞可以合成、释放多种血管活性物质，引起血管平滑肌舒张或收缩。血管内皮细胞合成的舒血管物质主要有前列环素和内皮舒张因子一氧化氮，两者均可以使血管舒张。血管内皮细胞也可以合成多种缩血管物质，其中内皮素是已知最强烈的缩血管物质。

（五）心房钠尿肽

心房钠尿肽是由心房肌等多种组织合成和释放的一类多肽，参与调节水盐平衡、血压稳定、心血管及肾功能稳态。大量输液后，回心血量增多使心房壁受到牵张刺激，可以引起心房钠尿肽释放增多。心房钠尿肽主要的生物学作用有：① 对心血管的作用：使心脏活动减弱，血管舒张，具有很强的降压作用。② 对肾的作用：增加肾小球滤过率，降低肾小管的重吸收，抑制肾素和醛固酮的释放，利钠利尿，减少循环血量。

（六）激肽释放酶和激肽

激肽释放酶是一类可以使某些蛋白底物激肽原分解为激肽的蛋白酶。激肽是一类具有舒血管活性的多肽类物质。血浆激肽释放酶使高分子量激肽原水解成为九肽的缓激肽；组织激肽释放酶使低分子量激肽原水解成为十肽的血管舒张素，后者在氨基肽酶作用下失去赖氨酸而成为缓激肽。缓激肽和血管舒张素是已知最强烈的舒血管物质，通过舒张血管，可以增加血流量，也参与对血压的调节，从而降低血压。

三、局部血流调节

在将神经、体液因素去除后，在一定的血压变动范围内，器官组织的血流量仍能通过局部的机制得到适当的调节。这种局部调节机制有如下两类。

（一）代谢性自身调节机制

组织细胞在代谢过程中消耗 O_2，并产生各种代谢产物。代谢活动增强时（如肌肉运动），局部组织中 O_2 分压降低，代谢产物如 CO_2、H^+ 等积聚，都能使局部的微动脉和毛细血管前括约肌舒张，局部组织血流增多，向组织提供更多的 O_2，并带走代谢产物，与增加的代谢水平相适应；同时，局部组织血流增多也带走了可引起血管舒张的多种代谢产物，又使微动脉和毛细血管前括约肌收缩，局部组织血流减少，如此周而复始。这种由 O_2 分压下降和代谢产物增加引起的局部舒血管效应称为代谢性自身调节。

（二）肌源性自身调节机制

血管平滑肌本身经常保持一定的紧张性收缩，称为肌源性活动。当血管平滑肌受牵张时，肌源性活动加强。当某器官灌注压突然升高时，血管的跨壁压增加，血管平滑肌受牵张刺激增加，肌源性活动加强，血管收缩，血流阻力相应加大，其结果是该器官血流量不会因灌注压升高而明显增加。反之，当动脉灌注压突然降低时，肌源性活动减弱，血管阻力相应减小，从而使器官的血流量仍能保持相对稳定的状态。肌源性自身调节在肾血管的表现特别明显，也见于脑、心、肝、肠系膜和骨骼肌的血管，但是在皮肤血管中并不明显。当用罂粟碱、水合氯醛或氰化钠等抑制血管平滑肌的活动后，肌源性自身调节也会随之消失。

第四节　器官循环

器官的血流量与灌注该器官的动静脉压力差和该器官的血流阻力有关，而器官的血流阻力则取决于阻力血管的舒缩状态。由于不同器官的结构和功能各不相同，因此，其血流量的调节除符合一般规律外，还有其自身的特点。

一、冠脉循环

心脏是机体内的重要器官，且终生处于连续活动状态，因而需要足够的血流量才能完成其正常功能。冠脉循环是营养心脏自身的血液循环。心脏的血液供应来自左、右冠状动脉。冠状动脉的主干行走于心脏的表面,它的许多分支常垂直地从心脏表面穿入心肌层,并在心内膜下层分支成网。在心肌收缩时,这些垂直分布的冠状动脉分支较易受到压迫而影响心肌的血液供应。

(一) 冠状动脉血流的特点

1. 血流量大

左、右冠状动脉起自主动脉根部,故冠脉循环的血压高、流速快、血流量大。安静时,正常成人的冠状动脉血流量为每百克心肌 60 ~ 80 ml/min。中等体重的人,冠状动脉总血流量为 200 ~ 250 ml/min,占心输出量的 4% ~ 5%。当心肌活动加强,冠状动脉达到最大舒张状态时,血流量可增加到每百克心肌 300 ~ 400 ml/min,为安静状态时的 4 ~ 5 倍。

2. 心舒期供血为主

由于冠状动脉的大部分分支深埋于心肌内,因此心肌的节律性舒缩对冠状动脉血流量有很大的影响,对左冠状动脉的影响尤为显著。图 4 - 27 所示为狗左、右冠状动脉血流量在心动周期中的变化。在左心室等容收缩期,由于心肌收缩产生的压迫,左冠状动脉血流阻力增大,以致血流急剧减少,甚至倒流;在左心室快速射血期,主动脉压有所升高,冠状动脉血流量也随之升高;但进入减慢射血期时,随主动脉压下降,冠状动脉血流量很快再次减少;当左心室舒张时,虽然此时主动脉压有所降低,但由于对冠状动脉的压迫解除,血流阻力减小,因此冠状动脉血流量迅速增加。在整个心动周期中,由于心舒期长于心缩期,因此心舒期冠状动脉血流总量大于心缩期。据计算,左心室在收缩期的血流量为舒张期的20% ~ 30%。心肌收缩加强时,心缩期血流量所占百分比更小。由此可见,主动脉舒张压的高低和心舒期的长短是决定冠状动脉血流量的重要因素。右心室的肌层比较薄,收缩时对右冠状动脉的压迫作用较小,因此右冠状动脉血流量在整个心动周期中的变化相对较小。

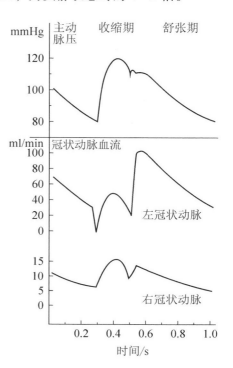

图 4 - 27 狗左、右冠状动脉血流量在心动周期中的变化

(二) 冠状动脉血流量的调节

1. 心肌代谢水平

心肌代谢水平是调节冠状动脉血流量的重要因素。心肌收缩的能量几乎唯一地依靠有氧代谢。所以,心肌的耗氧量较高,但其氧储备量较小。心肌对氧的需求主要通过舒张冠状动脉,增加冠状动脉血流量来实现。研究表明,心肌代谢增强而使冠状动脉舒张并非由低氧本

身引起，而是由某些代谢产物的刺激所致。当心肌代谢增强时，H^+、CO_2、乳酸和腺苷等代谢产物增多，其中最重要的物质是腺苷。腺苷由 ATP 分解供能后形成的 AMP 在 $5'$ - 核苷酸酶的作用下进一步分解而成。腺苷具有强烈的舒张小动脉的作用，但在生成后几秒钟内即被破坏，因此不会引起其他器官的血管舒张。心肌缺氧时，心脏静脉血中腺苷的浓度可迅速增加 $3 \sim 5$ 倍，而其他代谢产物舒张冠状动脉的作用则较弱。

2. 神经调节

神经调节在冠脉循环中较为次要。冠状动脉受迷走神经和交感神经的支配。迷走神经的直接作用是舒张血管，但在完整机体内的影响较小。交感神经末梢释放的递质去甲肾上腺素，可作用于冠状动脉的 α 受体和 β 受体，α 受体兴奋时冠状动脉收缩，而 β 受体兴奋时冠状动脉舒张；但在完整机体内常表现为冠状动脉舒张。

二、肺循环

肺循环是指从右心室到左心房的血液循环。而气管、支气管的血液供应来自体循环的支气管动脉。肺循环和支气管血管的末梢之间有吻合支沟通。因此，有一部分支气管静脉血可经过吻合支进入肺静脉，使主动脉血中掺入 $1\% \sim 2\%$ 的静脉血。

（一）肺循环的特点

1. 低阻力低血压

与体循环相比，肺动脉及其分支短而粗、壁薄、可扩张性大，因此血流阻力小，血压也低。正常人的肺动脉收缩压平均约为 22 mmHg，舒张压约为 8 mmHg，平均动脉压约为 13 mmHg，肺毛细血管平均压约为 7 mmHg，肺静脉和左心房内压力为 $1 \sim 4$ mmHg，平均约为 2 mmHg。这一特点使肺循环极易受心功能的影响。左心衰竭时，可逆行性地引起肺静脉和肺毛细血管血压升高，导致肺淤血和呼吸困难，甚至出现肺水肿。

2. 血容量波动大

肺部的血容量较大，约为 450 ml，约占全身血量的 9%。由于肺组织和肺血管的可扩张性大，因而肺部血容量的变动范围也大，可起到储血库的作用。当机体失血时，肺循环可将部分血液转移到体循环而起代偿作用。此外，肺部血容量在呼吸周期中具有一定的波动，影响左心输出量和动脉血压，从而产生动脉血压的呼吸波。

3. 有效滤过压为负值

在肺部毛细血管与组织液之间的液体交换中，由于毛细血管血压（7 mmHg）远低于血浆胶体渗透压（25 mmHg），因此，有效滤过压为负值。这使肺泡膜和毛细血管壁紧紧相贴，有利于肺泡和血液之间的气体交换，并能吸收肺泡内液体，保持肺泡干燥，有利于肺通气功能。发生左心衰竭时，肺毛细血管血压可大于血浆胶体渗透压，使滤液积聚于肺组织间隙和肺泡中，形成肺水肿。

（二）肺循环血流量的调节

由于肺血管的管腔大、壁薄、可扩张性大，因此其口径变化在多数情况下是被动的。但肺循环血流量仍受肺组织局部化学因素的影响以及神经和体液因素的调节。

1. 肺泡气的 O_2 分压

肺泡气的 O_2 分压对肺血管的舒缩活动有明显的影响。当局部肺泡通气不足、O_2 分压降低时，这部分肺泡周围的微动脉收缩，使局部血流阻力增大而血流量减少，较多的血流进入其他通气充足的肺泡毛细血管床。这一反应有利于血液与肺泡之间进行有效的气体交换。此外，局部肺泡气的 CO_2 分压升高时也有类似作用。

2. 神经调节

肺循环血管受交感神经和迷走神经的支配。刺激交感神经的直接作用是使肺血管收缩。但在整体情况下，交感神经兴奋时，体循环的血管收缩，将部分血液挤入肺循环，反而使肺循环血容量增加。刺激迷走神经可使肺血管舒张。

3. 血管活性物质对肺血管的影响

肾上腺素、去甲肾上腺素、血管紧张素Ⅱ、前列腺素、组胺、5-羟色胺等可使肺血管收缩，乙酰胆碱则可引起肺血管舒张。

三、脑循环

脑是人体的重要器官，保证脑的血液供应非常重要。脑循环的血液供应来自颈内动脉和椎动脉。两侧椎动脉在颅内形成基底动脉，再与两侧颈内动脉的分支形成颅底动脉环，由此分支，分别供应脑的各部。脑静脉血进入静脉窦，主要通过颈内静脉回到上腔静脉。

（一）脑循环的特点

1. 血流量大

脑的质量仅占体重的 2% 左右，但由于代谢水平高、耗氧量大，所以对血液的需求量也大。正常成人安静时，每百克脑组织每分钟的血流量为 50~60 ml，耗氧量为 3~5 ml；整个脑每分钟的血流量约为 750 ml（占心输出量的 15%），耗氧量约为 50 ml（占全身的 20%）。而且，脑组织对缺氧的耐受力很低，脑血流中断 10 s 左右，就有出现意识丧失的危险；脑血流中断 5~8 min 及以上，就会引起不可逆的脑损伤。

2. 血流量变化小

脑位于颅腔内。头颅为骨性结构，其容积是固定的。颅腔内被脑组织、脑血管和脑脊液所充满，所以脑血管舒缩程度受到很大的限制，血流量变化明显较其他器官小。因此，只有通过提高脑循环的血流速度才能增加脑的血液供应。

3. 存在血—脑脊液屏障和血脑屏障

脑脊液的成分与血浆不同，其 Na^+、Mg^{2+}、Cl^- 浓度较血浆高，而 K^+、HCO_3^-、Ca^{2+} 浓度较血浆低，蛋白质含量极微，葡萄糖含量也较少。可见，在毛细血管血液和脑脊液之间存在限制某些物质自由扩散的屏障，称为血—脑脊液屏障，其结构基础是无孔的毛细血管壁和脉络丛细胞上运输各种物质的特殊载体系统。O_2 和 CO_2 等脂溶性物质极易通过此屏障，而许多离子的通透性则较低。在血液和脑组织之间也存在类似的屏障，称为血脑屏障，其形态学基础是毛细血管内皮、内皮下基膜和星形胶质细胞的血管周足等结构。脂溶性物质，如 O_2、CO_2、乙醇及某些麻醉药易于通过这一屏障，而青霉素、胆盐、H^+、HCO_3^- 和非脂溶性物质则不易透入脑组织。血—脑脊液屏障和血脑屏障对于稳定脑组织的内环境、防止血液中某些有害物质进入脑内起重要作用，为脑细胞的正常活动提供必要的保障。

（二）脑血流量的调节

1. 自身调节

脑血流量主要取决于脑的动静脉压力差。正常情况下，颈内静脉压已接近于右心房压，且变化不大，故对脑血流量起主要影响作用的是颈动脉压。当平均动脉压在 $60 \sim 140$ mmHg 范围内变动时，脑血管的自身调节机制可发挥良好的作用，使脑血流量保持相对稳定。当血压超过 140 mmHg 时，脑血流量将随血压升高而增加。若血压过高，脑可因毛细血管血压过高而出现水肿。而当血压低于 60 mmHg 时，则脑血流量减少，可引起脑功能障碍（如图 4-28所示）。

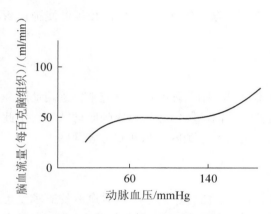

图 4-28 脑血流量调节示意图

2. 脑组织局部化学环境调节

脑组织局部化学环境是影响脑血管舒缩最重要的因素。当血液 CO_2 分压升高或 O_2 分压降低时，脑血管舒张，血流量增加；而当通气过度，血液 CO_2 分压降低时，脑血流量则减少。脑血流量明显减少可引起头晕。脑各部分的血流量和脑组织的代谢程度有关。当脑的局部代谢活动加强时，这部分脑的血流量就增多。这是由局部 O_2 分压降低和 H^+、K^+、腺苷等代谢产物增多引起的脑血管舒张所致。此外，代谢产物可通过某些神经元的活动，使脑血管内皮产生 NO，引起脑血管舒张而增加脑血流量。

3. 神经调节

脑血管也接受交感神经和副交感神经的支配，但神经因素在脑血管活动调节中作用很小。在各种心血管反射中，脑血流量一般不受影响。

📝 **临床联系**

脑 梗 死

脑梗死（缺血性脑卒中）是指由于脑部血液供应障碍、缺血、缺氧引起的局限性脑组织的缺血性坏死或脑软化。缺血性脑卒中的临床常见类型有脑血栓形成、腔隙性梗死和脑栓塞等，缺血性脑卒中占全部脑卒中的80%。与其相关性较大的几个疾病是：糖尿病、肥胖、高血压、风湿性心脏病、心律失常、各种原因导致的脱水、各种动脉炎、休克、血压下降过快等。

小 结

循环系统由心脏和血管两大部分组成，心脏通过自发有规律的收缩和舒张，给血液一定的推动力，使血液沿着全身血管周而复始地流动。在每一个心动周期中，根据心房、心室内压力、容积及瓣膜的开闭，将心动周期分为心房收缩期、心室收缩期（等容收缩期、快速射血期、减慢射血期）、心室舒张期（等容舒张期、快速充盈期、减慢充盈期）。通过心室内压力的周期改变，血液从静脉回流到心房，再从心房进入心室，最后进入大动脉。心脏在心动周期中产生的声音称为心音，听诊器一般只能听到第一心音和第二心音。评价心室射血能力的指标有每搏输出量和射血分数、每分输出量和心指数。影响心室向动脉内射血的因素包括心室舒张末期容积（前负荷）、大动脉压（后负荷）、心肌收缩能力和心率。

心脏的机械活动是由组成心脏的心肌细胞的生物电活动发动和控制的，窦房结、房室交界、房室束及浦肯野纤维属于自律组织，它们通过 4 期自动去极可自发地产生动作电位，并将动作电位沿一定途径传给心房和心室细胞，从而控制整个心脏的机械活动。在上述自律组织中，由于窦房结的自律性最高，正常情况下具有心脏起搏点的功能，其他自律组织则称为潜在起搏点。心肌除了具有自动节律性外，还有传导性和收缩性，其兴奋性在一次心脏活动过程中发生周期变化，包括有效不应期、相对不应期和超常期。由于心肌的有效不应期很长，相当于心脏的整个收缩期和舒张早期，因此心肌不会发生强直收缩。在偶尔发生期前收缩后，都会出现一定的代偿间歇。

血液在血管内流动时对血管壁产生的侧压力称为血压。心脏收缩射血时，动脉血压达到的最高值称为收缩压；心脏舒张时，动脉血压达到的最低值称为舒张压。影响动脉血压的主要因素有搏出量、心率、外周阻力、大动脉管壁的可扩张性和弹性、循环血量与血管容量的关系。静脉血压相对比较低，临床上通过测定中心静脉压了解心脏的收缩能力和作为补液的指标。血液通过微循环与组织进行物质及水分的交换。影响组织液生成的因素包括毛细血管血压、血浆胶体渗透压、毛细血管壁通透性和淋巴回流。

机体内，心血管的活动受神经和体液因素的调节，支配心脏的神经有心交感神经和心迷走神经，前者对心脏具有兴奋效应，后者则能抑制心脏的活动。机体内大部分血管受交感缩血管神经支配，其兴奋时引起血管收缩，血流阻力加大，导致血压升高。神经系统对循环系统的调节主要通过颈动脉窦和主动脉弓压力感受器的反射活动实现，其生理意义是维持动脉血压的相对稳定。参与心血管活动调节的体液物质主要有肾上腺素和去甲肾上腺素、肾素—血管紧张素系统、血管升压素及心房钠尿肽等。

本章还介绍了特殊器官的血液循环，包括冠脉循环、肺循环和脑循环，它们的血液供应各有其特殊性，其血流量的多少分别受不同因素影响。

学习活动

学习活动1　临床病例生理学分析

病例简介：患者，女性，26岁，近3年来劳累后偶有心慌气促，但稍休息后好转。一个多月前因龋齿去医院拔牙，术后当晚感觉不舒服，并有发热，服用退热药和四环素后热退好转。近10天来心慌气促加重，不时感觉上腹部疼痛。今天突然神志不清，右侧上下肢不能活动而紧急入院。

查体：体温38℃，心率140次/min，呼吸29次/min，血压125/86 mmHg。口唇稍现紫绀，不能平卧，心律齐，心界向左、右两侧明显扩大，主动脉瓣区可闻及三级收缩期杂音和舒张期杂音。

生理学分析：此患者为年轻女性，偶有心慌气促，应怀疑患有风湿性心脏病。一个月前拔牙引起感染，诱发了亚急性感染性心内膜炎。风湿性心脏病引起主动脉瓣膜增厚变形并有附着物堆积，从而造成关闭不全或开启不全，因此可在主动脉瓣区闻及收缩期杂音和舒张期杂音。心内膜炎可引起主动脉瓣上的附着物脱落，脱落物随血流到达脑部，造成脑栓塞，从而造成右侧上下肢瘫痪。

学习活动2　问题讨论

1. 何谓心动周期？
2. 简述心脏泵血功能的各项评定指标。
3. 简述调节和影响心输出量的因素。
4. 心室肌细胞在发生一次兴奋的过程中，兴奋性将发生怎样的变化？有何特点及意义？
5. 何谓期前收缩和代偿收缩？它们是怎样产生的？
6. 何谓心电图？心电图各波代表什么？
7. 试分析动脉血压形成机制及其影响因素。
8. 何谓中心静脉压？正常值是多少？有何生理意义？
9. 简述微循环的组成、通路及其血流动力学。
10. 简述组织液生成和回流的原理及影响因素。
11. 简述心交感神经和心迷走神经对心肌电生理及收缩功能的作用机制。
12. 人体动脉血压如何保持相对稳定？（提示：包含快速波动时的调节和长期调节）
13. 肾素—血管紧张素系统在血压调节中起什么作用？机制如何？
14. 肾上腺素与去甲肾上腺素对心血管的作用有何相同点和不同点？
15. 冠脉循环有什么特点？受到哪些因素的调节？
16. 肺循环和脑循环各有什么特点？其血流量分别受哪些因素的调节？

第五章

呼　吸

学习目标

掌握:

1. 概念:肺活量、时间肺活量、肺泡通气量、无效腔。

2. 肺活量、时间肺活量、肺泡通气量、无效腔的临床意义;维持胸内负压的前提条件,胸内负压形成的主要原因;气胸患者出现呼吸困难的原因;O_2 和 CO_2 在肺泡、血液和组织中的分压;决定气体交换方向的主要因素;O_2 的主要运输形式;红细胞在运输 O_2 中的重要作用;O_2 与血红蛋白结合的特点及 CO 对其产生的影响;CO 中毒患者的临床表现;呼吸运动反射性调节的化学感受器及适宜刺激;动脉血 CO_2 分压升高、O_2 分压降低时呼吸运动的变化及机制。

熟悉:

1. 概念:潮气量、补吸气量、补呼气量、功能余气量、余气量、肺总容量、每分通气量、最大通气量、血氧容量、血氧含量、血氧饱和度、O_2 解离曲线、呼吸中枢。

2. 呼吸的三个环节(外呼吸、气体运输、内呼吸);肺泡表面张力与表面活性物质的作用;弹性阻力与顺应性的关系;非弹性阻力(呼吸道阻力)及其影响因素;影响肺换气的因素(气体分压差、呼吸膜、通气/血流比值);延髓呼吸中枢的重要性及高级中枢的作用。

了解:

肺通气的动力,呼吸运动时肺内压的变化;平静呼吸和加强呼吸时胸廓运动的特点;CO_2 的主要运输形式。

机体在新陈代谢过程中要不断地消耗 O_2,同时产生 CO_2,因此机体需要不断地从外界摄取 O_2 并向外界排出 CO_2。机体与外界环境之间的这种气体交换过程,称为呼吸。呼吸是维持机体新陈代谢和其他功能活动所必需的重要生理过程之一,呼吸一旦停止,生命也将终止。

在人和其他高等动物的体内,组织细胞不能直接与外界进行气体交换,因而在进化过程中,形成了一套完整的气体交换系统。整个呼吸过程由下列 4 个相互衔接并同时进行的环节组成:① 肺通气,是指肺与外界环境之间的气体交换;② 肺换气,是指肺泡与血液之间的气体交换;③ 气体在血液中运输;④ 组织换气,是指血液与组织细胞之间的气体交换,有时也将细胞内的氧化过程包括在内。其中,肺通气与肺换气合称外呼吸,组织换气则称为内呼吸(如图 5-1 所示)。

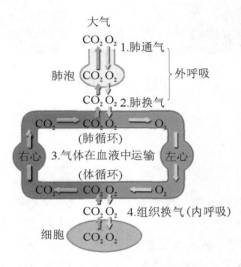

图 5 - 1 呼吸的全过程示意图

第一节 肺通气

一、肺通气的原理

肺通气是指肺泡通过呼吸道与外界环境之间的气体交换过程。气体进出肺取决于两方面因素的相互作用：① 推动气体流动的动力；② 阻止气体流动的阻力。前者必须克服后者，方能实现肺通气。

（一）肺通气的动力

气体进出肺是由于大气和肺泡气之间存在压力差。在自然呼吸条件下，此压力差产生于肺的张缩所引起的肺容积的变化。但肺本身并不具有主动张缩的能力，它的张缩由胸廓的扩大和缩小引起，而胸廓的扩大和缩小又由呼吸肌的收缩和舒张引起。当吸气肌收缩时，胸廓扩大，肺随之扩张，肺容积增大，肺内压暂时下降。肺内压低于大气压时，空气就顺此压力差进入肺，形成吸气。反之，当吸气肌舒张和呼气肌收缩时，胸廓缩小，肺随之缩小，肺容积缩小，肺内压暂时升高。肺内压高于大气压时，肺内气体便顺此压力差流出肺，形成呼气。呼吸肌收缩和舒张所造成的胸廓的扩大和缩小，称为呼吸运动。呼吸运动是肺通气的原动力，肺泡气与大气之间的压力差是推动气体流动的直接动力。

1. 呼吸运动

引起胸廓运动的肌肉称为呼吸肌。使胸廓扩大产生吸气动作的肌肉称为吸气肌，主要有膈肌和肋间外肌；使胸廓缩小产生呼气动作的肌肉称为呼气肌，主要有肋间内肌和腹壁肌。此外，还有一些辅助呼吸肌，如斜角肌、胸锁乳突肌和胸背部的其他肌肉等，这些肌肉只在用力呼吸时才参与呼吸运动。

根据呼吸的深度，呼吸运动可分为平静呼吸和用力呼吸两种形式；而根据参与活动的呼吸肌的主次，呼吸运动又可分为腹式呼吸和胸式呼吸两种形式。

（1）平静呼吸和用力呼吸。安静状态下的呼吸称为平静呼吸。平静吸气主要由膈肌和肋间外肌的收缩所致。膈位于胸、腹腔之间，形似钟罩，静止时向上隆起。膈肌收缩时，隆起的中心下移，使胸腔的上下径增大，即胸腔和肺容积增大，于是产生吸气。因胸腔似圆锥形，下部横截面积比上部大得多，膈稍有下移，即可使胸腔和肺容积显著增大。所以，膈肌的舒缩运动在肺通气中起重要作用。平静吸气时，膈一般下移 1~2 cm；深吸气时，下移可达 7~10 cm。膈肌舒张上抬时，腹壁与腹腔内脏器复位，胸腔与肺的上下径缩小，于是产生呼气。相比之下，肋间外肌所起的作用较小。肋间外肌起自上一肋骨近脊椎端的下缘，斜向前下方走行，止于下一肋骨近胸骨端的上缘。由于脊椎相对固定，而胸骨可上下移动，所以当肋间外肌收缩时，肋骨和胸骨均上提，同时肋骨下缘还向外侧偏转，使胸腔的前后径和左右径都增大，即胸腔和肺容积增大，于是产生吸气。平静呼气时，呼气运动并非由呼气肌收缩引起，而是因膈肌和肋间外肌舒张，肺依靠本身的回缩力量而回位，并牵引胸廓缩小，恢复吸气前的位置，于是产生呼气（如图 5-2 所示）。所以，平静呼吸时，吸气是主动过程而呼气是被动过程。

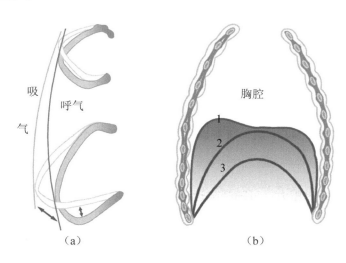

吸气　呼气

胸腔

（a）　　　　　　　（b）

1—平静呼气；2—平静吸气；3—深吸气。

图 5-2　呼吸时肋骨和膈肌位置变化示意图

（a）呼吸时肋骨位置的变化；（b）呼吸时膈肌位置的变化

劳动或运动时，或者吸入气体中 CO_2 含量增加或 O_2 含量减少时，呼吸将加深加快，这种呼吸称为**深呼吸**或用力呼吸。用力吸气时，除膈肌与肋间外肌加强收缩外，胸锁乳突肌、斜角肌、前锯肌、背肌等辅助吸气肌也收缩，使第 1 肋骨和胸骨柄上提，扩展胸廓上部，胸腔容积与肺容积更加扩大，吸入气体更多。用力呼气时，除吸气肌群舒张外，肋间内肌和腹壁肌等呼气肌群也收缩，使胸腔容积与肺容积更加缩小，呼出气体更多。肋间内肌的走行方向与肋间外肌相反，收缩时可使肋骨和胸骨下移，肋骨还向内侧旋转，使胸腔前后径和左右径都缩小；腹壁肌的收缩一方面压迫腹腔内脏器，推动膈上移，另一方面牵拉下部肋骨向下向内移位，两者都使胸腔容积缩小，有助于呼气。因此，在用力呼吸时，吸气和呼气都是主动过程。

在某些病理情况下，即使用力呼吸，仍不能很好地满足机体对气体交换的需要，而出现呼吸窘迫、明显的鼻翼扇动等现象，并有喘不过气的主观感觉，称为呼吸困难。

📝 **临床联系**

呼 吸 衰 竭

呼吸衰竭是由于呼吸功能严重障碍，以致在静息时不能进行正常呼吸，发生缺氧或二氧化碳潴留而引起的一系列生理功能和代谢紊乱的临床综合征。病轻的初期仅感用力呼吸，严重时不易呼吸、大汗淋漓、口唇指甲紫绀显著、智力功能改变、定向功能障碍、头痛、失眠、神情恍惚、烦躁、骚动，进而嗜睡，乃至昏迷、抽搐、心率加快、血压升高、皮肤血管扩张等。部分严重患者则有少尿、下肢浮肿或肝功能损害和消化道出血等症状。

（2）腹式呼吸和胸式呼吸。呼吸过程中，膈肌的舒缩活动可引起腹腔内脏器位移，造成腹部的起伏；而肋间外肌的舒缩活动则可引起胸部的起伏。以膈肌的舒缩为主的呼吸运动称为腹式呼吸，而以肋间外肌舒缩为主的呼吸运动称为胸式呼吸。一般情况下，胸式呼吸和腹式呼吸常同时存在，只有在胸部或腹部活动受限制时，才可能出现单一形式的呼吸。

2. 肺内压

肺内压是指肺泡内的压力，可随呼吸运动而发生周期性变化。在呼吸暂停、声门开放和呼吸道通畅时，肺内压与大气压相等。平静吸气初，肺容积增大，肺内压暂时下降并低于大气压，于是空气进入肺泡；随着肺内气体逐渐增加，肺内压也逐渐升高，至吸气末，肺内压已升高到和大气压相等，气流随即停止。在呼气初，肺容积减小，肺内压暂时升高并超过大气压，肺内气体便流出肺；肺内气体逐渐减少，肺内压逐渐下降，至呼气末，肺内压便降到和大气压相等（如图5-3所示）。

呼吸过程中，肺内压变化的程度取决于呼吸的缓急、深浅和呼吸道是否通畅。若呼吸浅慢，呼吸道通畅，则肺内压变化较小；反之，若呼吸深快，呼吸道不够通畅，则肺内压变化较大。平静呼吸时，呼吸缓和，肺容积变化较小，吸气时肺内压较大气压低 1~2 mmHg；呼气时肺内压较大气压高 1~2 mmHg。用力呼吸时，呼吸深快，肺内压变化的程度增大。当呼吸道不够通畅时，肺内压的升降将更大。例如，紧闭声门，尽力做呼吸动作，吸气时肺内压可较大气压低 30~100 mmHg，而呼气时则可较大气压高 60~140 mmHg。

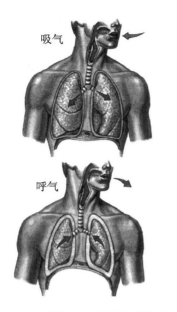
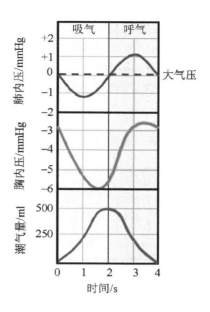

图 5-3　吸气和呼气时肺内压、胸内压和潮气量的变化过程

📝 临床联系

人工呼吸

当人的自然呼吸停止时，靠人为地建立肺内压和大气压之间的压力差来维持肺通气，即人工呼吸。常用的人工呼吸方法有两类：① 负压呼吸法，即人为地使胸廓有节律地扩大与缩小，使肺扩张与回缩，肺内压降低与升高，实现肺通气，如提臂压胸法、压背法等。② 正压呼吸法，即利用高压向肺内输入气体，使肺内压增高，迫使肺扩张，然后停止输气，让肺自然回缩，实现呼气，如口对口呼吸法、人工呼吸机等。在实施人工呼吸时，必须注意清除呼吸道的异物和痰液等，保持呼吸道通畅，否则无效。

3. 胸膜腔内压

胸膜腔是一个存在于胸膜脏层和壁层之间的密闭、潜在的腔隙，而胸膜的脏层和壁层则分别紧贴于肺的外表面和胸廓的内表面。正常情况下，胸膜腔内仅有少量浆液，没有气体。这一薄层浆液的作用是：① 在两层胸膜之间起润滑作用。因为浆液的黏度很低，所以在呼吸运动过程中，两层胸膜可以互相滑动，减少摩擦。② 浆液分子的内聚力使两层胸膜贴附在一起，不易分开，所以，肺可随胸廓的运动而运动。可见，胸膜腔的密闭性和两层胸膜之间浆液分子的内聚力有重要的生理意义。

胸膜腔内的压力称为胸膜腔内压，简称胸内压。如图 5-4 所示，将注射针头斜刺入胸膜腔内并与检压计相连，检压计与胸膜腔相通的一侧液面升高，而与大气相通的另一侧液面降低，说明胸膜腔内压低于大气压。若以大气压为零计，则胸膜腔内压为负值，故胸膜腔内压又称胸膜腔负压或胸内负压。平静呼气末，胸膜腔内压为 $-5 \sim -3$ mmHg，吸气末为 $-10 \sim -5$ mmHg。若关闭声门，用力吸气，胸膜腔内压可降至 -90 mmHg，而用力呼气时则可升高到 110 mmHg。由于食管内压与胸膜腔内压基本一致，为了安全和简便，常测定食管内压以代替胸膜腔内压。

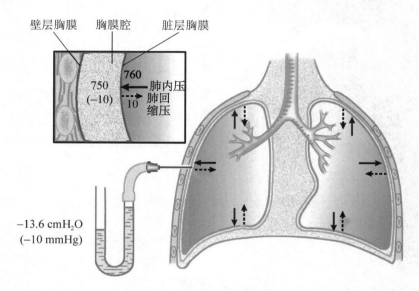

图 5-4　胸膜腔内压产生示意图

　　胸膜腔内压的形成与作用于胸膜腔的两种力有关（如图 5-4 中箭头所示）：① 肺内压，可使肺泡扩张；② 肺回缩压，可使肺泡缩小。胸膜腔内压是这两种方向相反的力的代数和，即

胸膜腔内压 = 肺内压 - 肺回缩压

在吸气末和呼气末，肺内压都等于大气压，因而

胸膜腔内压 = 大气压 - 肺回缩压

若以大气压为零计，则

胸膜腔内压 = - 肺回缩压

　　可见，胸膜腔内压由肺回缩造成。若肺回缩压为 5 mmHg，则胸膜腔内压为 -5 mmHg，实际数值为 755 mmHg。吸气时，由于肺扩张，肺的回缩力增大，即肺回缩压升高，故胸内负压增大。呼气时，由于肺缩小，肺回缩力减小，即肺回缩压降低，因此胸内负压减小。

　　平静呼吸时，胸膜腔内压始终为负值。这是因为胎儿出生后，胸廓的生长发育速度比肺快，胸廓的自然容积远远大于肺的自然容积，肺总是处于被扩张状态，即使在胸廓因呼气而缩小时也如此，只是扩张程度比吸气时小。所以，肺总是存在回缩的倾向。

　　胸膜腔负压具有重要意义：① 有利于肺的扩张，保证肺通气的正常进行。② 促进胸腔内静脉血和淋巴液的回流。由于胸膜腔负压，位于胸腔内大静脉和右心房的压力，即中心静脉压有所降低，外周静脉压与中心静脉压之间的压力差增大，从而有利于静脉血和淋巴液的回流。

气　胸

如果胸膜破裂，与大气相通，空气将立即进入胸膜腔而形成气胸。发生气胸时，肺将因自身的回缩力而塌陷，造成肺不张。此时，尽管呼吸运动仍在进行，但肺随胸廓运动的能力消失或减弱，呼吸功能发生障碍，同时也会影响循环功能，甚至危及生命。

根据脏壁胸膜裂口情况及胸腔内压力不同，气胸分为闭合性、开放性和张力性 3 种。

气胸临床主要表现为患者突感一侧胸痛、气促、憋气或胸闷并进行性加重，可有咳嗽，干咳严重时出现烦躁不安、大汗淋漓、紫绀、冷汗、脉速、虚脱，甚至呼吸衰竭、意识不清。气胸的主要治疗原则在于根据气胸的不同类型进行排气，以解除胸腔积气对呼吸、循环造成的障碍，使肺尽早扩张、恢复功能，同时治疗并发症和原发病。

（二）肺通气的阻力

肺通气过程中遇到的阻力称为肺通气的阻力。在呼吸过程中，呼吸肌产生的动力必须克服肺通气的阻力方能实现肺通气。肺通气的阻力可分为弹性阻力和非弹性阻力。弹性阻力包括肺弹性阻力和胸廓弹性阻力，是平静呼吸时的主要阻力，约占总阻力的 70%；非弹性阻力包括气道阻力、惯性阻力和组织的黏滞阻力，约占总阻力的 30%，其中又以气道阻力为主。

1. 弹性阻力

弹性阻力是指在外力作用下变形的弹性组织所产生的一种对抗变形的力，即回缩力。肺与胸廓都是由弹性成分构成的空腔弹性体，在外力作用下发生变形时，自然就会产生使肺和胸廓向其原初容积恢复的趋势，形成肺通气过程的弹性阻力。

（1）肺弹性阻力。肺弹性阻力来自两方面：① 肺泡内侧的液体层与肺泡内气体之间的液—气界面的表面张力所产生的回缩。② 肺组织本身的弹性回缩力。两者均使肺具有回缩倾向，故又称为肺扩张的弹性阻力，前者约占肺总弹性阻力的 2/3，后者约占 1/3。

肺泡表面张力：肺泡表面覆盖着薄层液体，与肺泡内气体形成液—气界面（如图 5 - 5 所示）。

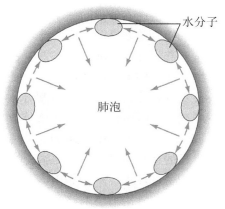

图 5 - 5　肺泡表面张力形成示意图

由于液体分子间的吸引力远大于液体与气体分子间的吸引力，液体表面具有尽可能缩小的倾向，这一使肺回缩的力称为肺泡表面张力。在肺泡球形液—气界面，表面张力指向液—气界面的切线方向，其合力指向肺泡腔，使肺泡趋于缩小。

肺泡表面张力不仅阻碍肺泡的扩张，吸引肺毛细血管内液体进入肺泡而发生肺泡积液，对大小肺泡的相对稳定性也有明显影响。根据拉普拉斯定律，球形物内的压力与壁上的张力成正比，而与球形物的半径成反比，即

$$P = \frac{2T}{r}$$

式中，P 为肺泡内压，T 为肺泡表面张力，r 为肺泡半径。如果大小肺泡彼此连通，且其表面张力相等，那么小肺泡内压力大，大肺泡内压力小，小肺泡内的气体将流入大肺泡而出现小肺泡塌陷、大肺泡膨胀，肺泡也将失去稳定性。但这种情况实际上并未发生，这是由于肺泡内存在一种专门调节肺泡表面张力的物质——肺泡表面活性物质（如图 5-6 所示）。

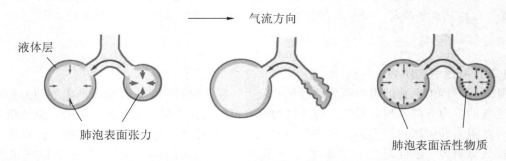

图 5-6　肺泡表面张力和肺泡表面活性物质作用示意图

肺泡壁上的 Ⅱ 型细胞能分泌一种复杂的脂蛋白类混合物，称为**肺泡表面活性物质**（PS），其主要成分为二棕榈酰卵磷脂，其中脂质占 90%，蛋白质占 10%。二棕榈酰卵磷脂分子具有双嗜性，分子的一端是非极性的脂肪酸，是疏水的；分子的另一端具有极性，是亲水的。它们以单分子层的形式排列在肺泡液层表面，极性端插入液体层，非极性端朝向肺泡腔，从而起到降低肺泡液—气界面表面张力的作用。其重要的生理意义是：① 减小吸气阻力。据测算，肺泡表面活性物质能使吸气阻力减小到原来的 1/10～1/5，因而有利于肺的扩张，使吸气更为省力。② 防止肺水肿。肺泡表面活性物质的存在可减弱表面张力对肺毛细血管中液体的吸引作用，防止液体渗入肺泡，使肺泡得以保持相对干燥，防止肺水肿的发生。③ 维持大小肺泡的稳定性。由于分布于肺泡液—气界面的肺泡表面活性物质密度可随肺泡半径的变小而增大，也随半径的变大而减小，所以，在小肺泡内或呼气时，肺泡表面活性物质的密度较大，降低肺泡表面张力的作用较强，于是肺泡表面张力较小，回缩压也较小，从而防止肺泡的塌陷；而在大肺泡内或吸气时，则发生相反的变化，从而防止肺泡的膨胀，大小肺泡就能保持其稳定性。

正常情况下,肺泡表面活性物质不断更新,以保持其正常的功能。成人患肺炎、肺血栓等疾病时,肺组织缺血缺氧,Ⅱ型细胞的功能受到损害,使肺泡表面活性物质分泌减少,肺泡表面张力因而增大,吸气阻力增大,导致呼吸困难,甚至发生肺不张和肺水肿。胎儿肺Ⅱ型细胞在妊娠6~7个月开始分泌肺泡表面活性物质,至分娩前达到高峰。早产儿可因肺泡Ⅱ型细胞尚未成熟,缺乏肺泡表面活性物质,以致发生肺不张和肺透明膜病(血浆液体与蛋白质渗入肺泡,形成一层透明质膜)而死。

肺组织的弹性回缩力:肺组织含有弹性纤维和胶原纤维等成分。肺在体内通常处于一定的被扩张状态,因而具有一定的弹性回缩力,它与肺表面张力一起构成吸气的阻力。发生肺气肿时,弹性纤维被破坏,弹性回缩力减小,致使肺泡气不易被呼出,肺内残余气量增加,不利于肺通气。

(2)胸廓弹性阻力。胸廓也是弹性体,变形时也具有弹性回缩力,其弹性回缩力主要来自胸廓的弹性组织。胸廓弹性回缩力是双向性的,与胸廓所处的位置(或肺容量大小)有关。胸廓在其自然位置(肺容量约为肺总量的67%)时,既不扩大也不缩小,此时无弹性回缩力。当肺容量小于肺总量的67%时,胸廓向内缩小,其弹性回缩力朝外,成为吸气的动力和呼气的阻力;而当深吸气使肺容量大于肺总量的67%时,胸廓向外扩大,其弹性回缩力则向内,成为吸气的阻力和呼气的动力。可见,胸廓弹性回缩力究竟是吸气的阻力还是吸气的动力,应视胸廓的位置而定;而肺弹性回缩力始终是吸气的阻力(见表5-1)。

表5-1 肺弹性阻力与胸廓弹性阻力的比较

比较项	肺弹性阻力	胸廓弹性阻力
方向	单向性,方向朝内	双向性,吸气或呼气初末方向不同
作用	吸气的阻力,呼气的动力	吸气或呼气时既可是动力也可是阻力
来源	2/3来源于肺泡表面张力,1/3来源于肺的弹性纤维	来源于胸廓的弹性组织
影响因素	肺充血、肺水肿、肺组织纤维化、肺泡表面活性物质减少	胸膜壁增厚、胸廓畸形、肥胖等

(3)肺和胸廓的顺应性。由于弹性组织的弹性阻力是难以测量的,所以通常将空腔器官在外力作用下变形的难易程度用顺应性表示。在同样外力作用下,容易变形者顺应性大,反映弹性阻力小;不易变形者顺应性小,反映弹性阻力大,因此顺应性与弹性阻力呈反变关系。在实践中,呼吸器官顺应性的大小可用单位跨壁压变化(ΔP)所引起的容积变化(ΔV)表示:

$$顺应性 = \frac{1}{弹性阻力}$$

$$顺应性(C) = \frac{容积变化(\Delta V)}{单位跨壁压变化(\Delta P)}(L/cmH_2O)$$

肺的顺应性是肺在跨肺压（肺内压与胸膜腔内压的差值）变化时所产生的容积变化。正常成人在平静呼吸时，肺顺应性约等于 $0.2\ L/cmH_2O$，即跨肺压每改变 $1\ cmH_2O$ 时肺容积改变 $0.2\ L$。胸廓的顺应性是在胸壁跨壁压（胸壁外大气压与胸膜腔内压的差值）变化时所产生的胸廓容积变化。正常人的胸廓顺应性约为 $0.2\ L/cmH_2O$。由于肺和胸廓的弹性阻力呈串联关系，所以，肺和胸廓的总弹性阻力应为两者弹性阻力之和，而肺和胸廓的总顺应性应为总弹性阻力的倒数，所以总顺应性为 $0.1\ L/cmH_2O$。在病理情况下，如肺充血、肺水肿、肺纤维化等，因弹性阻力增大，肺顺应性减小，可导致吸气困难。而肺气肿时，因弹性组织被破坏，肺顺应性增大，不易回缩，则可导致呼气困难。胸廓顺应性可因胸廓畸形、胸膜壁增厚、肥胖等情况而减小，致使通气障碍，但一般情况下较少见。

测定离体肺顺应性时，一般采用分步向肺内打入气体或分步从肺内抽出气体的方法。每次打入一定量的气体后，观察检压计水柱的变化，直到水柱不再降低时，为肺内压。将每次测得的数据绘制成曲线，就是肺的静态顺应性曲线，所测得的顺应性就是肺的静态顺应性（如图 5-7 所示）。曲线的斜率反映不同肺容量状态下的顺应性或弹性阻力的大小，曲线斜率大，表示肺顺应性大，弹性阻力小；反之，则表示肺顺应性小，弹性阻力大。从图 5-7可以看出，曲线中段的斜率最大，相当于成人平静呼吸时的肺顺应性，所以平静呼吸时比较省力；而用力吸气或呼气的初期相当于曲线的下段或上段，曲线斜率小，肺顺应性小，弹性阻力大，所以呼吸较费力。图 5-7 中，呼气和吸气时的肺顺应性曲线并不重叠，这一滞后现象与肺泡液—气界面表面张力系数变化有关。

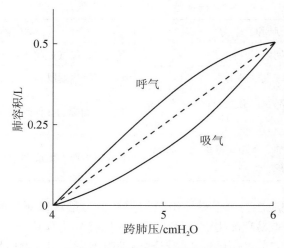

图 5-7　肺的静态顺应性曲线

肺顺应性的大小可随肺容积的变化而变化。肺容积大者，顺应性大，反之亦然。因为吸入同等体积的气体，当基础肺容积较大时，其扩张程度较小，弹性回缩力较小，仅需较小的跨肺压作用就可使肺扩张，故表现为顺应性大；但对于基础肺容积较小者，则需要较大的跨肺压作用才可使肺扩张至同等程度，故顺应性小。为排除肺容量对肺顺应性的影响，在比较不同个体的肺顺应性时，应排除肺总量的影响，即以单位肺容量计算肺顺应性，这一指标称为比顺应性。它适用于不同个体肺弹性阻力的比较。

$$比顺应性 = \frac{肺顺应性(L/cmH_2O)}{肺总量(L)}$$

2. 非弹性阻力

非弹性阻力是指在气体流动时出现的阻力，并随气流速度的加快而增大，属于动态阻力，包括气道阻力、黏滞阻力和惯性阻力。在平静呼吸时，由于呼吸频率低，气流速度慢，所以在非弹性阻力中，惯性阻力和黏滞阻力都很小，而气道阻力占80%~90%。

（1）气道阻力。气道阻力是指气体通过呼吸道时，气体分子之间及气体分子与气道管壁之间的摩擦力。气道阻力受气流速度、气流形式和管径大小的影响。气道阻力与气体流速呈正相关，其他条件不变时，呼吸越急促，气流速度越快，气道阻力也越大。气流形式有层流和湍流。层流阻力小，湍流阻力大。气流速度太快和管道不规则容易发生湍流，以致气道阻力增加。层流时，气道阻力与管径的四次方成反比，若管径缩小1/2，则气道阻力增大16倍。管径是影响气道阻力的另一重要因素。管径缩小，气道阻力增大；管径扩大，气道阻力减小。

迷走神经兴奋时，末梢释放乙酰胆碱，作用于支气管平滑肌膜上的M受体，平滑肌收缩，管径缩小，而气道阻力增大；交感神经兴奋时，末梢释放去甲肾上腺素，作用于支气管平滑肌上的β_2受体，平滑肌舒张，管径增大，而气道阻力减小。

📝 临床联系

过敏性哮喘

肺组织释放的某些化学物质，如组胺、慢反应物质、内皮素、前列腺素F_2等，可强烈收缩细支气管平滑肌，可能在过敏性哮喘发作中起重要作用。故临床上常用拟肾上腺素药物解除支气管哮喘患者的呼吸困难。

（2）黏滞阻力。黏滞阻力来自呼吸时组织相对位移所产生的摩擦。其与呼吸频率成正比：吸气量大，吸气速度快，黏滞阻力增大。肺纤维化、脊柱变形等病理情况下，黏滞阻力有所加大。

（3）惯性阻力。惯性阻力是气流在发动、变速、换向时，因气流和组织的惯性所产生的阻止肺通气的力。平静呼吸时，呼吸频率低，气流速度慢，惯性阻力很小，故可忽略不计。

二、肺通气功能评价

肺通气过程受呼吸肌的收缩活动、肺和胸廓的弹性特征及气道阻力等多种因素的影响。

呼吸肌麻痹、肺和胸廓的弹性发生变化以及气胸等会引起肺的扩张受限，可发生限制性通气不足；支气管平滑肌痉挛、气道内异物、气管和支气管内黏膜腺体分泌过多，以及气道外肿瘤压迫引起气道管径减小或气道阻塞时，可出现阻塞性通气不足。测定肺通气功能不仅可以明确是否存在肺通气功能障碍及其障碍程度，而且能鉴别肺通气功能降低的类型。

（一）肺容积

肺容积是指肺内气体的容积，可分为潮气量、补吸气量、补呼气量和余气量。图5-8显示了肺的4种基本容积，它们互不重叠，全部相加等于肺总量。

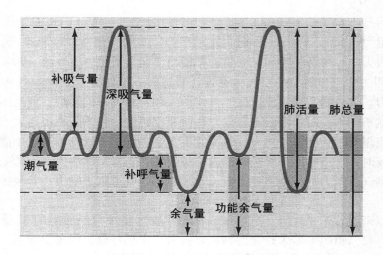

图5-8 肺容积和肺容量示意图

1. 潮气量

平静呼吸时每次吸入或呼出肺的气体量，称为潮气量。正常成人平静呼吸时，潮气量为400~600 ml；运动时，潮气量可随运动的强度而有不同程度的增加。

2. 补吸气量

平静吸气末，再尽力吸气所能吸入的气体量，称为补吸气量。正常成人的补吸气量为1 500~2 000 ml。

3. 补呼气量

平静呼气末，再尽力呼气所能呼出的气体量，称为补呼气量。正常成人的补呼气量为900~1 200 ml。

4. 余气量

最大呼气末，尚存留于肺内而不能呼出的气体量，称为余气量，或称残气量。正常成人的余气量为1 000~1 500 ml。支气管哮喘和肺气肿患者，余气量有所增加。

（二）肺容量

肺容量是指基本肺容积中两项或两项以上的联合气量（如图5-8所示）。

1. 深吸气量

平静呼气末，做最大吸气所能吸入的气体量，称为深吸气量。其是潮气量和补吸气量之和，是衡量最大通气潜力的一个重要指标。胸廓、胸膜、肺组织和呼吸肌等的病变，可使深吸气量减少，最大通气潜力降低。

2. 功能余气量

平静呼气末，仍存留于肺内的气体量，称为功能余气量，或称功能残气量。其是余气量和补呼气量之和。正常成人的功能余气量约为 2 500 ml。肺气肿患者的功能余气量会有所增加。肺纤维化等肺实变患者的功能余气量会减小。功能余气量可缓冲呼吸过程中肺泡内 O_2 和 CO_2 分压的大幅度波动，有利于气体交换。

3. 肺活量

最大吸气后，再尽力呼气，此时从肺内所能呼出的最大气体量称为肺活量。其是潮气量、补吸气量和补呼气量之和。肺活量有较大的个体差异，与身材、性别、年龄、体位等有关。正常成年男性的肺活量约为 3 500 ml，女性约为 2 500 ml。

肺活量的大小反映一次呼吸时肺所能达到的最大通气量。它的测量方法简单，可重复性好，可作为评价肺通气功能好坏的指标。但由于测定肺活量时不限制呼气的时间，所以不能充分反映肺组织的弹性状态和气道的通畅程度。例如，当患者肺弹性降低或气道狭窄时，肺通气功能已受到明显影响，而肺活量在任意延长呼吸时间的条件下，仍可在正常范围内。

4. 用力肺活量和用力呼气量

用力肺活量也称时间肺活量，是指一次最大吸气后，尽力尽快呼气所能呼出的最大气体量。正常时，用力肺活量略小于在没有时间限制条件下测得的肺活量。用力呼气量是指一次最大吸气后尽力尽快呼气，在一定时间内所能呼出的气体量，通常以它所占用力肺活量的百分数表示。正常人在第 1 秒、第 2 秒、第 3 秒末呼出的气体量分别占用力肺活量的 83%、96% 和 99% 左右（如图 5-9 所示）。其中，第 1 秒内呼出的气体量，称为 1s 用力呼气量，在临床上最常用。用力肺活量与用力呼气量不仅能反映肺活量的大小，而且能反映呼吸所遇阻力的变化，是评价肺通气功能的较好指标。气道狭窄患者的用力肺活量和用力呼气量均有所下降，往往需要5~6 s 或更长的时间才能呼出全部肺活量气体。

5. 肺总量

肺所能容纳的最大气量，称为肺总量。其是肺活量和余气量之和。正常成年男性的肺总量约为 5 000 ml，女性约为 3 500 ml。肺总量因性别、年龄、身材、运动锻炼情况和体位而异。

三、肺通气量

（一）每分通气量

每分通气量是指肺每分钟吸入或呼出的气体总量。其大小取决于潮气量的多少及呼吸频率的快慢，即

$$每分通气量 = 潮气量 \times 呼吸频率$$

每分通气量能够反映个体呼吸系统的通气能力。平静呼吸时，呼吸频率因年龄和性别而不同。新生儿的呼吸每分钟可达 60~70 次，以后随着年龄的增加而逐渐减慢；正常成人平均每分钟呼吸 12~18 次，女性比男性快 2~3 次。正常成人平静呼吸时的每分通气量为 6~9 L。

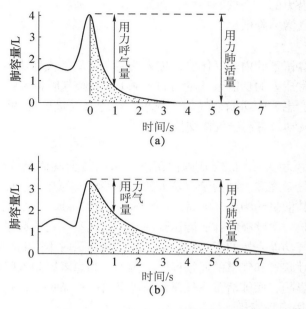

图 5－9　用力肺活量和用力呼气量
（a）正常人；（b）气道狭窄患者

随着呼吸频率的变化，或呼吸深度即潮气量的变化，每分通气量也相应增加或减少。

最大限度地做深而快的呼吸，肺每分钟吸入或呼出的气体量，称为最大通气量。它反映单位时间内充分发挥全部通气能力所能达到的通气量，是评价一个人能进行多大运动量的一项重要指标。测定最大通气量时，一般只测量 10 s 或 15 s，再进行换算。健康成人的最大通气量一般可达 70～120 L/min。

（二）无效腔和肺泡通气量

从鼻腔到肺泡，凡没有气体交换功能的管腔，称为无效腔。无效腔分为解剖无效腔和肺泡无效腔。前者是指鼻、咽、喉、气管、支气管分支直至终末细支气管，这一段呼吸道管壁没有肺泡，因而无气体交换功能，其容积约为 150 ml；后者是指未参加气体交换的肺泡腔，进入肺泡内的气体因血液在肺内分布不均匀等，未能与血液进行气体交换。正常人的肺泡无效腔气量接近于零，故无效腔与解剖无效腔几乎相等。

由于无效腔的存在，吸气时，吸入的新鲜空气不能全部进入肺泡。进入肺泡的气体是上次呼气末留在解剖无效腔内的气体和新吸入气体的前一部分，后一部分则留在解剖无效腔中。呼气时，首先把解剖无效腔中的空气驱出，随后才呼出肺泡中的一部分气体，还有另一部分肺泡气体停留在解剖无效腔中，待下一次吸气时首先被吸入肺泡。因此，从气体交换的角度考虑，真正有效的通气量应是肺泡通气量，它是指每分钟吸入肺泡的新鲜空气量。

肺泡通气量 =（潮气量 – 无效腔气量）× 呼吸频率

例如，某人解剖无效腔为 150 ml，潮气量为 500 ml，呼吸频率为 12 次，所以每分通气量为 6 000 ml，而肺泡通气量为 4 200 ml。由此可知，肺泡通气量和肺通气量是不等的，而且当潮气量和呼吸频率发生改变时，对两者的影响也不相同（见表5-2）。当潮气量减半、呼吸频率加倍，或潮气量加倍、呼吸频率减半时，每分通气量都相等，然而肺泡的每分通气量则不同，前者要比后者少。故从气体交换的效果来说，深慢呼吸比浅快呼吸效率高。

表5-2　呼吸形式对肺通气量和肺泡通气量的影响

呼吸形式	潮气量/ml	频率/(次/min)	每分通气量/(ml/min)	肺泡通气量/(ml/min)
平静呼吸	500	12	6 000	4 200
浅快呼吸	250	24	6 000	2 400
深慢呼吸	1 000	6	6 000	5 100

📝 **临床联系**

呼吸功能监测

　　正常的呼吸功能是维持生命及机体内环境稳定的重要生理活动之一。呼吸功能障碍，将不同程度地影响患者的生命状况，使病情进一步恶化甚至增加死亡率。为危重患者行呼吸监测是判断其呼吸功能状况、防治并发症和推测预后的必要手段，对临床医疗及护理具有重要指导意义。

　　能够在床边测定的指标最适于对危重患者的监测，临床易得的观察指标，如平卧时的呼吸状态，患者唇甲、趾（指）端的色泽等，可作为患者现有肺功能状态及能否承受某种治疗的估计。对原病史的采集、呼吸系统的物理检查、胸部X线片及血液气体分析等，以此为基础而施行肺容量测定、肺通气功能测定及实验室分析，能更全面地反映肺功能概况。

第二节　肺换气与组织换气

　　气体交换是指肺泡与血液之间以及血液与组织细胞之间O_2和CO_2的交换过程。前者称为肺换气，后者称为组织换气。肺和组织的气体交换原理基本上是相同的。

一、气体交换的原理

（一）气体交换的条件、动力和方式

1. 气体的分压差

　　气体的分压是指混合气体中各组分气体的压力，而气体的分压差是指两个区域之间某气体分压的差值。气体的分压可用混合气体的总压力乘以该气体在混合气体中所占的容积百分数求得。例如，空气的总压力为760 mmHg，其中O_2的容积百分数是21%，则O_2分压

（PO_2）为 159 mmHg；CO_2 的容积百分数为 0.04% ，则 CO_2 分压（PCO_2）为 0.3 mmHg。

当气体与液体表面接触时，气体的分压可使一定数量的气体分子溶解于液体；溶解的气体分子也不断地从液体中逸出。溶解的气体分子从溶液中逸出的力，称为该气体的张力，即该气体在液体中的分压。现将海平面上空气、肺泡气、血液与组织中各气体的分压列于表 5 - 3 中。

表 5 - 3 海平面上空气、肺泡气、血液与组织中各气体的分压

分压	空气	肺泡气	动脉血	静脉血	组织
PO_2	159	104	100	40	30
PCO_2	0.3	40	40	46	50
PN_2	597	569	573	573	573
PH_2O	3.7	47	47	47	47
合计	760	760	760	706	700

从表 5 - 3 中可见，肺泡气、动脉血、静脉血和组织中的 PO_2 和 PCO_2 各不相同，彼此间存在一定的分压差。

2. 气体扩散

气体分子每时每刻都在进行着无定向的运动，其结果是使气体分子由分压高处移向分压低处，这一过程称为气体扩散。肺换气和组织换气正是以气体扩散的方式进行的。正常情况下，肺泡呼吸膜和组织细胞膜对气体分子具有良好的通透性，O_2 和 CO_2 在各自的分压差推动下很容易透过这些膜结构而进行气体交换。可见，气体的分压差是气体交换的动力，而肺泡呼吸膜和组织细胞膜对 O_2 和 CO_2 的通透性则是气体交换的条件。

单位时间内气体扩散的容积，称为气体扩散速率（D）。气体扩散速率高，则气体交换快；气体扩散速率低，则气体交换慢。气体扩散速率受下述因素的影响：① 气体分压差（ΔP）前文已述，气体分压差是气体扩散的动力。分压差越大，气体扩散越快，扩散速率越高；反之，分压差越小，气体扩散越慢，扩散速率越低。② 气体分子量（MW）和溶解度（S）。气体扩散速率与该气体分子量的平方根成反比，而与气体在溶液中的溶解度成正比。③ 扩散面积（A）和扩散距离（d）。气体扩散速率与扩散面积成正比，而与扩散距离成反比。④ 温度（T）。气体扩散速率与温度成正比。综上所述，气体扩散速率与上述各因素的关系是：

$$D \propto \frac{\Delta P \cdot T \cdot A \cdot S}{d \cdot \sqrt{MW}}$$

（二）气体交换的过程

1. 肺换气

肺换气是指肺泡内气体与流经肺毛细血管血液之间的气体交换。通常，将肺泡气与肺毛细血管血液之间的组织结构称为呼吸膜，其由 6 层结构组成（如图 5 - 10 所示），从肺泡腔开始依次是含肺泡表面活性物质的液体分子层、肺泡上皮细胞、肺泡上皮基膜、组织间隙、毛细血管基膜和毛细血管内皮细胞。呼吸膜的平均厚度不到 1.0 μm，最薄处仅 0.2 μm，通透性好，气体易于扩散，肺泡和血液之间的气体交换在此进行。人类两肺共有约 3 亿个肺

泡，呼吸膜的总面积可达 70 m^2。

由表 5-3 可见，肺泡气的 PO_2（104 mmHg）大于静脉血的 PO_2（40 mmHg）；而肺泡气的 PCO_2（40 mmHg）则小于静脉血的 PCO_2（46 mmHg）。当来自肺动脉的静脉血流经肺毛细血管时，O_2 由肺泡扩散入血，而 CO_2 则由血液向肺泡扩散，从而形成肺换气。O_2 与 CO_2 扩散很快，实验表明，通常血液流经肺毛细血管的时间平均为 0.7 s，而气体交换仅需 0.3 s。所以，当血液流经肺毛细血管全长约 1/3 时，气体交换已基本完成，结果是静脉血变成 O_2 含量较多、CO_2 含量较少的动脉血（如图 5-11 所示）。

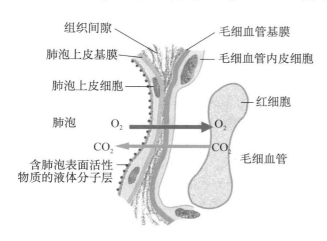

图 5-10 呼吸膜结构示意图

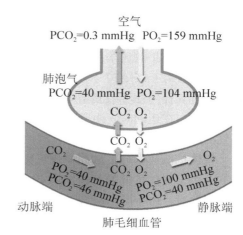

图 5-11 肺换气示意图

2. 组织换气

由于组织代谢不断消耗 O_2，并产生 CO_2，所以组织内的 PO_2（30 mmHg）低于动脉血的 PO_2（100 mmHg），而 PCO_2（50 mmHg）则高于动脉血的 PCO_2（40 mmHg）（见表 5-3）。当血液流经组织毛细血管时，O_2 即由血液向组织扩散，而 CO_2 则由组织向血液扩散，于是形成组织换气，结果是动脉血变成 O_2 含量较少、CO_2 含量较多的静脉血（如图 5-12 所示）。

总之，血液流经肺时不断摄取 O_2，并排出 CO_2；而流经组织时则不断释放 O_2，并带走 CO_2。这就是气体交换过程。

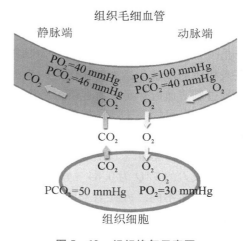

图 5-12 组织换气示意图

二、影响肺换气的因素

影响肺换气的因素很多，如前所述，凡能影响气体扩散速率的因素，如气体的分压差、分子量和溶解度，扩散面积和扩散距离，温度等，都能影响肺换气。

（一）肺泡气的更新率

肺换气依赖于肺泡气与血液之间气体分压差的推动，而肺泡气 PO_2 与 PCO_2 取决于肺泡气的更新率。由于无效腔的存在，每次呼吸只能使部分肺泡气得到更新。例如，某人潮气量为 500 ml，无效腔为 150 ml，每次吸气仅有 350 ml 新鲜空气进入肺泡，若其呼气末的功能余气量为 2 500 ml，则每次呼吸约有 1/7 的肺泡气得到更新，即更新率为 14.3%。无效腔增大（如支气管扩张）或功能余气量增大（如肺气肿），会使肺泡气更新率降低，肺泡气与血液之间的 PO_2 和 PCO_2 减小，从而影响肺内气体交换。

（二）呼吸膜的厚度与面积

肺换气时，O_2 和 CO_2 的扩散必须通过呼吸膜。因此，呼吸膜的厚度与面积影响气体交换的效率。气体扩散速率与呼吸膜厚度成反比，呼吸膜越厚，单位时间内交换的气体量越少。呼吸膜尽管有 6 层结构（如图 5-10 所示），但总厚度不到 1 μm，通透性也很高，气体极易扩散通过。任何使呼吸膜增厚的疾病，都会降低气体扩散速率，减少扩散量，如肺纤维化、肺水肿等；在运动时，由于血流加速，气体在肺部的交换时间缩短，呼吸膜厚度的改变对肺换气的影响更加明显。

气体扩散速率与扩散面积成正比。呼吸膜的面积很大，总扩散面积约为 70 m^2；安静状态下，用于气体扩散的面积约为 40 m^2，说明呼吸膜有相当大的面积储备。病理情况下，如患肺气肿时，由于肺泡融合，气体扩散面积减小，因而气体交换减少；此外，肺不张、肺实变或肺毛细血管关闭和阻塞等，均可使气体扩散面积减小，进而影响肺换气。

（三）通气/血流比值

通气/血流比值是指肺泡通气量（V）和肺血流量（Q）的比值（V/Q）。正常人安静时，肺泡通气量约为 4.2 L/min，肺血流量即心输出量，约为 5 L/min，故 V/Q 为 0.84。只有恰当的 V/Q 才能实现有效的气体交换，这是因为肺换气依赖于两个泵的协调配合工作。一个是气泵，使肺泡气不断更新，为肺换气提供 O_2，并移除 CO_2；另一个是血泵，向肺循环泵入相应的血量，运来机体代谢产生的 CO_2，运走组织需要的 O_2。如果 V/Q 增大，意味着通气过剩或血流不足，将有部分肺泡不能与血液充分交换气体，使肺泡无效腔增大；如果 V/Q 减小，则可能由于肺通气量不足或血流过剩，部分血液没能得到充分的气体更新便流回心脏，犹如出现动静脉短路（如图 5-13 所示）。这两种情况都将使肺换气效率降低，造成机体缺氧和 CO_2 潴留（其中缺氧表现更常见）。

正常成人的 V/Q 为 0.84（整个肺的平均水平）。肺各部 V/Q 可因通气量与血流量分布不均匀而有所不同。人在直立时，由于重力的作用，肺尖部的通气量和血流量都比肺下部少，尤以血流量减少更显著，故肺尖部的 V/Q 较大，而肺下部的 V/Q 较小。

第三节　气体在血液中的运输

借助于血液的流动，循环系统将 O_2 从肺运至组织，同时将 CO_2 从组织运至肺，完成肺换气和组织换气的联系，称为气体在血液中的运输。O_2 和 CO_2 在血液中的运输形式有物理溶

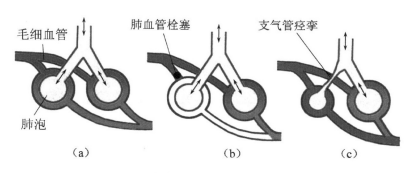

图 5-13 通气/血流比值及其变化示意图

（a）V/Q 正常；（b）V/Q 增大；（c）V/Q 减小

解和化学结合两种。其中，物理溶解运输的量很少，远不能满足机体代谢的需要，因此气体运输形式以化学结合为主（见表 5-4）。虽然 O_2 和 CO_2 的溶解量都很小，但很重要，因为在肺换气和组织换气时，O_2 和 CO_2 进入血液，都是先以物理溶解的形式溶于血浆中，再进行化学结合；而且 O_2 和 CO_2 从血液释出时，也是溶解的气体先逸出，使血中气体的分压下降，结合的气体再分离出来补充那些逸出的溶解气体。物理溶解与化学结合处于动态平衡之中。

表 5-4 血液中 O_2 和 CO_2 的含量　　　　　　　　　ml/100 ml 血液

气体	动脉血		合计	混合静脉血		合计
	物理溶解量	化学结合量		物理溶解量	化学结合量	
O_2	0.31	20.0	20.31	0.11	15.2	15.31
CO_2	2.53	46.4	48.93	2.91	50.0	52.91

一、O_2 的运输

血液运输 O_2 的方式既有物理溶解也有化学结合。由于血浆对 O_2 的溶解度极小，所以以物理溶解形式运输的 O_2 只占血液运输 O_2 总量的 1.5%。进入血液的大多数 O_2 迅速从血浆扩散入红细胞，与红细胞内的血红蛋白（hemoglobin，Hb）结合，以化学结合的形式运输。血红蛋白是血液中运输 O_2 的重要载体，其浓度决定血液运输 O_2 的量。

（一）血红蛋白的分子结构

血红蛋白分子是由一个珠蛋白和 4 个血红素构成的四聚体（如图 5-14 所示）。珠蛋白有 4 条多肽链，每条多肽链连接一个血红素，每个血红素是由 4 个吡咯基组成的一个原卟啉环，中心为一个二价铁离子（Fe^{2+}），它既可以与 O_2 结合，也可以与 CO_2 结合。不同 Hb 分子中珠蛋白多肽链的组成不同，成人的 Hb（HbA）由 2 条 α 链和 2 条 β 链组成，为 $\alpha_2\beta_2$ 结构。胎儿的 Hb（HbF）由 2 条 α 链和 2 条 γ 链组成，为 $\alpha_2\gamma_2$ 结构。出生后不久，HbF 即为 HbA 所取代。

Hb 的立体构象呈椭圆形，4 个亚基聚集成四面体，血红素分别位于 Hb 表面各亚基的裂

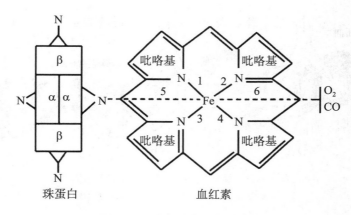

图 5–14 血红蛋白组成示意图

隙中。Hb 的各亚基内部和亚基之间通过盐键连接。Hb 与 O_2 结合或解离时，盐键的形成或断裂可使 Hb 的分子构象改变，Hb 与 O_2 的亲和力也随之改变。

（二）血红蛋白与 O_2 结合的特征

1. 快速、可逆、无酶催化

血液中的 O_2 主要与 Hb 分子中的 Fe^{2+} 结合，并以氧合血红蛋白（HbO_2）的形式运输。Hb 与 O_2 结合的反应迅速、可逆，而且无需酶的催化。整个反应过程无电荷的转移，血红素分子中的 Fe^{2+} 与 O_2 结合后仍保持 Fe^{2+} 状态，因此这是一种氧合作用而非氧化反应，能迅速结合，也能迅速解离。结合或解离取决于 PO_2 的大小。当血液流经肺时，因肺泡 PO_2 高，O_2 从肺泡扩散入血液，使血液 PO_2 升高，Hb 与 O_2 结合形成 HbO_2；当血液流经组织时，因组织 PO_2 低，HbO_2 解离释出 O_2 进入组织，而转化成去氧 Hb 或还原 Hb。Hb 与 O_2 的结合和解离可表示为

$$Hb + O_2 \xrightleftharpoons[\text{PO}_2 \text{ 低（组织）}]{\text{PO}_2 \text{ 高（肺）}} HbO_2$$

2. 饱和现象

1 分子 Hb 中含有 4 个 Fe^{2+}，一个 Fe^{2+} 能结合一个 O_2，因此一分子 Hb 最多可结合 4 分子 O_2；Hb 的分子量为 64 000 ~ 67 000，所以 1 g Hb 可结合 1.34 ~ 1.39 ml O_2。每 100 ml 血液中 Hb 所能结合的最大 O_2 量，称为 **Hb 氧容量**，此值取决于 Hb 的浓度。若某人 Hb 含量为 15 g/100 ml 血液，则其 Hb 氧容量为 20.1 ml/100 ml 血液。但实际上，血液中所含的 O_2 量并非都能达到最大值，通常将每 100 ml 血液中 Hb 实际结合的 O_2 量，称为 **Hb 氧含量**，此值可受 PO_2 的影响。Hb 氧含量占 Hb 氧容量的百分数，称为 **Hb 氧饱和度**。

$$Hb \text{ 氧饱和度} = \frac{Hb \text{ 氧含量}}{Hb \text{ 氧容量}} \times 100\%$$

正常人的动脉血 PO_2 较高，为 100 mmHg，Hb 氧含量可达 19.4 ml/100 ml 血液，Hb 氧饱和度约为 98%；静脉血 PO_2 较低，为 40 mmHg，Hb 氧含量只有 14.4 ml/100 ml 血液，Hb

氧饱和度约为 75%。通常情况下，血中溶解的 O_2 极少，可忽略不计，因此，Hb 氧容量、Hb 氧含量和 Hb 氧饱和度可分别视为**血氧容量、血氧含量和血氧饱和度**。

3. 发绀现象

HbO_2 呈鲜红色，去氧 Hb 呈紫蓝色。当血液中去氧 Hb 含量达 5 g/100 ml 血液以上时，皮肤和黏膜呈浅蓝色，称为**发绀**。发绀一般提示机体缺氧。但在严重贫血患者中，由于其血液中 Hb 含量低，去氧 Hb 含量一般不会高于 5 g/100 ml 血液，故虽有缺氧，却不出现发绀；反之，某些红细胞增多的患者，虽不缺氧，但因血液的 Hb 含量高，静脉血中的去氧 Hb 常可达到 5 g/100 ml 血液以上，因而会出现发绀。此外，在 CO 中毒时，由于 Hb 与 CO 的亲和力约为 O_2 的 250 倍，血液中绝大多数 Hb 与 CO 结合成一氧化碳血红蛋白（HbCO），此时患者虽有严重缺氧，却也不表现为发绀，而是呈现 HbCO 所特有的樱桃红色。

4. 协同效应

Hb 分子有两种构型：去氧 Hb 为紧密型（T 型），氧合 Hb 为疏松型（R 型）。当 O_2 与 Hb 结合后，Hb 分子中的盐键逐步断裂，Hb 分子逐渐由 T 型变为 R 型，对 O_2 的亲和力逐渐增加。R 型 Hb 对 O_2 的亲和力是 T 型 Hb 的 500 倍。虽然 T 型 Hb 与 O_2 的亲和力低，但一旦 Hb 分子中的 1 个亚基与 O_2 结合，由于变构效应，其他亚基就容易与 O_2 结合；反之，当 HbO_2 的 1 个亚基释放 O_2 后，其他亚基就容易释放 O_2。可见，Hb 的 4 个亚基之间存在协同效应，无论是结合 O_2 还是释放 O_2，彼此都相互影响。

📝 **临床联系**

CO 中毒

CO 是无色、无臭、无味的化学毒物，为碳或含碳物质燃烧不完全时所释放。吸入过量的 CO，将影响 Hb 与 O_2 的结合，导致机体严重缺氧，从而危及生命。因此，在急性 CO 中毒患者的处理和护理过程中，一项重要的措施是给氧。迅速将患者安置在通风良好处，松解衣服，使之能自由呼吸，并注意保暖。迅速纠正缺氧，轻度中毒者给予中高流量鼻导管吸氧；中重度中毒者给予面罩吸氧，以最快的速度送往医院后尽快行高压氧治疗。高压氧治疗能有效纠正缺氧状态，防止和减少各种并发症，是提高 CO 中毒治愈率的关键。

（三）O_2 解离曲线及其影响因素

1. O_2 解离曲线

O_2 解离曲线是表示血液 PO_2 和 Hb 氧饱和度关系的曲线（如图 5 - 15 所示），即表示在不同的血液 PO_2 下，Hb 与 O_2 结合或解离的情况。O_2 解离曲线呈特殊的 S 形，可分为上、中、下三段。

（1）O_2 解离曲线的上段：指 PO_2 在较高水平即在 60 ~ 100 mmHg 范围内的一段曲线，是描述 Hb 和 O_2 结合的部分。这段曲线较为平坦，表明 PO_2 的变化对 Hb 氧饱和度的影响不

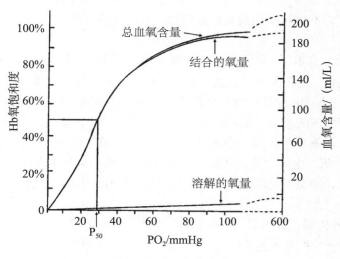

图 5－15　O_2 解离曲线

大。例如，PO_2 为 100 mmHg（相当于动脉血 PO_2）时，Hb 氧饱和度为 98%，Hb 氧含量约为 19.4 ml/100 ml 血液；当 PO_2 降至 80 mmHg 时，Hb 氧饱和度约为 96%；而 PO_2 降至 60 mmHg 时，Hb 氧饱和度仍保持在 90% 左右。因此，即使吸入气或肺泡气中 PO_2 有所下降，如在高原、高空等低氧环境下生存或患某些呼吸系统疾病时，只要吸入气中 PO_2 不低于 60 mmHg，Hb 氧饱和度仍能保持在 90% 以上，血液仍可携带足够量的 O_2，不致发生明显的低氧血症。相反，若将吸入气中 PO_2 提高到 150 mmHg，Hb 氧饱和度虽可高达近 100%，但此时的 Hb 氧含量约为 20 ml/100 ml 血液，即 Hb 氧含量只增加了 0.6 ml。这就可以解释为什么通气/血流比值不匹配时，增加肺泡通气量无助于 O_2 的摄取了。

（2）O_2 解离曲线的中段：指 PO_2 在 40～60 mmHg 范围内的一段曲线，是描述 HbO_2 释放 O_2 的部分。这段曲线较陡。当 PO_2 为 40 mmHg 即相当于静脉血 PO_2 时，Hb 氧饱和度约为 75%，Hb 氧含量为 14.4 ml/100 ml 血液。这说明血液从动脉流向静脉的过程中，Hb 氧饱和度由 98% 下降到 75%，每 100 ml 血液向组织释放约 5 ml O_2。其生理意义是血液流经组织时可释放适量的 O_2，以保证安静状态下组织代谢的需要。

（3）O_2 解离曲线的下段：指 PO_2 在 15～40 mmHg 范围内的一段曲线，也是描述 HbO_2 与 O_2 解离的部分。这段曲线最陡，表示 PO_2 稍有下降，Hb 氧饱和度即有明显的降低。在组织代谢活动加强时，PO_2 可降至 15 mmHg，Hb 氧饱和度降低到 22% 左右，Hb 氧含量仅为 4.4 ml/100 ml 血液，即每 100 ml 血液可供给组织 15 ml O_2，是安静时（曲线中段）的 3 倍。这段曲线表示血液有很大的释 O_2 储备量，能满足组织活动增强时的需要。

　　O_2 解离曲线的特殊形态不仅解释了血液运输 O_2 的机制，也反映了 Hb 具有氧缓冲作用，能有效地保证体内 O_2 的运输和利用（见表 5－5）。当血液中 PO_2 升高到一定程度后，PO_2 再升高也不能使 Hb 氧含量增加，因为 Hb 结合的氧量已达饱和，O_2 解离曲线完全进入平台状，所以提高 PO_2 只能使血液中溶解的 O_2 增加。临床采用高压氧舱治疗 CO 中毒，其目的在于通过提高血液溶解的 O_2 量改善血液运输 O_2 的效率。

表 5 - 5 O_2 解离曲线上、中、下三段的比较

比较项	上段	中段	下段
对应 PO_2	60 ~ 100 mmHg	40 ~ 60 mmHg	15 ~ 40 mmHg
曲线特点	平坦	较陡	最陡
Hb 对 O_2 的亲和力	高	低	最低
对应人体部位	肺	组织	组织
PO_2 变化对 Hb 氧饱和度的影响	不明显	较明显	最明显
意义	反映结合	反映解离	反映储备

O_2 解离曲线的上述特点对因呼吸、心血管系统某些疾病引起的缺氧的早期诊治不利。因为当动脉血 PO_2 降低不多时，Hb 氧饱和度降低不大，缺氧并不明显；一旦动脉血 PO_2 降到 60 mmHg 以下，Hb 氧饱和度与 Hb 氧含量急剧下降，病情就会急转直下而出现严重缺氧。

2. 影响 O_2 解离曲线的因素

O_2 解离曲线反映 Hb 氧饱和度与血液或吸入气中 PO_2 的关系，但是不能反映 Hb 对 O_2 的亲和力。实践中，常用 P_{50} 表示 Hb 对 O_2 的亲和力。P_{50} 是指 Hb 氧饱和度为 50% 时的 PO_2，正常值为 26.5 mmHg（如图 5 - 16 所示）。P_{50} 增大，表明 Hb 对 O_2 的亲和力降低，有利于 O_2 的释放；反之，P_{50} 减小，表明 Hb 对 O_2 的亲和力升高，不利于 O_2 的释放。

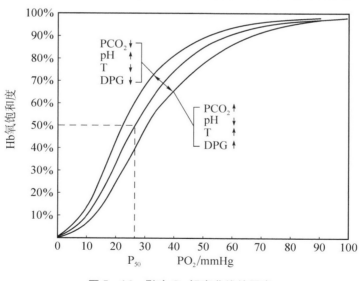

图 5 - 16 影响 O_2 解离曲线的因素

（1）血液 pH 和 PCO_2 的影响。pH 降低或 PCO_2 升高，可使 Hb 与 O_2 的亲和力降低，P_{50} 增大，O_2 解离曲线向右偏移；pH 升高或 PCO_2 降低，Hb 与 O_2 的亲和力增强，P_{50} 减小，O_2

解离曲线向左偏移。血液酸碱度对 Hb 与 O_2 亲和力的这种影响又称为**波尔效应**。波尔效应的生理意义是它既可以促进体循环毛细血管血液中 O_2 的释放，又可促进肺循环毛细血管血液的氧合，从而提高血液的运氧效率。由于全身组织细胞的代谢活动不断进行，组织中 H^+ 和 CO_2 含量均较高，当血液流经组织时，CO_2 扩散进入血液，血液中的 CO_2 和 H^+ 浓度随之升高，Hb 对 O_2 的亲和力减弱，HbO_2 解离趋势增强并向组织释放 O_2，组织代谢水平越高，获取的 O_2 越多；当血液流经肺毛细血管时，随着 CO_2 由血液向肺泡的扩散，血液 PCO_2 下降，H^+ 浓度降低，使 Hb 对 O_2 的亲和力增强，血液结合的 O_2 随之增加。

（2）温度的影响。温度升高，Hb 与 O_2 的亲和力减弱，O_2 解离曲线向右偏移，有助于 O_2 的释放；而温度降低，Hb 与 O_2 的亲和力增强，O_2 解离曲线向左偏移，不利于 O_2 的释放。温度对 O_2 解离曲线的影响可能与温度影响了 H^+ 的活度有关，温度升高，H^+ 活度增加，降低了 Hb 与 O_2 的亲和力。当组织代谢活跃时，局部组织温度升高，加之 CO_2 和酸性代谢产物增多，有利于 HbO_2 解离，组织可获得更多的 O_2 以适应代谢的需要。

（3）2,3-二磷酸甘油酸（DPG）。2,3-二磷酸甘油酸是红细胞无氧糖酵解的产物，是一种有机磷化物，它能与 Hb 分子的 β 链结合，促使 Hb 向 T 型转变，降低了 Hb 与 O_2 的亲和力，使 O_2 解离曲线右移，有助于 HbO_2 解离释放 O_2。

📝 临床联系

在慢性缺氧、贫血、高山低氧等情况下，糖酵解增强，红细胞内 DPG 增加，O_2 解离曲线向右偏移，有利于 O_2 的释放，改善组织的缺氧状况。临床上常用抗凝剂枸橼酸—葡萄糖液保存血库中的血液，当保存时间超过 3 周后，糖酵解停止，红细胞中的 DPG 含量减少，导致 Hb 与 O_2 的亲和力增加，不利于 HbO_2 解离释放 O_2。所以，给患者大量输入库存时间较久的血液时，应考虑到这种血液的 O_2 利用系数是下降的。

（4）其他因素。Hb 与 O_2 的亲和力还受其自身状态的影响，如 Hb 的 Fe^{2+} 可在氧化剂的作用下被氧化成 Fe^{3+}，因此形成高铁 Hb，失去运输 O_2 的能力。胎儿的 Hb 与 O_2 的亲和力高，有助于胎儿血液流经胎盘时从母体摄取 O_2。

CO 与 Hb 的亲和力是 O_2 的 250 倍，这意味着在极低的 PCO 下，CO 就可占据 O_2 的结合位点，并取代 O_2 与 Hb 结合而形成 HbCO，从而使 HbO_2 形成减少。此外，在 CO 与 Hb 分子中某个血红素结合后，其他血红素对 O_2 的亲和力将增加，使 O_2 解离曲线左移，HbO_2 不易解离，O_2 利用系数降低。可见，CO 既妨碍 Hb 与 O_2 结合，又妨碍 HbO_2 解离，危害极大。

二、CO_2 的运输

CO_2 的溶解度比 O_2 大，但在 100 ml 血液中也只能溶解 3 ml 左右，仅占血液运输 CO_2 总量的5%，其余95%都以化学结合的形式存在和运输。血液中，以化学结合形式运输的 CO_2 有碳酸氢盐和氨基甲酰血红蛋白两种，前者约占88%，后者约占7%。

（一）以碳酸氢盐的形式运输

CO_2 从组织扩散进入血液后，可与 H_2O 反应生成 H_2CO_3。这一反应可在碳酸酐酶（CA）催化下快速进行。然而，碳酸酐酶在血浆中含量极少，而在红细胞内含量丰富。因此，这一反应主要在红细胞内进行。血液流经组织时，由组织扩散进入血浆的 CO_2 大部分再进入红细胞，在碳酸酐酶的催化下与 H_2O 迅速生成 H_2CO_3，并很快解离成 H^+ 和 HCO_3^-。红细胞对 HCO_3^- 的通透性很大，随着 HCO_3^- 在红细胞内浓度的升高，大部分 HCO_3^- 可透过细胞膜与血浆中的 Na^+ 结合成 $NaHCO_3$，后者是血液中重要的碱储，对酸碱平衡起重要调节作用；小部分 HCO_3^- 则与红细胞内的 K^+ 结合成 $KHCO_3$。但红细胞对正离子的通透性很小，正离子不能伴随 HCO_3^- 透出，为保持电荷平衡，血浆中的 Cl^- 向红细胞内转移，这一现象称为氯转移。H_2CO_3 解离出的 H^+ 能与 HbO_2 迅速结合并促进 HbO_2 释放 O_2（如图5-17所示）。

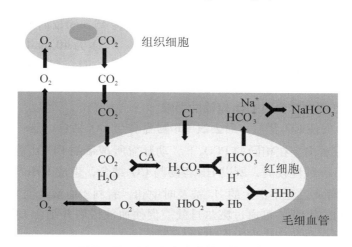

图 5-17　CO_2 在血液中的运输示意图

上述反应是可逆的，当血液流经肺时，由于肺泡中 PCO_2 较低，反应则沿相反的方向进行，释放 CO_2，然后 CO_2 扩散进入肺泡。其反应过程可写成下式：

$$CO_2 + H_2O \underset{\text{碳酸酐酶}}{\rightleftharpoons} H_2CO_3 \rightleftharpoons HCO_3^- + H^+$$

（二）以氨基甲酰血红蛋白的形式运输

血液中部分 CO_2 也可与 Hb 的自由氨基结合，形成氨基甲酰血红蛋白（$HHbNHCOOH$）。这一反应十分迅速，无需酶的催化，为可逆反应。CO_2 与 Hb 的结合和解离可表示为

$$HbNH_2O_2 + H^+ + CO_2 \underset{\text{肺}}{\overset{\text{组织}}{\rightleftharpoons}} HHbNHCOOH + O_2$$

调节该反应的主要因素是氧合作用，HbO_2 的酸性较高，难与 CO_2 直接结合；而去氧 Hb 的酸性较低，易与 CO_2 结合。因此，当血液流经组织时，HbO_2 释放出 O_2，迅速与 CO_2 结合

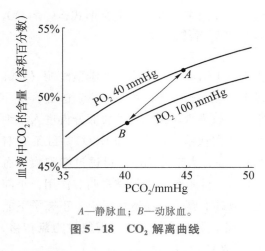

A—静脉血；B—动脉血。

图 5-18 CO_2 解离曲线

形成 HHbNHCOOH；当血液流经肺时，Hb 与 O_2 结合成 HbO_2，CO_2 被释放。以这种形式运输的 CO_2 约占血中 CO_2 总量的 7%，而在排出的 CO_2 总量中由 HHbNHCOOH 释放的占 18% 左右，可见以这种形式运输的效率较高。

由此可见，红细胞不仅在 O_2 的运输中很重要，而且对 CO_2 的运输起重要作用。

（三）CO_2 解离曲线

CO_2 解离曲线是表示血液中 CO_2 含量与 PCO_2 关系的曲线（如图 5-18 所示）。血液中 CO_2 的含量随 PCO_2 的升高而增加。与 O_2 解离曲线不同，CO_2 解离曲线接近线性而不是呈 S 形，且无饱和点，故 CO_2 解离曲线的纵坐标不用饱和度而用浓度表示。

图 5-18 中，A 点是静脉血 PO_2 为 40 mmHg、PCO_2 为 45 mmHg 时血液中的 CO_2 含量，约为 52 ml/100 ml 血液；B 点是动脉血 PO_2 为 100 mmHg、PCO_2 为 40 mmHg 时血液中 CO_2 的含量，约为 48 ml/100 ml 血液。上述数据表明血液流经肺时，每 100 ml 血液可释放出 4 ml CO_2。

（四）O_2 与血红蛋白结合对 CO_2 运输的影响

O_2 与 Hb 结合可促使 CO_2 释放，而去氧 Hb 则容易与 CO_2 结合，这一现象称为**霍尔丹效应**。从图 5-18 可以看出，在相同的 PCO_2 下，动脉血所携带的 CO_2 比静脉血少。这是因为 HbO_2 酸性较强，而 Hb 酸性较弱，所以 Hb 容易与 CO_2 结合，生成 HHbNHCOOH，也容易与 H^+ 结合，使 H_2CO_3 解离过程中产生的 H^+ 被及时中和，有利于血液运输 CO_2。因此，在组织中，HbO_2 释放 O_2 而成为 Hb，可通过霍尔丹效应促使血液摄取并结合 CO_2；反之，在肺部，因 O_2 与 Hb 结合，霍尔丹效应表现为促使 CO_2 释放。

第四节 呼吸运动的调节

在人体生命过程中，呼吸运动一般是自动地、有节律地进行的，并能随人体活动的情况而改变频率和深度，使肺通气量与机体的代谢水平相适应，从而保持血液中 O_2 和 CO_2 含量的相对恒定。但是，呼吸运动在一定限度内也受意识的控制，因此呼吸运动可分为节律性呼吸（又称自主呼吸）和随意性呼吸两种。它们都是在神经系统的调节和控制下实现的，而且它们之间能够相互作用。以血液中化学成分变化为主的各种刺激，经反馈性调节机制影响节律性呼吸；以大脑皮质为最高级调节中枢的调节机制则可对呼吸进行有意识的行为性调节，使呼吸及时适应机体特定功能的需要，如唱歌时对气息的调整。因此，呼吸运动是以中枢性节律活动为基础的，在一定程度上又能进行随意调节。

一、呼吸中枢和呼吸节律的形成

（一）呼吸中枢

呼吸中枢分布在脊髓、延髓、脑桥、间脑和大脑皮质等各级中枢部位。它们在呼吸节律的产生和调节中各有不同的作用。

1. 脊髓

脊髓中有支配呼吸肌的运动神经元，它们位于第 3~5 颈段（支配膈肌）和胸段（支配肋间肌和腹肌等）的前角。若在延髓和脊髓之间（如图 5-19 中 D 平面所示）切断联系，呼吸运动立即停止，不再恢复。这表明呼吸节律不是由脊髓产生的，脊髓只是联系高位脑和呼吸肌的中继站和整合某些呼吸反射的初级中枢。

2. 低位脑干

20 世纪初，人们在实验中发现，在动物中脑和脑桥之间（如图 5-19 中 A 平面所示）横切断脑干，呼吸节律无明显变化，说明呼吸节律产生于低位脑干，而高位脑对节律性呼吸的产生不是必需的。如果在脑桥的上部和中部之间（如图 5-19 中 B 平面所示）横切断脑干，呼吸将变深变慢，如果再切断双侧迷走神经，吸气动作便大大延长，仅偶尔出现短暂的呼气，这种形式称为长吸式呼吸。这一结果提示，脑桥上部有抑制吸气活动的中枢结构，称为呼吸调整中枢；且来自肺部的迷走神经传入也有抑制吸气和促进呼气的作用。当失去来自脑桥上部和迷走神经传入这两方面的抑制作用后，吸气活动便不能及时被中断，于是出现长吸式呼吸。如果再在脑桥与延髓之间（如图 5-19 中 C 平面所示）横切断脑干，不论迷走神经是否完整，长吸式呼吸都消失，出现喘息样呼吸，表现为呼吸节律可基本保持，但变得不规则，呼气时间延长，吸气突然发生又突然终止。以上结果说明，在延髓内有产生呼吸节律的基本中枢，脑桥下部有能兴奋吸气活动的长吸中枢，脑桥上部有完善正常呼吸节律的呼吸调整中枢。在三者的共同作用下，正常的呼吸节律形成。后来的研究肯定了延髓有呼吸基本中枢和脑桥上部有呼吸调整中枢的结论，但未能证实脑桥下部存在长吸中枢。

延髓有多种类型的呼吸神经元。例如，与吸气同步放电的神经元称为吸气神经元；而与呼气同步放电的神经元称为呼气神经元；吸气时放电并延续到呼气的神经元称为吸气—呼气神经元；而呼气时放电并延续到吸气的神经元称为呼气—吸气神经元。这些神经元在延髓的分布较为广泛，它们互相掺杂，但相对集中，大体可分为腹侧组和背侧组两部分。

腹侧组的神经元位于延髓腹侧的疑核、后疑核以及面神经后核附近的包氏复合体，含有多种类型的呼吸相关神经元，彼此联系形成复杂网络。背侧组的神经元主要位于延髓背侧孤束核的腹外侧部，多为吸气神经元。神经元轴突主要交叉至对侧，并下行至脊髓颈段，支配膈肌和肋间外肌的神经元。孤束核还接受迷走神经传入的冲动，并向其他部位发出所接受的传入信息。

脑桥的呼吸神经元相对集中于臂旁内侧核和 KF 核，以吸气—呼气神经元为主，也有吸气神经元和呼气神经元。它们与延髓呼吸基本中枢之间有双向联系，作用是限制吸气，促使吸气向呼气转换。

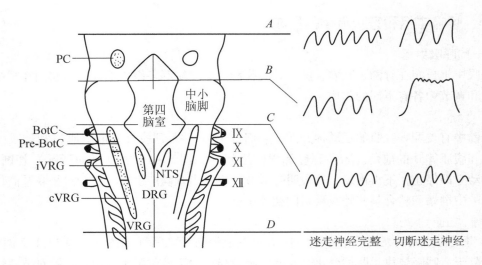

BotC—包氏复合体；cVRG—尾段腹侧呼吸组；DRG—背侧呼吸组；iVRG—中段腹侧呼吸组；

NTS—孤束核；PC—呼吸调整中枢；Pre-BotC—前包氏复合体；

VRG—腹侧呼吸组；罗马字母—脑神经；A、B、C、D—在脑干不同平面横切。

图 5-19　脑干不同平面切断后呼吸运动的变化

3. 高位脑

呼吸还受脑桥以上部位的影响，如下丘脑、边缘系统和大脑皮质等。大脑皮质可通过运动传出通路控制呼吸运动神经元的活动，如说话、唱歌等，并在一定限度内随意屏气或加强加快呼吸。因此，大脑皮质对呼吸的调节系统属于随意呼吸调节系统，而低位脑干的呼吸调节系统则属于不随意的自主节律呼吸调节系统。临床上可观察到自主呼吸和随意呼吸分离的现象。例如，当脊髓外伤使自主呼吸通路受损时，自主节律呼吸受影响甚至停止，此时患者可通过随意呼吸或人工呼吸来维持肺通气。一旦患者入睡，且未进行人工呼吸，可发生呼吸停止。

实验证明，人在含有高浓度 CO_2 的密闭室中住过几次之后，即使室内已更新为新鲜空气，当他再次进入该室时，也会出现肺通气增加反应，说明呼吸可以形成条件反射，使呼吸运动更富于适应性。

（二）呼吸节律的形成

由于影响呼吸的环节复杂，故对于呼吸节律形成机制的研究难度较大，呼吸节律形成的机制尚未完全阐明，目前比较公认的是吸气切断机制学说。该学说认为，呼吸节律的产生依赖于延髓呼吸神经元之间复杂的相互联系和相互作用，即在延髓内存在一些起中枢吸气活动发生器和吸气切断机制作用的神经元。自发放电的吸气神经元能行使吸气活动发生器的作用，每次开始呼吸时，首先是这些神经元开始兴奋并呈渐增性放电，继而兴奋吸气肌运动神经元，引起吸气；同时，吸气神经元的兴奋还上传至脑桥的呼吸调整中枢，增强脑桥 PBKF 神经元的活动；脑桥 PBKF 神经元和吸气神经元的兴奋以及从迷走神经传来的肺牵张感受器的传入冲动都能引起吸气切断机制的神经元兴奋；随着吸气相的进行，来自这三方面的冲动逐渐增强，当吸气切断机制兴奋达到阈值时，便发出冲动到中枢吸气活动发生器或延髓吸气神经元，以负反馈机制抑制其活动，从而使吸气转为呼气（如图5-20所示）。这一学说与平静呼吸时吸气是主动的而呼气是被动的事实相符。

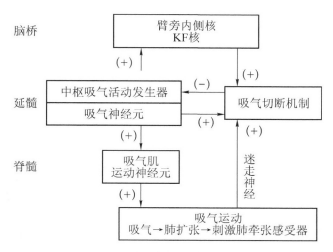

图 5 - 20　呼吸节律形成机制示意图

二、呼吸的反射性调节

呼吸中枢可接受许多内外感受器的传入冲动，反射性地调节呼吸运动，使呼吸频率和深度发生改变，使肺通气量适应机体代谢活动的需要。下面介绍几个重要的反射。

（一）肺牵张反射

肺牵张反射是肺扩张引起吸气被抑制和肺缩小引起吸气的呼吸运动反射，又称黑—伯反射，包括肺扩张反射和肺萎陷反射。

肺扩张反射是指肺扩张或充气时抑制吸气的反射。其感受器分布于从气管到细支气管的平滑肌中，为机械牵张感受器。吸气时呼吸道扩张，牵张感受器兴奋，发放冲动增加，冲动沿迷走神经传入纤维到达延髓，兴奋吸气切断机制，后者抑制中枢吸气活动发生器或吸气神经元，从而抑制吸气肌运动神经元，终止吸气，产生呼气。肺扩张反射是一种负反馈，其生理意义是使吸气不致过长过深，促使吸气及时转为呼气。它与脑桥呼吸调整中枢共同调节呼吸的频率和深度。

肺扩张反射的敏感性存在种属差异。在动物中，尤其是兔，这一反射较明显，若切断家兔双侧迷走神经，可使其吸气延长，呼吸变深变慢；而对于人，这一反射不参与平静呼吸时的呼吸调节，但在深吸气时（潮气量超过 800 ml），或在病理情况下如肺炎、肺水肿、肺充血等疾病使肺的顺应性降低时，可通过肺扩张反射使吸气变浅、呼吸增快。

肺萎陷反射是指肺萎陷时引起吸气活动的反射。肺萎陷反射对平静呼吸时的调节作用很小，只有当肺缩小很明显时才出现，可能对阻止肺过度缩小或肺不张有一定意义。肺萎陷反射是否存在特异的感受器，目前尚不能肯定。一般认为，呼气时肺缩小，对肺牵张感受器的刺激减弱，沿迷走神经传入冲动减小，解除了对中枢吸气活动发生器的抑制，进入另一个新的呼吸周期。

（二）化学感受性反射

呼吸活动可调节体内 O_2、CO_2 和 H^+ 的水平；与之相反，血液中 PCO_2、PO_2 和 H^+ 浓度的改变，可通过化学感受器，反射性地调节呼吸运动，改变肺通气量，保持血液 CO_2 与 O_2 的含量及 pH 的相对稳定。

1. 化学感受器

化学感受器是感受体液中化学物质含量及变化的一类感受器，按其所在部位，可分为外周化学感受器和中枢化学感受器。

（1）外周化学感受器。外周化学感受器是指颈动脉体和主动脉体。动脉血中 PCO_2 升高、PO_2 降低、H^+ 浓度增高均可兴奋外周化学感受器，冲动分别经窦神经和迷走神经传入延髓，反射性地引起呼吸加快加深和心血管活动的变化。而且，三种刺激对外周化学感受器有协同效应，即两种刺激同时作用的效应比一种刺激单独作用强。这对呼吸、循环衰竭患者增强代偿性呼吸反应有重要意义。颈动脉体和主动脉体均参与呼吸和循环功能的调节，但颈动脉体偏重于呼吸功能，而主动脉体在循环功能调节方面较为重要。由于颈动脉体的解剖位置有利于研究，所以对外周化学感受器的研究主要集中在颈动脉体。

用游离的颈动脉体记录其传入神经单纤维的动作电位发现，当灌流液的 PO_2 降低或 PCO_2 和 H^+ 浓度升高时，传入冲动的频率增加；如果保持灌流液的 PO_2 在 100 mmHg，仅减小灌流量，其传入冲动频率也增加；而贫血或 CO 中毒时，虽然动脉血的氧含量减少，但只要灌流量充分，传入神经放电并不增加。这说明，颈动脉体的适宜刺激是感受所处环境的 PO_2，而不是动脉血的 O_2 含量。当灌流液中 PCO_2 或 H^+ 浓度升高时，其传入冲动频率也增加。

（2）中枢化学感受器。中枢化学感受器位于延髓腹外侧浅表部，左右对称，每侧都分成头、中、尾三个区。头、尾两区有化学感受性；中区则无感受性，可能是头、尾两区传向脑干呼吸中枢的中继站（如图 5-21 所示）。

中枢化学感受器的有效刺激物是脑脊液和局部脑组织细胞外液中的 H^+（如图 5-22 所示）。在保持人工脑脊液 pH 不变的条件下，用含高浓度 CO_2 的人工脑脊液灌流脑室时所引起的通气增强反应消失，可见，有效刺激物不是 CO_2 本身，而是 CO_2 引起的 H^+ 浓度的增加。血液中的 CO_2 可迅速透过血脑屏障，与脑内的 H_2O 生成 H_2CO_3，再解离成 H^+ 和 HCO_3^-，从而使脑脊液中的 H^+ 浓度升高。由于脑脊液中碳酸酐酶含量很少，CO_2 与水的结合反应很慢，所以对 CO_2 的反应有一定的时间延迟，反应潜伏期较长。而动脉血中的 H^+ 则不易透过血脑屏障，因而对中枢化学感受器的直接作用不大。中枢化学感受器不能感受低 O_2 的刺激，但对 CO_2 的敏感性高于外周化学感受器。

中枢化学感受器的作用可能是通过调节脑脊液中 H^+ 的浓度，使中枢神经系统内部始终维持稳定的 pH 环境；而外周化学感受器的作用主要是在机体低 O_2 时，维持对呼吸中枢活动的驱动作用。

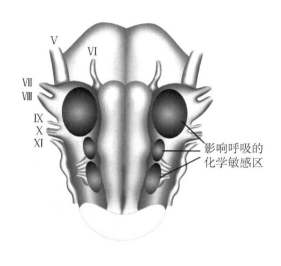

图 5-21 延髓腹外侧中枢化学感受器

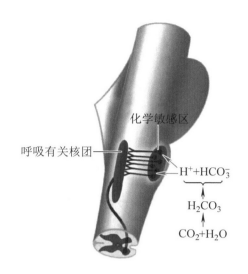

图 5-22 脑脊液中 H^+ 的浓度对中枢化学感受器的影响示意图

2. CO_2 对呼吸的影响

CO_2 是调节呼吸运动最重要的化学因素，是促进呼吸的生理性刺激物。人在过度通气后可发生呼吸暂停，就是因为过度通气使较多的 CO_2 被排出，导致血液 PCO_2 下降，以致对呼吸中枢的刺激作用减弱。适当增加吸入气中 CO_2 含量，可使呼吸加深加快（如图 5-23 所示）。例如，当吸入气中 CO_2 含量增加到 1% 时，肺通气量即可增加；当吸入气中 CO_2 含量增加到 4% 时，肺通气量可增加 1 倍。由于肺通气的加大可增加 CO_2 的排出，肺泡气和动脉血中的 PCO_2 得以维持在正常水平。但当吸入气中的 CO_2 含量超过一定水平（如 >7%）时，肺通气量不再相应增加，使肺泡气和动脉血中的 CO_2 含量显著升高，导致包括呼吸中枢在内的中枢神经系统活动的抑制，引起呼吸困难、头痛、头昏甚至昏迷等 CO_2 麻醉症状。对 CO_2 的反应，不仅有个体差异，还受疾病或药物等多种因素影响。

CO_2 对呼吸的刺激作用通过以下两条途径实现：① 刺激中枢化学感受器。在体内，血液中的 CO_2 能迅速透过血脑屏障，使脑组织细胞外液中的 H^+ 浓度升高，通过刺激中枢化学感受器而引起呼吸中枢兴奋。② 刺激外周化学感受器。PCO_2 升高能直接兴奋颈动脉体和主动脉体感受器，冲动经窦神经和迷走神经传入，兴奋延髓呼吸中枢的有关核团，反射性引起肺通气增加。两条途径均可使呼吸加深加快、增加肺通气量，但以前一途径为主（约占总效应的 80%）。因为动脉血 PCO_2 只需升高 2 mmHg 就可通过刺激中枢化学感受器，出现通气加强效应；而对于外周化学感受器，则需升高 10 mmHg。另外，阻断外周化学感受器的作用途径后，CO_2 引起的通气反应仅下降约 20%。可见，中枢化学感受器在 CO_2 引起的通气反应中起主要作用。但是由于中枢化学感受器对刺激的反应慢、潜伏期长，所以当动脉血 PCO_2 突然升高时，外周化学感受器可接受这一刺激而引起快速的呼吸调节反应。此外，当中枢化学感受器受到抑制或麻痹，对 CO_2 的敏感性降低时，外周化学

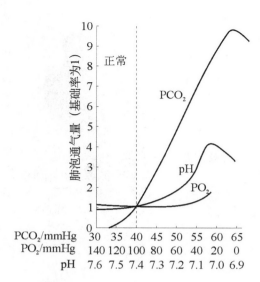

图 5 - 23　动脉血 PCO_2、PO_2、pH
改变对肺泡通气量的影响

感受器的作用就显得更为重要。

3. 低 O_2 对呼吸的影响

当动脉血 PO_2 降到 80 mmHg 以下时，肺通气量明显增加（如图 5 - 23 所示）。实验表明，低 O_2 加强呼吸是通过对外周化学感受器的刺激实现的；低 O_2 对呼吸中枢的直接作用是抑制。通常情况下，低 O_2 通过兴奋外周化学感受器而加强呼吸的效应比它直接抑制呼吸中枢的作用更强，所以一般表现为呼吸加强、通气量增加。其意义在于促使肺吸入更多的 O_2，以提高动脉血 PO_2。但当动脉血 PO_2 降到 40 mmHg 以下时，来自外周化学感受器的兴奋已不足以对抗低 O_2 对中枢的抑制作用，因而表现为呼吸抑制。

一般而言，动脉血 PCO_2 增加对呼吸运动的刺激作用较强，而 PO_2 降低对呼吸的影响相对较弱。但对于严重肺气肿、肺心病患者，肺换气功能障碍导致缺 O_2 和 CO_2 潴留，而血中长期保持高浓度 CO_2 可使中枢化学感受器的敏感性降低，但外周化学感受器对低 O_2 的刺激适应较慢，所以此时低 O_2 刺激所引起的外周化学感受器反射已成为维持呼吸中枢兴奋性的重要因素。因此，对这种患者不宜输入高浓度的 O_2，也不可快速给予 O_2，而应采取低浓度持续给予 O_2 的方式，以免低 O_2 刺激突然解除而导致呼吸抑制。

📝 临床联系

呼吸衰竭的合理氧疗

氧疗是通过提高肺泡内 PO_2，增加 O_2 弥散能力，提高动脉血 PO_2 和血氧饱和度，增加可利用的 O_2。

氧疗一般以生理和临床的需要来调节吸入氧浓度，使动脉血 PO_2 达 60 mmHg 以上，或血氧饱和度在 90% 以上。氧耗量增加时，如发热可增加吸入氧浓度。合理的氧疗可提高呼吸衰竭的疗效，如慢性阻塞性肺疾病呼吸衰竭患者长期低浓度氧疗（尤在夜间）能降低肺循环阻力和肺动脉压，增强心肌收缩能力，从而提高活动耐力和延长存活时间。

4. H^+ 对呼吸的影响

动脉血 H^+ 浓度增加使 pH 减小 0.05 ~ 0.1，即可引起肺通气量明显增加；反之，动脉血 pH 增大，则呼吸运动减弱。由于血液中的 H^+ 不易透过血脑屏障，所以它对呼吸的影响主要是通过刺激外周化学感受器引起的。

动脉血中 PCO_2、PO_2 和 H^+ 浓度的变化对呼吸运动的调节，既可因总和而加强，也可因相互抵消而减弱。在实验中，若只改变三者中的单一因素而对其他两个因素不加控制，实际观察到的则是各种因素对肺通气调节的总和效应。图 5 – 23 所示的就是改变动脉血中 PCO_2、PO_2、H^+ 浓度三因素之一而不控制另外两个因素时的肺泡通气反应。其中改变 PCO_2 时，对肺通气量的影响尤为显著，只要 PCO_2 略有升高，肺通气量即显著增加。因为随着 PCO_2 的升高，血中 H^+ 浓度也升高，两者的刺激作用发生总和。当血中 H^+ 浓度升高时，因肺通气量增加，CO_2 排出量也随之增加，部分抵消了 H^+ 浓度的影响。当动脉血 PO_2 下降时，也可因肺通气量增加、CO_2 排出量增多而使动脉血 PCO_2 和 H^+ 浓度降低，明显减轻低 O_2 对呼吸的刺激作用。但若在实验中改变三因素之一的同时保持其他两因素不变，可观察到各单一因素对肺通气的调节效应。虽然 PCO_2 升高、H^+ 浓度升高和 PO_2 降低三因素都具有增强肺通气的效应，但 PO_2 下降发挥的作用相对较弱。只有当血 PO_2 低于60 mmHg时才可使肺通气量逐渐增加，显然这不在生理调节范围之内。因此，在临床上必须具体问题具体分析，全面考虑，抓主要矛盾，恰当处理，才能获得良好效果。

（三）防御性呼吸反射

1. 咳嗽反射

咳嗽反射是最常见的非常重要的防御性呼吸反射，其感受器位于喉、气管和支气管的黏膜，属于快适应感受器。大支气管以上的感受器对机械刺激敏感，二级支气管以下的感受器主要对化学刺激物敏感。当感受到刺激物时，传入冲动沿迷走神经上行到达延髓，触发一系列协调反应，引起咳嗽反射，以清除刺激物，避免其进入肺泡。咳嗽时，先是短暂深吸气，随之声门紧闭，呼气肌强烈收缩，肺内压和胸膜腔内压急剧上升；然后声门突然打开，由于瞬间气压差极高，气体以极高的速度由肺内冲出，使呼吸道内的异物或分泌物强力排出。剧烈咳嗽时，因胸膜腔内压显著升高，可阻碍静脉回流，使静脉压和脑脊液压升高。

2. 喷嚏反射

喷嚏反射类似于咳嗽反射，刺激物主要作用于鼻黏膜的感受器，传入神经是三叉神经。打喷嚏时，反射性引起腭垂下降，舌面压向软腭，气流主要由鼻腔喷出，以清除鼻腔中的刺激物。

除上述防御性呼吸反射外，呼吸运动还受其他多种感受器的传入性影响。例如，当肺毛细血管充血或肺泡壁间质积液时，可刺激肺毛细血管旁感受器（位于肺组织和气管内），冲动经迷走神经传入延髓，反射性地引起呼吸暂停，继以呼吸浅快、血压降低、心率减慢。该反射在呼吸调节中的作用尚不清楚，可能与运动时呼吸加快及肺充血、肺水肿时的急促呼吸有关。另外，颈动脉窦、主动脉弓、心房、心室等处的压力感受器受到刺激时，也可反射性地抑制呼吸运动，但这些反射活动的调节作用较弱，生理意义有限。

严重急性呼吸综合征

2003 年上半年，严重急性呼吸综合征（Severe Acute Respiratory Syndrome，SARS）在我国大面积暴发流行，该病扩散到全国 24 个省市，亚洲、美洲、欧洲等国也有流行。这次 SARS 大流行共报告病例 8 000 多人，700 多例死亡。

现已明确，该病是由一种 RNA 型冠状病毒引起的，肺组织是其作用的主要靶器官。人体感染 RNA 型冠状病毒后，病毒首先在上呼吸道黏膜上皮细胞内繁殖，引起上皮细胞坏死，并产生炎性介质（如血管活性胺），刺激肺泡隔毛细血管扩张，血管壁通透性增加，渗出物进入肺泡隔，称为间质性肺炎。II 型上皮细胞坏死后，肺泡表面活性物质分泌减少，使肺泡表面张力增大，促使肺泡隔渗出物进入肺泡，形成肺水肿。渗出物又可被肺泡壁吸收、浓缩，形成均质的透明膜。这些病理改变导致呼吸膜增厚和呼吸膜面积减少，肺泡表面张力增大，肺顺应性减小，不仅使肺不易扩张，潮气量减少，而且使肺牵张反射活动加强，呼吸变浅，结果是肺泡通气量进一步减少，动脉血氧分压降低。小气管壁肿胀及支气管黏膜坏死、炎性渗出引起的气道阻塞和半阻塞，以及肺顺应性减小，都使呼吸道阻力加大，患者表现有明显的呼吸困难及缺氧。

SARS 轻型患者也可能仅有间质性肺炎或合并轻度小叶性肺炎，随着机体免疫能力的增强，患者可逐步康复。严重者，肺泡内的渗出物可能是纤维素性或血性，各小叶病变又可相互融合，使整个肺部受损，肺的通气和换气功能丧失，最终因呼吸衰竭而死。

小 结

高等生物的呼吸由 4 个连续的环节组成，即肺通气、肺换气、气体在血液中运输和组织换气。呼吸的意义在于维持机体内环境中 O_2 和 CO_2 含量的相对稳定。

肺通气的动力来自呼吸肌舒缩引起的呼吸运动。胸廓有节律的扩大与缩小造成肺内压的周期变化，从而推动气体不断地进出肺泡，胸内负压在维持肺的扩张状态中起着关键作用。肺通气的阻力有弹性阻力和非弹性阻力两种。其中弹性阻力主要由肺泡表面张力产生，其促使肺泡尽量回缩而不易扩张，肺泡表面活性物质能调节肺泡表面张力，从而降低了肺的弹性阻力。生理学上用顺应性表示在外力作用下肺扩张的难易程度，其与弹性阻力呈反变关系。

在呼吸过程中，肺容积不断发生变化，通常用潮气量、补吸气量、补呼气量和余气量表示肺的基本容积，临床上通过测定肺活量和时间肺活量来了解肺的通气能力。肺每分钟吸入或呼出的气体总量称为每分通气量，其大小受潮气量和呼吸频率的影响。由于呼吸系统中存在无效腔，所以能真正反映单位时间内进入肺泡参与气体交换的新鲜气体量是肺泡通气量。

肺换气是指进入肺泡的气体与流经肺泡的血液进行气体交换，即 O_2 从肺泡进入肺毛细血管血液，肺毛细血管血液中的 CO_2 扩散入肺泡。由于 CO_2 在血液中的溶解度大于 O_2 的溶解度，因此 CO_2 的扩散速率大于 O_2 的扩散速率。影响肺换气的因素包括肺泡气的更新率、呼吸膜的厚度与面积、通气/血流比值。正常的通气/血值比值为 0.84，比值变大意味着肺内增加了无效腔，比值减小则意味着肺内出现了动静脉短路。

O_2 及 CO_2 都需要通过血液运输才能完成在体内的气体交换，它们在血液中的存在方式有两种，即物理溶解和化学结合。O_2 主要与红细胞内的血红蛋白结合形成氧合血红蛋白，其既易结合也易解离，取决于血液中 PO_2 的高低。通常，将每百毫升血液最多能结合的 O_2 量称为血氧容量，每百毫升血液实际结合的 O_2 量称为血氧含量，血氧含量占血氧容量的百分比称为血氧饱和度。O_2 解离曲线是表示血液 PO_2 和 Hb 氧饱和度之间关系的曲线，呈 S 形，上段平坦，中间较陡，下段最陡，其反映在不同的血液 PO_2 下，Hb 与 O_2 结合或解离的情况。血液 CO_2 增多或 pH 下降、温度升高和 DPG 增多均可使 O_2 解离曲线右移。CO_2 在血液中的结合方式有两种，即形成碳酸氢盐和氨基甲酰血红蛋白，前者需要碳酸酐酶催化，是 CO_2 的主要运输形式。

正常的呼吸节律是由延髓的呼吸中枢产生的，脑桥上段有呼吸调整中枢，通过与迷走神经传入冲动的共同作用，使呼吸节律平稳柔和。血液中 PCO_2、PO_2 和 H^+ 浓度可通过刺激中枢化学感受器和外周化学感受器而反射性地调节呼吸运动。

学习活动

学习活动 1 临床病例生理学分析

病例简介：患者，女性，60 岁。因反复咳嗽、咳痰 11 年，伴气促、心悸 3 年，下肢水肿 2 年，腹胀 3 个月入院。11 年前感冒后发热、咳嗽、咳脓痰。以后每逢冬春季常咳嗽、咳白色泡沫痰，有时为脓痰，反复加重。3 年来，在劳动或爬坡后常感心悸、呼吸困难。2 年前开始反复下肢凹陷性水肿。3 个月前受凉后发热、咳嗽加重，咳脓痰，心悸气促加剧并出现腹胀，不能平卧，急诊入院。

查体：体温 37.4 ℃，脉搏 98 次/min，呼吸 28 次/min，血压 102/79 mmHg。慢性病容，端坐呼吸，嗜睡，唇及皮肤明显发绀，颈静脉怒张，吸气时胸骨及锁骨上窝明显凹陷，桶状胸，呼吸动度降低，叩诊呈过清音，双肺散在干湿啰音。心率 98 次/min，心律齐，心浊音界缩小。腹部膨隆，大量腹水征，肝在肋下 7.5 cm，较硬，双下肢凹陷性水肿。

实验室检查：血常规，血红蛋白 98 g/L，白细胞 6.7×10^9/L，其中，中性粒细胞占 0.89，淋巴细胞占 0.11。

入院后患者突然抽搐，极度烦躁不安，继之神志不清，心率增加到 156 次/min，抢救无效死亡。

诊断：（1）慢性支气管炎。（2）肺气肿。（3）慢性肺源性心脏病伴右心衰竭。

生理学分析：在早期，一般反映大气道功能的检查如第 1 秒用力呼气容积（FEV_1）、最大通气量、最大呼气中期流速多为正常，但有些患者小气道功能（直径小于 2 mm 的气道）

已发生异常。随着病情加重，气道狭窄，阻力增加，常规通气功能检查可有不同程度异常。缓解期大多恢复正常。随疾病发展，气道阻力增加、气流受限成为不可逆性。

慢性支气管炎并发肺气肿时，可引起一系列病理生理改变。早期病变局限于细小气道，仅闭合容积增大，反映肺组织弹性阻力及小气道阻力的动态肺顺应性降低。病变累及大气道时，肺通气功能障碍，最大通气量降低。随着病情的发展，肺组织弹性日益减退，肺泡持续扩大，回缩障碍，则残气量及残气量占肺总量的百分比增加。肺气肿加重导致大量肺泡周围的毛细血管受膨胀肺泡的挤压而退化，致使肺毛细血管大量减少，肺泡间的血流量减少，此时肺泡虽有通气，但肺泡壁无血液灌流，导致生理无效腔气量增大；也有部分肺区虽有血液灌流，但肺泡通气不良，不能参与气体交换。如此，肺泡及毛细血管大量丧失，弥散面积减少，通气与血流比例失调，导致换气功能发生障碍。通气和换气功能障碍可引起缺 O_2 和 CO_2 潴留，发生不同程度的低氧血症和高碳酸血症，最终出现呼吸衰竭。

学习活动2 问题讨论

1. 何谓呼吸？呼吸全过程由哪几个环节组成？
2. 肺通气的阻力主要有哪些？
3. 肺弹性阻力的大小受哪些因素影响？
4. 在一次平静呼吸过程中，肺内压发生哪些改变？
5. 简述胸内负压的成因及生理意义。
6. 肺泡表面活性物质有什么生理作用？
7. 肺活量、用力肺活量及肺通气量、肺泡通气量在检测肺通气功能中意义有何不同？
8. 何谓有效通气量？无效腔增大时，对肺泡通气量有何影响？
9. 血液运输 O_2 的主要形式是什么？有何特点？
10. O_2 解离曲线左移、右移各说明什么问题？
11. CO_2 在血液中有几种运输方式？
12. 何谓肺扩张反射？有何生理意义？
13. 简述外周和中枢化学感受器的部位及其敏感刺激。
14. CO_2 对呼吸的作用及其生理意义如何？

第六章

消化和吸收

第一节 消化和吸收概述

消化是食物在消化道内被分解为小分子的过程。消化的方式有两种：一种是通过消化道肌肉的舒缩活动，将食物磨碎，并使之与消化液充分混合，再将食物不断地向消化道的远端推送，这种方式称为机械性消化。另一种消化方式是通过消化腺分泌的消化液完成的，消化液中含有各种消化酶，能分别分解蛋白质、脂肪和糖等物质，使之成为小分子物质，这种消化方式称为化学性消化。正常情况下，这两种方式的消化作用是同时进行、互相配合的。食物经过消化后，透过消化道的黏膜，进入血液和淋巴循环的过程，称为吸收。消化和吸收是两个相辅相成、紧密联系的过程。不能被消化和吸收的食物残渣，最后以粪便的形式排出体外。

一、消化道平滑肌的特性

在整个消化道中，除口、咽、食管上端和肛门外括约肌是骨骼肌外，其余部分都是由平滑肌组成的。这些肌肉通过舒缩活动，完成对食物的机械性消化，并推动食物前进。消化道的运动对食物的化学性消化和吸收也有促进作用。

（一）消化道平滑肌的一般特性

消化道平滑肌具有肌肉组织的共同特性，如兴奋性、自律性、传导性和收缩性等，但这些特性的表现均有其自身的特点。例如，消化道平滑肌的兴奋性较骨骼肌低；在离体后，置于适宜的环境内，能进行良好的节律性运动，但其收缩很缓慢，节律性远不如心肌规则；经常保持一种微弱的持续收缩状态，即具有一定的紧张性；能适应实际的需要而做很大的伸展；对电刺激较不敏感，但对于牵张、温度和化学等刺激则特别敏感，轻微的刺激即可引起强烈的收缩。

📝 **临床联系**

　　食物的消化经口、食管、胃、肠，是一种单向的运动。但是，有些人的胃内容物（包括十二指肠液）则会向上反流入食管，产生症状并引起一系列并发症，即胃食管反流病，它是一种常见的消化道疾病。胃食管反流病是需要认真对待和好好治疗的。单纯的胃食管反流病会导致患者不能自由享受食物或者受各种症状的困扰，以致不能集中注意力工作，甚至有很多患者会半夜痛醒。胃食管反流病除了胃灼热、反流等典型症状外，还有上腹痛、非心源性胸痛、睡眠障碍、反流性哮喘、反流性咳嗽、声音嘶哑/反流性喉炎、吞咽困难等症状，严重影响健康。

（二）消化道平滑肌的电生理特性

消化道平滑肌的电活动形式比骨骼肌复杂得多，其电生理变化大致可分为三种：静息电位、慢波电位和动作电位。

1. 静息电位

消化道平滑肌的静息电位很不稳定，波动较大，其实测值为 $-60 \sim -50$ mV。静息电位主要由 K^+ 的平衡电位形成，另外 Na^+、Cl^-、Ca^{2+} 以及生电性钠泵活动也参与了静息电位的产生。

2. 慢波电位

消化道平滑肌细胞可产生以静息电位为基础的、节律性的自发性去极化，这种周期性波动由于发生频率较慢而被称为慢波电位，又称基本电节律。消化道不同部位的慢波频率不同，对于人类，胃的慢波频率为 3 次/min，十二指肠为 12 次/min，回肠末端为 $8 \sim 9$ 次/min。慢波的波幅为 $10 \sim 15$ mV，持续时间由数秒至十几秒不等。

3. 动作电位

平滑肌的动作电位与神经和骨骼肌的动作电位的区别在于：① 锋电位上升慢，持续时间长。② 平滑肌的动作电位不受 Na^+ 通道阻断剂的影响，但可被 Ca^{2+} 通道阻断剂所阻断，这表明它的产生主要依赖 Ca^{2+} 内流。③ 平滑肌动作电位的复极化与骨骼肌相同，都是通过 K^+ 的外流；所不同的是，平滑肌 K^+ 的外向电流与 Ca^{2+} 的内向电流在时间过程上几乎相同，因此，锋电位的幅度低，而且大小不等。

慢波电位、动作电位和肌肉收缩的关系可归纳为：平滑肌的收缩是继动作电位之后产生的，而动作电位则是在慢波去极化的基础上发生的。因此，慢波电位本身虽不能引起平滑肌的收缩，但被认为是平滑肌的起步电位，是平滑肌收缩节律的控制波，决定蠕动的方向、节律和速度（如图 6 - 1 所示）。

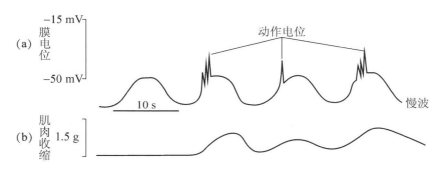

图 6 - 1　消化道平滑肌的电活动

（a）细胞内电极记录的基本电节律（慢波），在第 2 ~ 4 个慢波期间，出现数目不同的动作电位；

（b）肌肉收缩张力，收缩波只出现在动作电位时，动作电位数目越多，收缩幅度越大

二、消化腺的分泌功能

人体中，每日由各种消化腺分泌的消化液总量达 6 ~ 8 L。消化液主要由有机物、离子和水组成。消化液的主要功能为：① 稀释食物，使之与血浆的渗透压相等，以利于吸收。② 改变消化腔内的 pH，使之适应消化酶活性的需要。③ 水解复杂的食物成分，使之便于吸收。④ 通过分泌黏液和大量液体，保护消化道黏膜，防止物理性和化学性损伤。

分泌消化液的过程是腺细胞主动活动的过程，它包括从血液中摄取原料、在细胞内合成分泌物、将分泌物从细胞内排出等一连串的复杂活动，最终导致分泌物释放（如图 6 - 2 所示）。

三、胃肠的神经支配及其作用

神经系统对胃肠功能的调节较为复杂，它通过自主神经和胃肠的内在神经两个系统相互协调统一而完成（如图 6 - 3 所示）。

胃肠的内在神经是由存在于食管至肛门的管壁内的两种神经丛组成的。一种是位于胃肠壁的黏膜下神经丛；另一种是位于环行肌与纵行肌之间的肌间神经

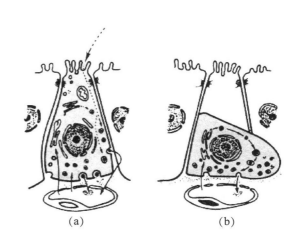

图 6 - 2　消化腺细胞分泌的模式

（a）开放型细胞；（b）闭合型细胞

丛。内在神经丛的神经纤维将胃肠壁的各种感受器及效应细胞与神经元互相连接，起传递

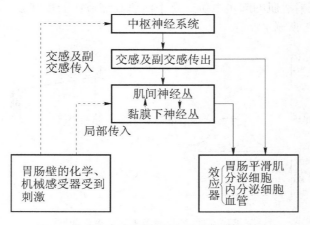

图6-3 消化系统的局部和中枢性反射通路

感觉信息，调节运动神经元的活动，启动、维持或抑制效应系统的作用。消化管壁的内在神经丛构成了一个完整的、相对独立的整合系统，在胃肠活动的调节中具有十分重要的作用（如图6-4所示）。

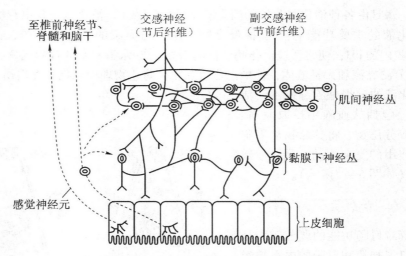

图6-4 胃肠的内在神经丛与外来神经示意图

支配胃肠的植物性神经称为外来神经，包括交感神经和副交感神经。交感神经从脊髓胸腰段侧角发出，经过腹腔神经节、肠系膜神经节或腹下神经节，更换神经元后，节后纤维分布到胃肠各部分。由交感神经节后纤维释放至内在神经元表面的去甲肾上腺素，可抑制神经元的兴奋活动，从而抑制其向前传导的活动。

副交感神经通过迷走神经和盆神经支配胃肠。到达胃肠的纤维都是节前纤维，它们终止于内在神经丛的神经元上。多数内在神经丛是兴奋性胆碱能纤维，少数是抑制性纤维；而在这些抑制性纤维中，多数既不是胆碱能纤维，也不是肾上腺素能纤维，它们的末梢释放的递质可能是肽类物质，因而被称为肽能神经。由肽能神经末梢释放的递质不是单一的肽，而可能是不同的肽，如血管活性肠肽、P物质、脑啡肽和生长抑素等。目前认为，胃的容受性舒张、机械刺激引起的小肠充血等，均为神经兴奋释放血管活性肠肽（Vasoactive Intestinal Peptide，VIP）所致，血管活性肠肽能神经的作用主要是舒张平滑肌、舒张血管和加强小肠、胰腺的分泌活动（如图6-5所示）。

四、胃肠激素

在胃肠的黏膜层内，不仅存在多种外分泌腺体，还含有十多种内分泌细胞，这些细胞分泌的激素统称为胃肠激素。胃肠激素在化学结构上都是由氨基酸残基组成的肽类，分子量大多在5 000以内。

（一）胃肠内分泌细胞的形态及分布

用细胞免疫组织化学的方法已经证明，从胃到大肠的黏膜层内，存在40多种内分泌细胞，它们分散在胃肠黏膜非内分泌细胞之间。由于胃肠黏膜的面积巨大，故胃肠内分泌细胞的总数很大，超过了体内所有内分泌腺的总和。因此，消化道已不仅仅是人体内的消化器官，也是人体内最大、最复杂的内分泌器官（见表6-1）。

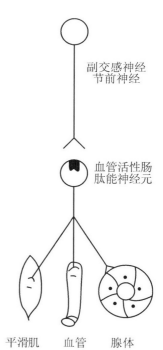

图6-5 血管活性肠肽能神经支配的模式图

表6-1 主要胃肠内分泌细胞的名称、分布部位和分泌产物

细胞名称	分泌产物	分布部位
A 细胞	胰高血糖素	胰岛
B 细胞	胰岛素	胰岛
D 细胞	生长抑素	胰岛、胃、小肠、结肠
G 细胞	胃泌素	胃窦、十二指肠
I 细胞	胆囊收缩素	小肠上部
K 细胞	抑胃肽	小肠上部
Mo 细胞	胃动素	小肠
N 细胞	神经降压素	回肠
PP 细胞	胰多肽	胰岛、胰腺外分泌部分、胃、小肠、大肠
S 细胞	促胰液素	小肠上部

胃肠内分泌细胞在形成上有两个明显的特点：一是细胞内的分泌颗粒均分布在核和基底之间，故属于基底颗粒细胞，而不同的内分泌细胞的分泌颗粒大小、形状和密度均不同。二

是大部分胃肠内分泌细胞呈锥形，其顶端有绒毛突起，伸入胃肠腔内（如图6-6所示），

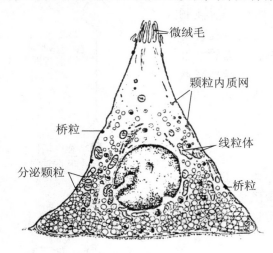

图6-6　胃窦黏膜内的G细胞（开放型细胞）
及细胞顶端的微绒毛示意图

微绒毛可直接感受胃肠内的食物成分和pH的刺激而引起细胞的分泌活动。只有少数胃肠内分泌细胞无微绒毛，它们与胃肠腔无直接接触，其分泌可由神经兴奋或局部内环境的变化引起，而与胃肠腔内的食物成分无关。这两种类型的细胞，前者称为开放型细胞，后者称为闭合型细胞（如图6-2所示）。

胃肠内分泌细胞在生物化学方面具有摄取胺前体进行脱羧而产生肽类或活性胺的能力，具有这种能力的细胞统称为APUD细胞。除胃肠和胰腺的内分泌细胞外，神经系统、甲状腺、肾上腺髓质、垂体等组织中也含有APUD细胞。

（二）胃肠激素的作用

胃肠激素与神经系统一起，共同调节消化器官的运动、分泌和吸收功能。此外，胃肠激素对体内其他器官的活动也具有广泛的影响。其作用主要有三方面。

1. 调节消化腺的分泌和消化道的运动

调节消化腺分泌和消化道运动的胃肠激素主要有胃泌素、促胰液素和胆囊收缩素等，这一作用的靶器官包括唾液腺、胃腺、胰腺、肠腺、肝细胞、食管—胃括约肌、胃肠平滑肌及胆囊等（见表6-2）。

表6-2　三种胃肠激素对消化腺分泌和消化道运动的作用

胃肠激素	胃酸	胰HCO_3^-	胰酶	肝胆汁	小肠液	食管—胃括约肌	胃运动
胃泌素	+ +	+	+ +	+	+	+	+
促胰液素	−	+ +	+	+	+	−	−
胆囊收缩素	+	+	+ +	+	+	−	+

注：+表示兴奋作用；−表示抑制作用。

2. 调节其他激素的释放

胃肠激素可调节其他激素的释放。例如，食物消化时，从胃肠释放的抑胃肽有很强的刺激胰岛素分泌的作用。因此，口服葡萄糖比静脉注射相同剂量的葡萄糖能引起更多的胰岛素分泌。进餐时，葡萄糖的吸收入血直接作用于胰岛B细胞，可促进其分泌胰岛素；而通过抑胃肽及早把信息传递给胰岛，可使胰岛素较早分泌，使血糖不至于升得过高而从尿中丢失。这对于有效地保持机体所获得的能源具有重要意义。

3. 营养作用

一些胃肠激素具有刺激消化道组织代谢和促进生长的作用，称为营养作用。例如，胃泌

素能刺激胃泌酸部黏膜和十二指肠黏膜的蛋白质、RNA 和 DNA 的合成，从而促进其生长。在临床上观察到，切除胃窦的患者，血清中胃泌素水平下降，同时可发生胃黏膜萎缩。另外，有一些胃肠激素释放后并不进入血液循环，而是通过细胞外弥散至邻近的靶细胞，这种传递局部信息的方式也称为旁分泌。由胃窦部或胰岛内的 D 细胞释放的生长抑素，很可能是以这种方式发挥其对邻近的胃泌素细胞（G 细胞）或胰岛 B 细胞的抑制性调节作用的。图 6-7 是胃肠激素分泌方式示意图。

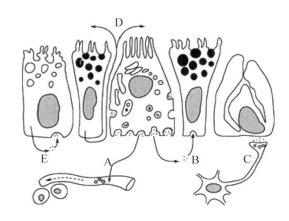

A—内分泌；B—旁分泌；C—神经分泌；D—腔分泌；E—自分泌。

图 6-7　胃肠激素分泌方式示意图

（三）脑—肠肽的概念

近年来的研究证实，一些在胃肠道内产生的肽，不仅存在于胃肠道，也存在于中枢神经系统；而原本被认为只存在于中枢神经系统的神经肽，也在消化道中被发现。这些双重分布的肽统称为脑—肠肽。现在，这些肽类双重分布的生理意义已引起人们的重视。

第二节　消化道的运动

消化道作为一个中空性器官，具有重要的储存食物、消化和吸收的作用。因此，消化道的运动形式以及调节对其功能具有重要的意义。

一、胃的运动

胃既有储存食物的功能，又有泵的功能。胃底和胃体的前部（也称头区）运动较弱，其主要功能是储存食物；胃体的远端和胃窦（也称尾区）则有较明显的运动，其主要功能是磨碎食物，使食物与胃液充分混合，以形成食糜，并逐步将食糜排至十二指肠。

（一）胃的容受性舒张

当咀嚼和吞咽时，食物对咽、食管等处的感受器的刺激，可通过迷走神经反射性地引起胃底和胃体的肌肉舒张。胃壁肌肉的这种活动，称为胃的**容受性舒张**。容受性舒张使胃腔容量由空腹时的 50 ml，增加到进食后的 1.5 L，以适应大量食物的涌入；而在此过程中，胃内压力变化并不大，从而使胃更好地完成容受和储存食物的功能，其生理意义是显而易见的。

胃的容受性舒张是通过迷走神经的传入和传出通路反射实现的。如果切断人和动物的双侧迷走神经，容受性舒张将不再出现。

（二）胃的蠕动

食物进入胃后约 5 min，蠕动即开始。蠕动从胃的中部开始，有节律地向幽门方向推进。人的胃蠕动波的频率约为每分钟 3 次，并需 1 min 左右到达幽门。因此，通常是一波未平，一波又起。

蠕动波在初起时比较小，在向幽门传播的过程中，波的深度和速度逐步增加；当接近幽门时，蠕动波明显加强，并可将一部分食糜（1~2 ml）排入十二指肠，因此有幽门泵之称。并不是每一个蠕动波都会到达幽门，有些蠕动波到胃窦后即行消失。当收缩波超越胃内容物，并到达胃窦终末时，由于胃窦终末部位的有力收缩，一部分食糜将被反向推回近侧胃窦和胃体部（如图 6-8 所示）。胃蠕动的生理意义主要有两方面：一方面使食物与胃液充分混合，以利于胃液发挥消化作用；另一方面搅拌和磨碎食物，并推进胃内容物通过幽门向十二指肠运行。

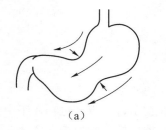 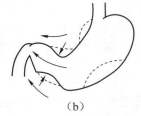 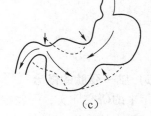

（a）　　　　　　　　　（b）　　　　　　　　　（c）

图 6-8　胃的蠕动模式图

（a）胃的蠕动起始于胃的中部，向幽门方向传播；（b）将一部分食糜排入十二指肠；
（c）强有力的收缩波还可将一部分食糜反向推回近侧胃窦和胃体部，使食糜在胃内进一步被磨碎

（三）胃的排空及其控制

胃内容物由胃排入十二指肠的过程称为**胃的排空**。一般在食物入胃后 5 min 即有部分食糜被排入十二指肠。不同食物的排空速度不同，这与食物的物理性状和化学组成有关。在三种主要食物中，糖类食物的排空时间较蛋白质短，脂肪类食物排空最慢。对于混合食物，由胃完全排空通常需要 4~6 h。胃的排空速度受胃和十二指肠两方面因素的控制。

1. 胃内因素促进排空

（1）胃内容物量对排空速度的影响：胃内容物作为扩张胃的机械刺激，通过胃壁内局部神经反射或迷走—迷走神经反射，引起胃运动的加强。

（2）胃泌素对胃排空的影响：扩张刺激以及食物的某些成分，主要是蛋白质消化产物，可引起胃窦黏膜释放胃泌素。胃泌素除了促进胃酸分泌外，对胃运动也有中等程度的刺激作用，它可提高幽门泵的活动而使幽门舒张，因而对胃排空有重要的促进作用。

2. 十二指肠因素抑制排空

（1）肠—胃反射对胃运动的抑制：在十二指肠壁上存在多种感受器，而酸、脂肪、渗透压及机械扩张等都可刺激这些感受器，使其反射性地抑制胃运动，减慢胃排空的速度。这种反射称为肠—胃反射，其传出冲动可通过迷走神经、壁内神经，甚至还可能通过交感神经等传到胃。肠—胃反射对酸的刺激特别敏感，当 pH 降到 3.5～4.0 时，反射即可产生，它会抑制幽门泵的活动，从而阻止酸性食糜进入十二指肠。

（2）十二指肠产生的激素对胃排空的抑制：当过量的食糜，特别是酸或脂肪由胃进入十二指肠后，可引起小肠黏膜释放几种不同的激素，抑制胃运动，延缓胃排空。促胰液素、抑胃肽等都具有这种作用，统称为肠抑胃素。

二、小肠的运动

小肠的运动是靠肠壁的两层平滑肌完成的。其中，肠壁的外层是纵行肌，内层是环行肌。

（一）小肠的运动形式

小肠的运动形式包括紧张性收缩、分节运动和蠕动三种。

1. 紧张性收缩

小肠平滑肌的紧张性收缩是其他运动形式有效进行的基础。当小肠紧张性收缩减弱时，肠腔易于扩张，肠内容物的混合和转运减慢；相反，当小肠紧张性收缩加强时，食糜在小肠内的混合和运转过程就加快。

2. 分节运动

分节运动是一种以环行肌为主的节律性收缩和舒张运动（如图 6－9 所示）。分节运动的推进作用很小，其作用主要在于使食糜与消化液充分混合，便于进行化学性消化；它还使食糜与肠壁紧密接触，为吸收创造良好的条件；分节运动还能挤压肠壁，有助于血液和淋巴的回流。分节运动在空腹时几乎不存在，进食后才逐渐变强。这种运动对于食糜从小肠的上部向下部推进具有一定的意义。

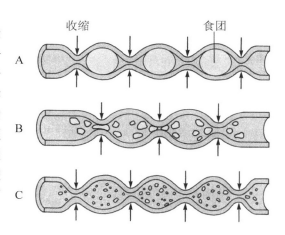

图 6－9　小肠的分节运动模式图

3. 蠕动

小肠的蠕动可发生在小肠的任何部位，其速率为 0.5～2.0 cm/s，近端小肠的蠕动速度大于远端。小肠的蠕动波很弱，通常只进行一段距离（约数厘米）后即消失。蠕动的意义在于使经过分节运动作用的食糜向前推进一步并到达下一个肠段，再开始分节运动。在小肠内还常见到一种进行速度很快（2～25 cm/s）、传播较远的蠕动，称为蠕动冲。蠕动冲可把食糜从小肠始端一直推送到大肠。蠕动冲可能是由进食时吞咽动作或食糜进入十二指肠引起的。

（二）小肠运动的调节

1. 内在神经丛的作用

位于纵行肌和环行肌之间的肌间神经丛对小肠运动起主要调节作用。当机械和化学刺激作用于肠壁感受器时，通过局部反射可引起平滑肌的蠕动。即使切断小肠的外来神经，小肠的蠕动仍可进行。

2. 外来神经的作用

一般来说，副交感神经的兴奋能加强小肠运动，而交感神经兴奋则对其产生抑制作用。但是，上述效果还根据小肠肌当时的状态而定。如果小肠肌的紧张性高，则无论是副交感神经兴奋还是交感神经兴奋，都能抑制其活动；相反，如果小肠肌的紧张性低，则这两种神经兴奋都有增强其活动的作用。

3. 体液因素的作用

小肠壁内的神经丛和平滑肌对化学物质具有广泛的敏感性。除两种重要的神经递质乙酰胆碱和去甲肾上腺素有兴奋小肠运动的作用外，一些肽类激素和胺如 P 物质、脑啡肽和 5 - 羟色胺等，也有兴奋小肠运动的作用。

（三）回盲括约肌的功能

回肠末端与盲肠交界外的环行肌显著加厚，起括约肌的作用，称为回盲括约肌。回盲括约肌在平时保持轻度收缩状态，其内压力约比结肠内压力高 2.67 kPa（20 mmHg）。回盲括约肌的主要功能是防止回肠内容物过快地进入大肠，延长食糜在小肠内停留的时间，因此有利于小肠内容物的完全消化和吸收。

三、大肠的运动和排便

大肠的运动少而慢，对刺激的反应也较迟缓，这些特点对于大肠作为粪便的暂时储存场所是适合的。

（一）大肠运动的形式

1. 袋状往返运动

袋状往返运动是在空腹时最多见的一种大肠运动形式，由环行肌交替发生节段性收缩所引起。它使结肠袋中的内容物向两个方向做短距离的位移，但不向前推进。

2. 分节或多袋推进运动

分节或多袋推进运动是一个结肠袋或一段结肠收缩，其内容物被推移到下一段的运动。进食后或结肠受到副交感药物刺激时，这种运动增多。

3. 蠕动

大肠的蠕动是由一些稳定向前的收缩波组成的。收缩波前方的肌肉舒张，往往充有气体；收缩波的后面则保持收缩状态，使这段肠管闭合并排空。

在大肠内还有一种进行很快且前进很远的蠕动，称为集团蠕动。它通常开始于横结肠，可将一部分大肠物推送至降结肠或乙状结肠。集团蠕动常见于进食后，最常发生在早餐后

60 min 之内。其可能是胃内食物进入十二指肠，由十二指肠—结肠反射所引起。这一反射主要是通过内在神经丛的传递实现的。

（二）排便

食物残渣在大肠内停留的时间较长，一般可达 10 多个小时。在这一过程中，食物残渣中的一部分水分被大肠黏膜吸收；同时，食物残渣经过大肠内细菌的发酵和腐败作用，形成粪便。粪便中除食物残渣外，还包括脱落的肠上皮细胞和大量的细菌。此外，机体代谢后的废物，包括由肝排出的胆色素衍生物，以及由血液通过肠壁排至肠腔中的某些金属，如钙、镁、汞等的盐类，也随粪便排至体外。

正常的直肠通常是空的，没有粪便在内。当大肠的蠕动将粪便推入直肠时，刺激了直肠壁内的感受器，冲动经盆神经和腹下神经传至脊髓腰骶段的初级排便中枢，同时上传到大脑皮质，引起便意和排便反射。排便运动受大脑皮质的影响是显而易见的，而且意识可以加强或抑制排便。人们对便意经常予以制止，就使直肠渐渐地对粪便的压力刺激失去正常的敏感性，加之粪便在大肠内停留过久，水分吸收过多而变得干硬，引起排便困难，这是产生便秘最常见的原因之一。

（三）大肠内细菌的活动

大肠内有许多细菌。这些细菌主要来自食物和空气，由口腔入胃，最后到达大肠。大肠内的酸碱度和温度非常适宜一般细菌的繁殖，因此细菌便在这里大量繁殖。

这些细菌中含有能分解食物残渣的酶。糖及脂肪的分解称为发酵，其产物有乳酸、醋酸、二氧化碳、甲烷、脂肪酸、甘油、胆碱等。蛋白质的细菌分解称为腐败，其产物有胨、氨基酸、氨、硫化氢、组胺、吲哚等，其中有的成分由肠壁吸收后到肝中解毒。

大肠内的细菌能利用肠内较为简单的物质合成维生素 B 复合物和维生素 K，这些合成的物质由大肠吸收后，对人体有营养作用。据估计，粪便中死的和活的细菌占粪便固体重量的 20% ~ 30%。

第三节　消化液及其分泌

一、胃液的分泌

胃黏膜是一个复杂的分泌器官，有外分泌腺和多种内分泌细胞。胃的外分泌腺有：① 贲门腺，分布在胃与食管连接处宽 1 ~ 4 cm 的环状区内，为黏液腺，分泌黏液；② 泌酸腺，分布在占全胃黏膜约 2/3 的胃底和胃体部，由壁细胞、主细胞和黏液颈细胞三种细胞组成，分别分泌盐酸、胃蛋白酶原和黏液；③ 幽门腺，分布在幽门部，是分泌碱性黏液的腺体。胃液就是由这三种腺体和胃黏膜上皮细胞的分泌物构成的。而胃黏膜内至少含有 6 种内分泌细胞，如分泌胃泌素的 G 细胞、分泌生长抑素的 D 细胞和分泌组胺的肥大细胞等。

（一）胃液的性质、成分和作用

纯净的胃液是一种无色而呈酸性的液体，pH 为 0.9 ~ 1.5。正常人每日分泌的胃液量为 1.5 ~ 2.5 L。胃液的成分包括无机物（如盐酸、钠和钾的氯化物等）和有机物（如黏蛋白、消化酶等）。

1. 盐酸

胃液中的盐酸也称胃酸，其含量通常以单位时间内分泌的盐酸量（mmol）表示，称为盐酸排出量。正常人空腹时，盐酸排出量（基础酸排出量）为 0 ~ 5 mmol/h。在食物或药物（胃泌素或组胺）的刺激下，盐酸排出量可进一步增加。正常人的盐酸最大排出量可达 20 ~ 25 mmol/h。男性的盐酸分泌多于女性。盐酸排出量反映胃的分泌能力，它主要取决于壁细胞的数目，与壁细胞的功能状态也有关。图 6 – 10 所示为盐酸最大排出量与壁细胞数目的关系。

胃液中 H^+ 的最大浓度可达 150 mmol/L，比血液中 H^+ 的浓度高三四百万倍。因此，壁细胞分泌 H^+ 是逆着巨大的浓度梯度进行的，需要消耗大量能量，而能量来源于氧代谢。泌酸所需的 H^+ 来自壁细胞胞浆内的水。水解离产生 H^+ 和 OH^-，借助存在于壁细胞分泌小管膜上的 H^+ – K^+ – ATP 酶的作用，H^+ 被主动转运至小管腔内。

壁细胞内含有丰富的碳酸酐酶（CA）。在它的催化下，由细胞代谢产生的 CO_2 和从血浆中摄取的 CO_2 可迅速地水合而形成 H_2CO_3，H_2CO_3 随即又解离为 H^+ 和 HCO_3^-。这样，在 H^+ 分泌后，留在细胞内的 OH^- 便和由 H_2CO_3 解离的 H^+ 结合而被中和，壁细胞内不致因 OH^- 的蓄积而使 pH 升高。由 H_2CO_3 产生的 HCO_3^- 则在壁细胞的侧膜与 Cl^- 交换而进入血液。因此，在餐后大量盐酸分泌的同时，血和尿的 pH 往往升高而出现"餐后碱潮"。与 HCO_3^- 交换而进入壁细胞的 Cl^- 则通过分泌小管膜上特异性的 Cl^- 通道进入小管腔，与 H^+ 形成 HCl（如图 6 – 11 所示）。

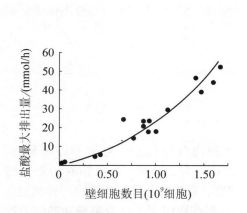

图 6 – 10　盐酸最大排出量与壁细胞数目的关系　　图 6 – 11　胃壁细胞分泌盐酸的基本过程示意图

胃内的盐酸有许多作用，它可杀死随食物进入胃的细菌，对维持胃和小肠内的无菌状态具有重要意义；激活胃蛋白酶原，使之转变为有活性的胃蛋白酶，还为胃蛋白酶作用提供必要的酸性环境；引起促胰液素的释放，从而促进胰液、胆汁和小肠液的分泌；有助于小肠对铁和钙的吸收。但盐酸分泌过多，也会对人体产生不利影响。

胃酸和胃蛋白酶是胃液中重要的消化物质。胃酸为强酸性物质，具有较强的侵蚀性；胃蛋白酶具有水解蛋白质的作用，可破坏胃壁上的蛋白质。正常人的胃十二指肠黏膜的保护机制，足以抵抗胃酸及胃蛋白酶的侵蚀。胃溃疡是我国人民的常见病、多发病之一。作为消化性溃疡中的常见类型，胃溃疡的地理分布大致有由北方向南方升高的趋势，且好发于气候变化较大的冬春两季。此外，男性发病率明显高于女性，这可能与吸烟、生活及饮食不规律、外界压力大以及精神心理因素相关。

胃溃疡的发生主要与胃十二指肠黏膜的损害因素和黏膜自身防御修复因素之间失去平衡有关。但是，当某些因素损害了保护机制中的某个环节时，就可能发生胃酸及胃蛋白酶侵蚀自身黏膜而导致胃溃疡的形成。胃酸分泌过度，远远超过黏膜的防御和修复作用，也可能导致胃溃疡的发生。近年的研究已经表明，幽门螺杆菌和非甾体抗炎药是损害胃肠保护机制导致胃溃疡发病的最常见病因。

2. 胃蛋白酶原

胃蛋白酶原是由主细胞合成的，并以不具有活性的酶原颗粒形式储存在细胞内。分泌入胃腔的胃蛋白酶原在胃酸的作用下，转变为具有活性的胃蛋白酶。已激活的胃蛋白酶对胃蛋白酶原也有激活作用。胃蛋白酶能水解食物中的蛋白质，其主要分解产物是胨，并产生少量的多肽或氨基酸。胃蛋白酶只有在酸性较强的环境中才能发挥作用，其最适 pH 为 2.0。随着 pH 的升高，胃蛋白酶的活性降低，当 pH 升至 6 及以上时，此酶即发生不可逆变性。

3. 黏液和碳酸氢盐

胃的黏液是由表面上皮细胞、泌酸腺的黏液颈细胞、贲门腺和幽门腺共同分泌的，其主要成分为糖蛋白。由于糖蛋白的结构特点，黏液具有较高的黏滞性和形成凝胶的特性。在正常人体内，黏液覆盖在胃黏膜的表面，形成一个厚约 500 μm 的黏液层。它具有润滑作用，可减少粗糙的食物对胃黏膜的机械性损伤。

黏液—碳酸氢盐屏障的作用：胃黏液的黏稠度为水的 30～260 倍，使 H^+、HCO_3^- 等离子在黏液层内的扩散速度明显减慢。如图 6 - 12 所示，在胃腔内的 H^+ 向黏液深层弥散过程中，它不断地与由黏液层下面的上皮细胞分泌并向表面扩散的 HCO_3^- 相遇，两种离子在黏液层内发生中和。黏液层存在一个 pH 梯度，黏液层靠近胃腔面的一侧呈酸性，pH 为 2 左右，而近黏膜细胞的一侧呈中性，pH 为 7 左右。因此，由黏液和碳酸氢盐共同构筑的黏液—碳酸氢盐屏障，能有效地阻挡 H^+ 的逆向弥散，保护胃黏液免受 H^+ 的侵蚀；同时，黏液深层的中性 pH 环境还使胃蛋白酶丧失了分解蛋白质的作用。

4. 内因子

泌酸腺的壁细胞除分泌盐酸外，还分泌一种分子量在 50 000～60 000 的糖蛋白，称为内因子。内因子可与进入胃的维生素 B_{12} 结合而促进其吸收。

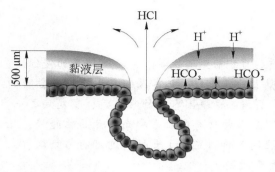

图 6-12 黏液—碳酸氢盐屏障模式图

（二）胃液分泌的调节

胃液分泌受许多因素的影响，其中有的起兴奋作用，有的则起抑制作用。进食是对胃液分泌的自然刺激，它通过神经和体液因素调节胃液的分泌。

1. 刺激胃液分泌的内源性物质

（1）乙酰胆碱：大部分支配胃的副交感神经节后纤维末梢都释放乙酰胆碱。乙酰胆碱直接作用于壁细胞膜上的胆碱能受体，引起盐酸分泌增加。乙酰胆碱的作用可被胆碱能受体阻断剂（如阿托品）阻断。

（2）胃泌素：胃泌素主要由胃窦黏膜内的 G 细胞分泌。十二指肠和空肠上段黏膜内也有少量 G 细胞。胃泌素释放后主要通过血液循环作用于壁细胞，刺激其分泌盐酸。

（3）组胺：胃的泌酸部黏膜内含有大量的组胺。产生组胺的细胞是存在于固有膜中的肥大细胞。正常情况下，胃黏膜恒定地释放少量组胺，通过局部弥散到达邻近的壁细胞，刺激盐酸分泌。壁细胞上的组胺受体为 Ⅱ 型受体（H_2 受体），用西咪替丁及与其类似的药物可以阻断组胺与壁细胞的结合，从而减少盐酸分泌。

2. 消化期的胃液分泌

消化期胃液分泌的机制，一般按接受食物刺激的部位分成三个时期，即头期、胃期和肠期。但必须注意，三个时期的划分是人为的，只是为了便于叙述，实际上，这三个时期几乎是同时开始、相互重叠的（如图 6-13 所示）。

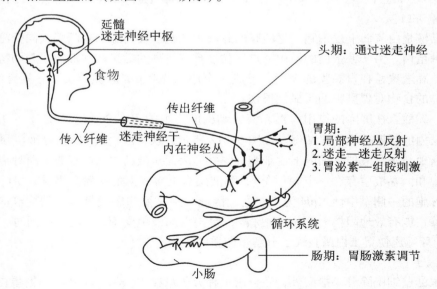

图 6-13 消化期胃液分泌的时相及其调节

（1）头期胃液分泌：头期的胃液分泌是由进食动作引起的，其传入冲动均来自头部感受器（眼、耳、口腔、咽、食管等），因而称为头期。

头期胃液分泌的机制使用假饲的方法进行研究（如图 6 - 14 所示）。实验过程中，当食物经过口腔进入食管后，随即从食管的切口流出体外，并未进入胃，却引起胃液分泌。由进食动作引起的胃液分泌，包括条件反射性和非条件反射性两种分泌。前者是由与食物有关的形象、气味、声音等刺激了视、嗅、听等感受器引起的；后者则是咀嚼和吞咽食物时刺激了除口腔和咽、喉等以外的化学和机械感受器而引起的。迷走神经是这些反射共同的传出神经。当切断支配胃的迷走神经后，假饲就不再引起胃液分泌。

迷走神经兴奋后，除了通过其末梢释放乙酰胆碱，直接引起胃腺分泌外，迷走神经冲动还可引起胃窦黏膜内的 G 细胞释放胃泌素，后者经过血液循环刺激胃腺分泌（如图 6 - 15 所示）。由此可见，头期胃液分泌并不是纯神经反射性的，而是一种神经—体液性调节。

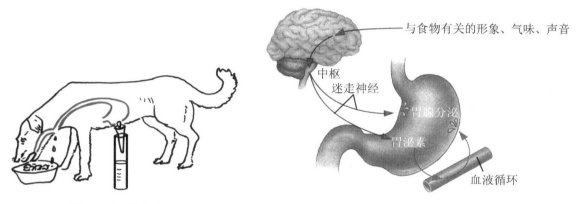

图 6 - 14　假饲实验　　　　图 6 - 15　头期胃液分泌的神经—体液性调节示意图

头期分泌的胃液量和酸度都很高，其中胃蛋白酶原的含量尤其高，因而消化力强。人体观察的资料表明，头期胃液分泌的多少与食欲有很大的关系。

（2）胃期胃液分泌：食物入胃后，对胃产生机械和化学刺激，继续引起胃液分泌，其主要途径为：① 胃的扩张刺激胃底、胃体部的感受器，通过迷走—迷走神经的长反射和壁内神经丛的短反射，引起胃腺分泌；② 胃的扩张刺激胃幽门部，通过壁内神经丛作用于 G 细胞，引起胃泌素的释放；③ 食物的化学成分直接作用于 G 细胞，引起胃泌素的释放。刺激 G 细胞释放胃泌素的主要食物化学成分是蛋白质的消化产物，其中包括肽类和氨基酸。胃期分泌的胃液酸度也很高，但其中胃蛋白酶原含量比头期少，故消化力比头期弱。

（3）肠期胃液分泌：将食糜、肉的提取液，蛋白胨液由瘘管直接注入十二指肠，也可引起胃液分泌的轻度增加。这说明当食物离开胃进入小肠后，还有继续促进胃液分泌的作用。肠期分泌的胃液量不大，大约占进食后胃液分泌总量的 1/10，这可能与食物在小肠内同时还产生许多对胃液分泌起抑制作用的调节有关。

3. 胃液分泌的抑制性调节

综上所述，在进食过程兴奋胃液分泌的机制中，正常消化期的胃液分泌还受各种抑制性因素的调节，所以实际表现的胃液分泌是兴奋性和抑制性因素共同作用的结果。在消化期内，抑制胃液分泌的因素除精神、情绪外，还有盐酸、脂肪和高张溶液三种调节。

盐酸是胃腺活动的产物，但它对胃腺的活动具有抑制作用，因此对胃酸分泌形成一种负反馈的调节机制。当胃窦的 pH 降到 1.2～1.5 时，便可能对胃液分泌产生抑制作用。这种抑制作用机制可能是盐酸直接抑制了胃窦黏膜中的 G 细胞，减少胃泌素释放的结果。

脂肪是抑制胃液分泌的一个重要因素。脂肪及其消化产物抑制胃液分泌的作用发生在脂肪进入十二指肠后，而不是在胃中。早在 20 世纪 30 年代，我国生理学家林可胜就发现，从小肠黏膜中可提取一种物质，当由静脉注射后，可使胃液分泌的量、酸度和消化力减低，并抑制胃运动。

高张溶液对胃液分泌的抑制作用可能通过两种途径实现，即激活小肠内渗透压感受器，通过肠—胃反射引起胃液分泌的抑制，以及通过刺激小肠黏膜释放一种或几种抑制性激素，从而抑制胃液分泌。

二、胰液的分泌

胰腺是兼有外分泌功能和内分泌功能的腺体。胰腺的内分泌功能主要与糖代谢的调节有关；胰腺的外分泌为胰液，是由胰腺的腺泡细胞和导管细胞分泌的，具有很强的消化力。

（一）胰液的成分和作用

胰液是无色无嗅的碱性液体，pH 为 7.8～8.4，渗透压约与血浆相等。人每日分泌的胰液量为 1～2 L。

胰液中含有无机物和有机物。在无机成分中，碳酸氢盐的含量很高，它是由胰腺内的导管细胞分泌的。导管细胞内含有较高浓度的碳酸酐酶，在它的催化下，二氧化碳可水化而产生碳酸，后者经过解离而产生碳酸氢根（HCO_3^-），人的胰液中 HCO_3^- 的最高浓度为 140 mmol/L，其浓度随分泌速度的增加而增加（如图 6-16 所示）。HCO_3^- 的主要作用是中和进入十二指肠的胃酸，使肠黏膜免受强酸的侵蚀；同时，提供了最适宜小肠内多种消化酶活动的 pH 环境（pH 7～8）。

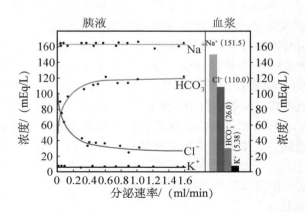

图 6-16　胰液中电解质成分和分泌速率的关系

胰液中的有机物主要是蛋白质，含量为 0.1%～10%，随分泌的速度差异而有所不同。胰液中的蛋白质主要由多种消化酶组成，它们是由腺泡细胞分泌的。胰液中的消化酶主要有：

1. 胰淀粉酶

胰淀粉酶是一种 α 淀粉酶，它对生的或熟的淀粉的水解效率都很高，消化产物为糊精、麦芽糖。胰淀粉酶作用的最佳 pH 为 6.7～7.0。

2. 胰脂肪酶

胰脂肪酶可将甘油三酯分解为脂肪酸、甘油一酯和甘油。胰脂肪酶作用的最适 pH 为 7.5～8.5。

3. 胰蛋白酶和糜蛋白酶

胰蛋白酶和糜蛋白酶是以不具有活性的酶原形式存在于胰液中的。肠液中的肠致活酶可以激活蛋白酶原，使之变为具有活性的胰蛋白酶。糜蛋白酶原是在胰蛋白酶作用下转化为有活性的糜蛋白酶的。

由于胰液中含有水解糖、脂肪和蛋白质的消化酶，因而胰液是所有消化液中最重要的一种。临床和实验均证明，当胰液分泌障碍时，即使其他消化腺的分泌都正常，食物中的脂肪和蛋白质也不能完全消化，从而影响吸收，但糖的消化和吸收一般不受影响。

（二）胰液分泌的调节

在非消化期，胰液几乎是不分泌或很少分泌的。进食开始后，胰液分泌即开始。所以，食物是兴奋胰腺的自然因素。进食时，胰液分泌受神经和体液双重控制，但以体液调节为主（如图 6－17 所示）。

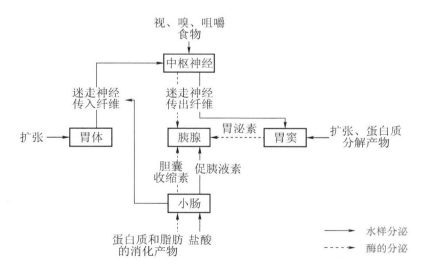

图 6－17　胰液分泌的神经体液调节

1. 神经调节

食物的形象、气味及食物对口腔、食管、胃和小肠的刺激，都可通过神经反射（条件反射和非条件反射）引起胰液分泌。反射的传出神经主要是迷走神经。迷走神经兴奋引起胰液分泌的特点是：水分和碳酸氢盐含量很少，而酶的含量很高。

2. 体液调节

调节胰液分泌的体液因素主要有促胰液素和胆囊收缩素两种，现分述如下。

（1）促胰液素：酸性食糜进入小肠后，可刺激小肠黏膜释放促胰液素。小肠上段黏膜含促胰液素较多，距幽门越远，含量越少。盐酸是最强的刺激因素，其次为蛋白质分解产物和脂酸钠，糖几乎没有作用。

（2）胆囊收缩素：这是小肠黏膜中 I 细胞释放的一种肽类激素。引起胆囊收缩素释放的因素由强至弱依次为蛋白质分解产物、脂肪酸钠、盐酸、脂肪，糖没有作用。

促胰液素和胆囊收缩素之间具有协同作用，即一个激素可加强另一个激素的作用。

📝 临床联系

胰腺是人体的重要器官之一，因为它是一个有外分泌功能的腺体，它的生理作用和病理变化都与生命息息相关。胰腺分泌的胰液中，有好几种消化酶都在食物消化过程中起"主角"的作用，特别是对脂肪的消化。发挥外分泌功能的主要成分是胰液，内含碱性的碳酸氢盐和各种消化酶，其功能是中和胃酸，分解和消化糖、蛋白质和脂肪，使其成为可吸收的小分子物质。暴饮暴食是急性胰腺炎的重要发病因素。暴饮暴食会促使胰液大量分泌，且酒精直接刺激胰液分泌，酒精进入十二指肠会引起乳头水肿和奥迪括约肌痉挛，于是没有"出路"的胰液对胰腺进行"自我消化"。合并胆石症者也可因胆汁反流或胰液"出路"不畅发生急性胰腺炎，甚至死亡，轻者的部分胰腺也会受到不可逆转的损害。患了急性胰腺炎后，胰腺的内、外分泌功能往往有不同程度的损害。外分泌功能损害表现为消化功能减退，特别是对脂肪和蛋白质的消化能力降低；此外，还表现为患者胃口差、体重下降、腹胀、腹泻，往往伴有特征性脂肪泻。

三、胆汁的分泌与排出

胆汁是由肝细胞不断生成的，生成后顺肝管流出，经胆总管至十二指肠；或经肝管转入并存储于胆囊，消化时再由胆囊排出至十二指肠。胆汁和胰液、肠液一起，对小肠内的食糜进行化学性消化。

（一）胆汁的性质和成分

成人每日分泌胆汁 800～1 000 ml 。胆汁的生成量和蛋白质的摄入量有关，高蛋白食物可促进生成较多的胆汁。

胆汁是一种较浓的具有苦味的有色液汁。人的胆汁（由肝直接分泌的胆汁）呈金黄色或橘棕色；而胆囊胆汁（在胆囊中储存过的胆汁）则因浓缩而颜色变深。肝直接分泌的胆汁呈弱碱性（pH 为 7.4），胆囊储存过的胆汁则因碳酸氢盐在胆囊中被吸收而呈弱酸性（pH 为 6.8）。胆汁的成分很复杂，除水分和 Na^+、K^+、Ca^{2+}、HCO_3^- 等无机成分外，还有有机成分，如胆盐、胆色素、脂肪酸、胆固醇、卵磷脂和黏蛋白等。胆汁中没有消化酶。

（二）胆汁的作用

胆汁对于脂肪的消化和吸收具有重要意义。

（1）胆汁中的胆盐、胆固醇和卵磷脂等都可作为乳化剂，降低脂肪的表面张力，使脂肪乳化成微滴，分散在肠腔内。这样便增加了胰脂肪酶的作用面积，使其分解脂肪的作用加速。

（2）胆盐因其分子结构的特点，当达到一定浓度后，可聚合而形成微胶粒。肠腔中脂肪的分解产物，如脂肪酸、甘油一酯等均可渗入微胶粒中，形成水溶性复合物（混合微胶粒）。因此，胆盐便成了不溶于水的脂肪水解产物到达肠黏膜表面所必需的运载工具，这对于脂肪消化产物的吸收具有重要意义。

（3）胆汁通过促进脂肪消化产物的吸收，对脂溶性维生素（维生素 A、维生素 D、维生素 E、维生素 K）的吸收也有促进作用。

（4）胆汁在十二指肠中还可以中和一部分胃酸。

（5）胆盐在小肠内吸收后还是促进胆汁自身分泌的一个体液因素。

（三）胆汁分泌和排出的调节

食物在消化道内是引起胆汁分泌和排出的自然刺激物。其中，高蛋白食物（蛋黄、肉类）对胆汁分泌的刺激作用最强，高脂肪或混合食物的作用次之，而糖类食物的作用最小。

1. 神经因素的作用

神经对胆汁分泌和胆囊收缩的作用均较弱。进食动作或食物对胃和小肠的刺激都可通过神经反射引起肝胆汁的少量多强，胆囊收缩也轻微加强。其传出途径是迷走神经，切断两侧迷走神经或应用胆碱能受体阻断剂，上述反应消失。

2. 体液因素的作用

有多种体液因素参与调节胆汁的分泌和排出，主要如下。

（1）胃泌素：胃泌素对肝胆汁的分泌及胆囊平滑肌的收缩均有一定的刺激作用。它可通过血液循环作用于肝细胞和胆囊；也可先引起胃酸分泌，后者再作用于十二指肠黏膜，引起促胰液素释放而促进肝胆汁分泌。

（2）促胰液素：促胰液素的主要作用是刺激胰液分泌，它还有一定的刺激肝胆汁分泌的作用。促胰液素主要作用于胆管系统而非肝细胞，它引起的胆汁分泌主要是分泌量和 HCO_3^- 含量的增加，胆盐的分泌并不增加。

（3）胆囊收缩素：在蛋白质分解产物、盐酸和脂肪等物质作用下，小肠上部黏膜内的 I 细胞可释放胆囊收缩素。它通过血液循环兴奋胆囊平滑肌，引起胆囊的强烈收缩。

（4）胆盐：当胆汁中的胆盐或胆汁酸排至小肠后，绝大部分（约 95%）仍可由小肠（主要为回肠末端）黏膜吸收入血，通过门静脉回到肝，再组成胆汁分泌入肠，这一过程称为胆盐的肠肝循环（如图6-18所示）。每次进餐后可进行2~3次肠肝循环。胆盐每循环一次约损失5%，每次进餐后有6~8 g胆盐排出。返回到肝的胆盐有刺激肝胆汁分泌的作用。

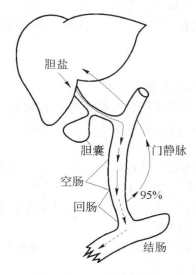

图6-18　胆盐的肠肝循环

　　总之，由进食开始到食物进入小肠，神经和体液因素的调节都可引起胆汁的分泌和排出活动，尤以食物进入小肠后的作用最为明显。在这一时期，不仅肝胆汁的分泌明显增加，而且由于胆囊的强烈收缩，储存在胆囊中的胆汁也大量排出。

📝 临床联系

　　胆囊炎是细菌性感染或化学刺激（胆汁成分改变）引起的胆囊炎性病变，为胆囊的常见病。在腹部外科中，其发病率仅次于阑尾炎，多见于35~55岁的中年人，女性发病较男性为多，尤多见于肥胖且多次妊娠的妇女。急性胆囊炎的症状主要有右上腹疼、恶心、呕吐和发热等。急性胆囊炎会引起右上腹疼痛，一开始疼痛与胆绞痛相似，但急性胆囊炎引起腹痛的持续时间往往较长，呼吸和改变体位常常能使疼痛加重，因此患者多喜欢向右侧静卧，以减轻疼痛。患者主要会有以下两组症状：① 结石一时性阻塞胆囊管，引起胆绞痛的发作，疼痛多位于上腹部或右上腹，持续数分钟至数小时不等，疼痛可牵涉背部或右肩胛骨处。这与生理学中介绍的牵涉痛相关。② 常有腹胀、上腹或右上腹不适、胃灼热、嗳气、吞酸等一系列消化不良的症状，进食油煎或多脂的食物往往会使这些症状加剧，其原因是这些食物可以促进胆汁的分泌，使胆囊活动增强，疼痛加剧。因此，在胆囊炎急性发作时，在消炎治疗的同时，还应采取禁食的措施。慢性胆囊炎可食猪瘦肉、鸡肉、鱼肉，以及蔬菜、水果泥等低脂肪低胆固醇食物，同时应多饮水，促进胆汁的排出。

四、小肠液的分泌

（一）小肠液的性质、成分和作用

小肠液是一种弱碱性液体，pH 约为 7.6，渗透压与血浆相等。成人每日分泌小肠液 1 ~ 3 L。大量的小肠液可以稀释消化产物，使其渗透压下降，有利于吸收。小肠液被分泌后又很快地被绒毛重吸收，这种液体的交流为小肠内营养物质的吸收提供了媒介。

（二）小肠液分泌的调节

小肠液的分泌是经常性的，但在不同条件下，分泌量的变化可以很大。食糜对黏膜的局部机械刺激和化学刺激都可引起小肠液的分泌。小肠黏膜对扩张刺激最为敏感，小肠内食糜的量越多，小肠液分泌的量也越多。

五、大肠液的分泌

大肠液是由肠黏膜表面的柱状上皮细胞及杯状细胞分泌的。大肠液富含黏液和碳酸氢盐，pH 为 8.3 ~ 8.4。大肠液中的黏液蛋白能保护肠黏膜和润滑粪便。

大肠液的分泌主要是由食物残渣对肠壁的机械刺激引起的。刺激副交感神经可使分泌增加，而刺激交感神经则可使正在进行的分泌减少。对大肠液的分泌尚未发现重要的体液调节。

第四节　消化道的吸收

一、消化道的吸收概述

消化道的吸收是指食物的成分或其消化后的产物，通过上皮细胞进入血液和淋巴的过程。消化是吸收的重要前提。由于吸收为多细胞机体提供了营养，因而吸收具有重要的生理意义。

消化道不同部位的吸收能力与吸收速度是不同的，这主要取决于各部分消化道的组织结构，以及食物在各部位被消化的程度和停留的时间。在口腔和食管内，食物实际上是不被吸收的。在胃内，食物的吸收也很少，胃可吸收酒精和少量水分。小肠是吸收的主要部位，一般认为，糖、蛋白质和脂肪的消化产物大部分是在十二指肠和空肠被吸收的；回肠有其独特的功能，即主动吸收胆盐和维生素 B_{12}（如图 6-19 所示）。对于大部分营养成分，当它到达回肠时，通常已吸收完毕，因此回肠主要是吸收功能的储备。小肠内容物进入大肠时已经没有多少可被吸收的物质了。大肠主要

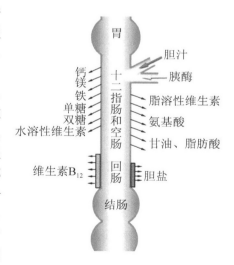

图 6-19　主要营养物质在小肠的吸收部位

吸收水分和盐类，一般认为，结肠可吸收进入其内的物质中80%的水和90%的 Na^+ 及 Cl^-。

正常成人的小肠长4~5 m，它的黏膜具有环状皱褶，并拥有大量的绒毛。绒毛是小肠黏膜的微小突出构造，其长度为0.5~1.5 mm。每一条绒毛的外面是一层柱状上皮细胞，柱状上皮细胞顶端有明显的纵纹，纵纹是柱状上皮细胞顶端细胞膜的突出，称为微绒毛。人的小肠绒毛上，每一柱状上皮细胞的顶端约有1 700条微绒毛。环状皱褶、绒毛和微绒毛的存在，最终使小肠的吸收面积比同样长度的简单圆筒的面积增加约600倍，达到200 m^2 左右（如图6-20所示）。小肠除了具有巨大的吸收面积之外，食物在小肠内停留的时间较长（3~8 h），以及食物在小肠内已被消化成适于吸收的小分子物质，也是小肠在吸收中发挥作用的有利条件。

小肠绒毛内部有毛细血管、毛细淋巴管、平滑肌纤维和神经纤维网等结构。动物在空腹时，绒毛不活动；进食则可引起绒毛产生节律性的伸缩和摆动。这些运动可加速绒毛内血液和淋巴的流动，有助于吸收。

营养物质和水分可通过两条途径进入血液或淋巴：一条为跨细胞途径，即通过绒毛柱状上皮细胞的腔面膜进入细胞，再通过细胞底膜和侧膜进入血液或淋巴；另一条为旁细胞途径，即营养物质和水分通过细胞间的紧密连接，进入细胞间隙，再转入血液或淋巴（如图6-21所示）。

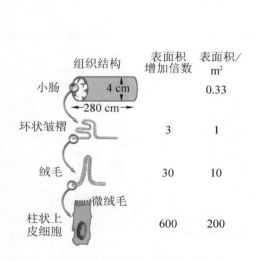

图6-20　增加小肠表面积的三种机制

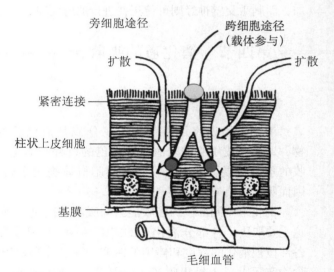

图6-21　小肠黏膜吸收营养物质和水分的两条途径

二、小肠内主要营养物质的吸收

在小肠内，被吸收的物质不仅有由口腔摄入的物质，还有由各种消化腺分泌入消化道的水分、无机盐和某些有机成分，它们大部分在小肠内被重吸收。

（一）水分的吸收

人每日由胃肠吸收回体内的液体量约有8 L之多。水分的吸收都是被动的，各种溶质，特别是 NaCl 的主动吸收所产生的渗透压梯度是水分吸收的主要动力。在十二指肠和空肠上部，水分由肠腔进入血液的量和水分由血液进入肠腔的量都很大，因此，肠腔内液体的量减少得并不多。在回肠，离开肠腔的液体比进入的多，从而使肠腔内液体大为减少。

（二）无机盐的吸收

一般来说，单价碱性盐类如钠、钾、铵盐的吸收很快，多价碱性盐类则吸收很慢。凡能与钙结合而形成沉淀的盐，如硫酸盐、磷酸盐、草酸盐等，都不能被吸收。

成人每日吸收钠 250～300 mmol，消化腺大致分泌相同数量的钠，但从粪便中排出的钠不到 4 mmol，这说明肠内容物中 95%～99% 的钠都被吸收了。

钠泵是一种 Na^+-K^+ 依赖性 ATP 酶，它可使 ATP 分解产生能量，以维持钠和钾的逆浓度转运。钠的泵出和钾的泵入是耦联的（如图6－22所示）。

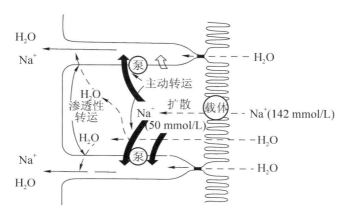

图 6－22　小肠黏膜对钠和水分的吸收

（三）糖的吸收

糖类只有分解为单糖时才能被小肠上皮细胞吸收。各种单糖的吸收速率有很大差别，己糖的吸收很快，而戊糖则很慢；在己糖中，又以半乳糖和葡萄糖的吸收为最快，果糖次之，甘露糖最慢。单糖的吸收是消耗能量的主动过程，它可逆浓度差进行，能量来自钠泵，属于继发性主动转运。在小肠上皮细胞的纹状缘上存在一种转运体蛋白，它能选择性地把葡萄糖和半乳糖从纹状的肠腔面运入细胞，然后扩散入血。各种单糖与转运体蛋白的亲和力不同，从而导致吸收的速率也不同。转运体蛋白在转运单糖时，需要 Na^+ 的存在。一般认为，一个转运体蛋白可与两个 Na^+ 和一个葡萄糖分子结合。由此可见，Na^+ 是单糖的主动转运所必需的。

（四）蛋白质的吸收

无论是食入的蛋白质（100 g/d）还是内源性蛋白质（25～35 g/d），经消化分解为氨基酸后，绝大部分被小肠吸收。煮过的蛋白质因变性而易于消化，在十二指肠和近端空肠就被迅速吸收；未煮过的蛋白质和内源性蛋白质则较难消化，需进入回肠后才基本被吸收。氨基酸的吸收是主动性的。中性氨基酸的转运比酸性或碱性氨基酸速度快。氨基酸吸收的路径绝大部分是经血液的，当小肠吸收蛋白质后，门静脉血液中的氨基酸含量即增加（如图6-23所示）。

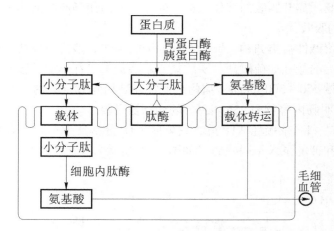

图6-23　蛋白质在小肠的消化和吸收过程示意图

（五）脂肪的吸收

在小肠内，脂类的消化产物，如脂肪酸、甘油一酯、胆固醇等，很快与胆汁中的胆盐形成混合微胶粒。由于胆盐有亲水性，它能携带脂肪消化产物通过覆盖在小肠绒毛表面的非流动水层并到达微绒毛。在小肠绒毛表面，脂溶性的脂肪酸、甘油和甘油一酯进入小肠上皮细胞中重新合成甘油三酯，并与载脂蛋白和磷脂结合形成乳糜颗粒，乳糜颗粒再以出胞的方式进入组织间隙，最后进入淋巴循环，此为脂肪吸收的淋巴途径。中、短链甘油三酯水解产生的脂肪酸和甘油一酯，在小肠上皮细胞中不再变化，它们是水溶性的，可以直接进入门脉而不入淋巴。因为饮食中的脂肪多为长链脂肪酸，所以脂肪的吸收途径以淋巴途径为主。

进入肠道的胆固醇主要有两种来源：一种是从食物中来的，另一种是从肝分泌的胆汁中来的。由胆汁来的胆固醇是游离的，而食物中的胆固醇是酯化的。酯化的胆固醇必须在肠腔经消化液中的胆固醇酯酶作用，水解为游离胆固醇后才能被吸收。游离的胆固醇通过形成混合微胶粒，在小肠上部被吸收。

📝 临床联系

正常人必须每天从食物中摄取足够的营养物质，以保证机体的生长和发育，补充代谢的消耗，增强抗病能力并延长寿命。糖（碳水化合物）和脂肪主要提供热源，蛋白质主要提供氮源。近年来，营养学有了很大的发展，外科患者营养的研究也取得了显著的成果，完全胃肠道营养的广泛应用以及静脉营养物质的补充不仅扩大了外科手术的范围，也为一些复杂患者的后期治疗创造了有利条件。

经消化道内的营养补充有口服和管饲两种方法。饮食种类有普通饮食、管饲饮食和要素饮食三种：① 普通饮食。经口腔摄取食物是最常用、最经济、最方便的方法，也是比较理想的方法。对于慢性疾病患者，还应给予足够的维生素和电解质。② 管饲饮食。对于不能正常进食的昏迷患者、晚期食管癌和胃癌伴有消化道梗阻患者，可通过胃管、胃或空肠的造瘘管，补充营养物质。③ 要素饮食。近年来，临床上已广泛选用要素饮食作为口服和管饲的营养液，效果满意。要素饮食是一种化学成分比较恒定的粉末状无渣食物，经复水后可形成液体式稳定的悬乳液。

经消化道外的营养补充：① 浅静脉途径，即通过周围浅静脉滴注提供营养物质，主要用于短期禁食患者；输入等渗液体，提供一定量的热量和蛋白质。② 深静脉途径，即经上腔静脉或下腔静脉插管补充营养物质，临床上称为全胃肠外营养。

小 结

1. 消化道平滑肌的特性。

（1）一般特性：① 兴奋性较低；② 收缩速度较慢；③ 对电刺激较不敏感，对牵张、温度和化学等刺激敏感。

（2）电生理特性：① 静息电位主要由 K^+ 外流的平衡电位形成；② 慢波电位又称基本电节律，是消化道平滑肌特有的电变化；③ 动作电位是慢波电位去极化到阈电位水平时产生的，动作电位引起平滑肌收缩。

2. 胃液、胰液、胆汁、小肠液的成分，作用，分泌和排出的调节；胃和小肠的运动形式和调节。

（1）胃肠道共有的运动形式：① 紧张性收缩，是胃肠道其他运动形式的基础；② 蠕动，消化道平滑肌顺序收缩而完成的一种向前推进的波形运动。

（2）各消化道特有的运动形式：① 胃的容受性舒张，是由神经反射引起的；② 小肠的分节运动，是小肠运动的主要形式；③ 大肠集团蠕动，是大肠特有的运动。

（3）胃的排空和调节：胃内容物由胃排入十二指肠的过程称为胃的排空。影响胃排空的因素有：① 促进因素：胃内容物量、胃泌素；② 抑制因素：胃—肠反射、肠抑胃素。

3. 主要营养物质在小肠内的吸收部位及机制。

（1）小肠是各种营养物质吸收的主要部位，其原因：① 绒毛及微绒毛加大吸收面积；② 食物停留时间长；③ 食物已被分解为可被吸收的小分子；④ 淋巴、血流丰富。

（2）糖、蛋白质和脂肪的分解产物大部分在十二指肠和空肠部位被吸收，回肠主要是胆盐和维生素 B_{12} 吸收的部位。

学习活动

学习活动1 临床病例生理学分析

病例简介：患者，女性，66岁，急性脑出血。经急诊开颅手术后病情好转，生命体征平稳。3天后，解柏油样便3次，伴有腹胀。查血常规：RBC 3.68×10^{12}/L，Hb 91 g/L。大便潜血试验强阳性。床边胃镜检查：胃黏膜充血、水肿，胃底前后壁、十二指肠球部有多发性糜烂和浅溃疡，表面有活动性出血。给予止血、输血等治疗后病情好转，大便OB（＋）。临床诊断为应激性溃疡。

生理学分析：该患者发生胃、十二指肠溃疡的机制如下。

（1）黏膜缺血。脑出血属强烈应激，导致交感—肾上腺髓质系统强烈兴奋，血液发生重分布而使胃和十二指肠黏膜小血管强烈收缩，血液灌流显著减少。黏膜缺血使黏膜上皮能量代谢障碍，碳酸氢盐及黏液产生减少，黏膜细胞之间的紧密连接及覆盖于黏膜表面的碳酸氢盐和黏液层所组成的黏膜屏障受到破坏。与此同时，胃腔中的 H^+ 顺浓度差弥散进入黏膜组织。在胃黏膜缺血的情况下，这些弥散入黏膜的 H^+ 不能被血液中的 HCO_3^- 中和或随血流运走，从而使黏膜组织的pH明显降低，导致黏膜损伤。

（2）糖皮质激素的作用。脑出血时的应激引起糖皮质激素明显增多，后者一方面抑制胃黏液的合成和分泌，另一方面可使胃肠黏膜细胞的蛋白质合成减少，分解增加，从而使黏膜细胞更新减慢、再生能力降低而削弱黏膜屏障功能。

（3）其他因素。脑出血时发生的酸中毒可使胃肠黏膜细胞中的 HCO_3^- 减少，从而降低胃肠黏膜对 H^+ 的缓冲能力。同时，十二指肠液中的胆汁酸（来自胆汁）、溶血卵磷脂及胰酶（来自胰液）返流入胃，在应激时胃黏膜保护因素被削弱的情况下，亦可导致胃黏膜损伤。

学习活动2 问题讨论

1. 胃液的主要成分有哪些？各有何生理作用？
2. 简述胰液的成分和它们的生理作用。
3. 小肠的运动形式有哪几种？各有何生理意义？
4. 为什么说小肠是吸收的主要部位？

第七章

能量代谢与体温

学习目标

掌握：

1. 概念：能量代谢、基础代谢率。

2. 影响能量代谢的因素；食物的特殊动力效应；测定基础代谢率的条件；基础代谢率正常值及其临床意义；基础代谢率升高与甲亢患者临床表现之间的关系。

熟悉：

1. 概念：体温。

2. 体温的正常值及其生理变动；情绪激动、精神紧张、环境温度、进食、运动等对体温的影响；人体的散热器官和散热方式；临床物理降温方法的种类及其机制。

了解：

发热患者常伴有寒战的原因。

第一节　能量代谢

新陈代谢是机体生命活动的基本特征，新陈代谢包括物质代谢和能量代谢，简称代谢。

糖、脂肪、蛋白质三种营养物质，经消化转变成为可吸收的小分子营养物质而被吸收入血。在细胞中，这些营养物质经过同化作用（合成代谢），构筑机体的组成成分或更新衰老的组织；同时，经过异化作用（分解代谢）分解为代谢产物。合成代谢和分解代谢是物质代谢过程中互相联系、不可分割的两方面。

生物体内物质代谢过程中所伴随的能量释放、转移和利用等，称为能量代谢。在分解代谢过程中，营养物质蕴藏的化学能便被释放出来。这些化学能经过转化，便成了机体各种生命活动的能源，因此分解是代谢的放能反应。而合成代谢需要能量，因此是吸能反应。可见，在物质代谢过程中，物质的变化与能量的代谢是紧密联系的。

一、机体能量的来源和转化

机体所需的能量来源于食物中的糖、脂肪和蛋白质。这些能源物质分子结构中的碳氢键蕴藏着化学能，在氧化过程中碳氢键断裂，生成 CO_2 和 H_2O，同时释放出蕴藏的能量。这些能量的50%以上迅速转化为热能，用于维持体温，并向体外散发。其余不足50%，则以高能磷酸键的形式储存体内，供机体利用。体内最主要的高能磷酸键化合物是三磷酸腺苷（ATP）。机体利用 ATP 合成各种细胞组成分子、生物活性物质和其他一些物质；细胞利用

ATP 进行各种离子和其他一些物质的主动转运，维持细胞两侧离子浓度差所形成的势能；肌肉还可利用 ATP 所载荷的自由能进行收缩和舒张，完成多种机械功。总体来看，除骨骼肌运动时所完成的机械功（外功）之外，其余的能量最后都转变为热能。

二、能量代谢测定的原理和方法

（一）能量代谢测定的原理

机体的能量代谢遵循能量守恒定律，即在整个能量转化过程中，机体所利用的蕴藏于食物中的化学能与最终转化的热能和所做的外功，按能量折算是完全相等的。因此，通过测定在一定时间内机体所消耗的食物，或者测定机体所产生的热量与所做的外功，都可测算出整个机体的能量代谢率（单位时间内消耗的能量）。

（二）能量代谢测定的方法

测定整个机体单位时间内散发的总热量，通常有两种方法：直接测热法和间接测热法。

1. 直接测热法

直接测热法是测定整个机体在单位时间内向外界环境散发的总热量。此总热量就是能量代谢率。如果在测定时间内做一定的外功，应将外功（机械功）折算为热量一并计入。直接测热法的设备复杂，操作烦琐，使用不便，因而极少应用。

2. 间接测热法

在一般化学反应中，反应物的量与产物的量之间呈一定的比例关系，这就是定比定律。例如，氧化 1 mol 葡萄糖，需要 6 mol 氧，同时产生 6 mol CO_2 和 6 mol H_2O，并释放一定量的能量。下列反应式表明了这种关系：

$$C_6H_{12}O_6 + 6O_2 \longrightarrow 6CO_2 + 6H_2O + \Delta H$$

间接测热法的基本原理就是利用这种定比关系，查出一定时间内整个人体中氧化分解的糖、脂肪、蛋白质各有多少，然后据此计算出该段时间内整个机体所释放的热量。因此，必须解决两个问题：一个是每种营养物质在氧化分解时产生的能量是多少（食物的热价）；另一个是三种营养物质各氧化了多少。

（三）与能量代谢相关的概念

1. 食物的热价

食物的热价应用弹式热量计，即在体外测定了一定量的糖、脂肪和蛋白质燃烧时所释放的热量，并同这三类物质在动物体内氧化到最终产物 CO_2 和水时所产生的热量相比较，证明了糖和脂肪在体外燃烧与在体内氧化分解所产生的热量是相等的。于是，将 1 g 食物氧化（或在体外燃烧）时所释放的能量称为食物的热价。食物的热价分为物理热价和生物热价。

2. 食物的氧热价

某种食物氧化时消耗 1 L O_2 所产生的热量，称为这种食物的氧热价。其表示某种物质氧化时耗氧量和产热量之间的关系。

3. 呼吸商

机体依靠呼吸功能从外界摄取 O_2，以满足各种营养物质氧化分解的需要，同时将代谢

终产物 CO_2 呼出体外。一定时间内，机体的 CO_2 产量与耗氧量的比值称为呼吸商（RQ）。各种营养物质在细胞内氧化供能属于细胞呼吸过程，因而将各种营养物质氧化时的 CO_2 产量与耗氧量的比值称为某物质的呼吸商。

$$RQ = \frac{CO_2\ \text{产生量}(mol)}{O_2\ \text{消耗量}(mol)} = \frac{CO_2\ \text{产生量}(ml)}{O_2\ \text{消耗量}(ml)}$$

糖、脂肪和蛋白质氧化时，它们的 CO_2 产量与耗氧量各不相同，三者的呼吸商也不一样。因为各种营养物质无论在体内或体外氧化，它们的耗氧量与 CO_2 产量都取决于该物质的化学组成。所以，在理论上，任何一种营养物质的呼吸商都可以根据它氧化成终产物（CO_2 和 H_2O）的化学反应式计算出来。例如，糖的一般分子式为（CH_2O）$_n$，氧化时消耗的 O_2 和产生的 CO_2 分子数相等，则呼吸商应该等于 1。如上述葡萄糖氧化的反应式所示，CO_2 产量与耗氧量均为 6 mol，故：

$$RQ = \frac{6\ mol\ CO_2}{6\ mol\ O_2} = 1$$

脂肪氧化时需要消耗更多的氧。在脂肪本身的分子结构中，氧的含量远较碳和氢少。因此，另外提供的氧不仅要用于氧化脂肪分子中的碳，还要用于氧化其中的氢。所以，脂肪的呼吸商将小于 1。现以甘油三酯为例：

$$C_{57}H_{104}O_6 + 80\ O_2 \longrightarrow 57\ CO_2 + 52\ H_2O$$

$$RQ = \frac{57\ mol\ CO_2}{80\ mol\ O_2} = 0.71$$

蛋白质的呼吸商较难测算。因为蛋白质在体内不能完全氧化，而且它氧化分解途径的某些细节还不够清楚，所以只能通过蛋白质分子中的碳和氢被氧化时的需氧量和 CO_2 产量，间接算出蛋白质的呼吸商，其计算值为 0.80。

在人们的日常生活中，营养物质不是单纯的，而是由糖、脂肪和蛋白质混合而成的（混合膳食）。所以，呼吸商常变动于 0.71 ~ 1.00。人体在特定时间内的呼吸商由当时的主要能源决定。若主要能源是糖，则呼吸商接近于 1.00；若主要能源是脂肪，则呼吸商接近于 0.71。在长期病理性饥饿的情况下，能源主要是机体本身的蛋白质和脂肪，则呼吸商接近于 0.80。一般情况下，摄取混合食物时，呼吸商常在 0.85 左右。

现将糖、脂肪和蛋白质三者的热价、氧热价及呼吸商等数据列于表 7－1，以供理解和测算能量代谢率之用。

表 7－1　糖、脂肪和蛋白质氧化的相关数据

营养物质	产热量/（kJ/g）			耗氧量/（L/g）	CO_2 产量/（L/g）	氧热价/（kJ/J）	呼吸商（RQ）
	物理热价	生物热价	营养学热价				
糖	17	17	16.7	0.83	0.83	21	1
蛋白质	23.5	18	16.7	0.95	0.76	18.8	0.8
脂肪	39.8	39.8	37.7	2.03	1.43	19.7	0.71

呼吸商的测定方法主要有闭合式测定法和开放式测定法。

（1）闭合式测定法：在动物实验中，将受试动物置于一个密闭的能吸热的装置中。通过气泵，不断将定量的 O_2 送入装置。受试动物不断地摄取 O_2，故可根据装置中 O_2 的减少量计算出受试动物在单位时间内的耗氧量。受试动物呼出的 CO_2 则由装在气体回路中的 CO_2 吸收剂吸收。然后根据实验前后 CO_2 吸收剂的质量差，计算出单位时间内的 CO_2 产量。最后由耗氧量和 CO_2 产量计算出呼吸商。

临床上为了简便，通常只使用肺量计（如图 7 - 1 所示）测量耗氧量。该装置的气体容器中装有 O_2，受试者通过呼吸活瓣将 O_2 吸入呼吸器官。此时，气体容器的上盖随吸气而下降，并由连接于上盖的描笔记录在记录纸上。根据记录纸上的方格还可读出潮气量。受试者的呼出气则通过吸收容器（呼出气中的 CO_2 和水可除掉）进入气体容器，于是，气体容器的上盖又复升高，描笔也随之升高。由于受试者摄取了一定量的 O_2，呼出气中的 CO_2 又被除掉，气体容器中的 O_2 因而逐渐减少。描笔则记录出曲线逐渐下降的过程。在一定时间内（通常为 6 min），描笔的总下降高度就是该时间内的耗氧量。

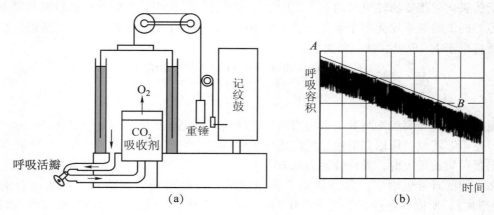

AB 线—单位时间内的耗氧速度。

图 7 - 1　肺量计结构模式图

（a）代谢率测定器；（b）呼吸量曲线

（2）开放式测定法（气体分析法）：在机体呼吸空气的条件下测定耗氧量和 CO_2 产量的方法。其原理是：采集受试者一定时间内的呼出气，测定呼出气量并分析呼出气中 O_2 和 CO_2 的容积百分比。由于吸入气就是空气，所以其中 O_2 和 CO_2 的容积百分比不必另测。根据吸入气和呼出气中 O_2 和 CO_2 的容积百分比的差数，可计算出该时间内的耗氧量和 CO_2 产量。

三、影响能量代谢的因素

影响能量代谢的因素有肌肉活动、精神活动、食物的特殊动力作用和环境温度等。

（一）肌肉活动

肌肉活动对能量代谢的影响最为显著。机体任何轻微的活动都可提高能量代谢率。人在运动或劳动时耗氧量显著增加，因为肌肉活动需要补给能量，而能量则来自大量营养物质的氧化，导致机体耗氧量增加。机体耗氧量的增加与肌肉活动的强度成正比，耗氧量最多可达安静时的 10～20 倍。肌肉活动的强度称为肌肉工作强度，也就是劳动强度。劳动强度通常用单位时间内机体的产热量表示，也就是说，可以把能量代谢率作为评估劳动强度的指标。

（二）精神活动

脑的质量只占体重的 2%，但在安静状态下，却有 15% 左右的循环血量进入脑循环系统，这说明脑组织的代谢水平是很高的。人在平静地思考问题时，能量代谢受到的影响并不大，产热量增加一般不超过 4%。但在精神处于紧张状态，如烦恼、恐惧或激动时，由于随之出现的无意识的肌肉紧张以及刺激代谢的激素释放增多等，产热量可以显著增加。

（三）食物的特殊动力作用

在安静状态下摄入食物后，人体释放的热量比摄入的食物本身氧化所产生的热量要多。如糖或脂肪的食物特殊动力作用为其产热量的 4%～6%，即进食能产 100 kJ 热量的糖或脂肪后，机体产热量为 104～106 kJ。而混合食物可使产热量增加 10% 左右。这种额外增加的热量不能用于做功，只能用于维持体温。因此，为了补充体内额外的热量消耗，机体必须多进食一些食物以补充这份多消耗的热量。

（四）环境温度

人在安静时的能量代谢，在 20 ℃～30 ℃的环境中最为稳定。实验证明，当环境温度低于 20 ℃时，能量代谢率开始增加；在 10 ℃以下，能量代谢率显著增加。环境温度低时能量代谢率增加，主要是由于寒冷刺激反射地引起寒战以及肌肉紧张增强。

📝 **临床联系**

糖、脂肪、蛋白质三种营养物质，经消化转变成为可吸收的小分子营养物质而被吸收入血。在细胞中，这些营养物质经过同化作用（合成代谢），构筑机体的组成成分或更新衰老的组织；同时经过异化作用（分解代谢）分解为代谢产物。合成代谢和分解代谢是物质代谢过程中互相联系、不可分割的两个方面。如果摄入太多，身体用不了那么多营养，就把它变成脂肪积存起来。所以，要使自己不发胖，必须做到：每天摄入的热量等于身体消耗的热量。要使自己减肥，必须做到：每天消耗的热量大于摄入的热量。这就是减肥的原理。要控制体重，就必须管理好自己的体重，通过饮食的调节、生活习惯的改变和合理的运动，达到健康控制体重的目的。运动方面，制订适合自身情况的运动计划，并按部就班地执行。运动计划要求切实可行。饮食方面，了解自身一天应该获得多少热量，然后合理安排饮食，以保证均衡的营养摄入。

四、基础代谢

基础代谢是指基础状态下的能量代谢。基础代谢率（Basal Metabolic Rate，BMR）是指单位时间内的基础代谢，即在基础状态下，单位时间内的能量代谢。基础代谢率的正常值在临床上不超出正常平均值的 ±15%。所谓基础状态，是指人体处在清醒而又非常安静，不受肌肉活动、环境温度、食物及精神等因素的影响时的状态。

测定基础代谢率，要在清晨进餐以前（食后 12 ~ 14 h）进行。前一日的晚餐最好是清淡菜肴，而且不要吃得太饱，这样，过了 12 ~ 14 h，胃肠的消化和吸收活动已基本完毕，也排除了食物的特殊动力作用的影响。测定之前不应做剧烈的活动，而且必须静卧半小时以上。测定时平卧，全身肌肉要松弛，尽量排除肌肉活动的影响。这时还应要求受试者精神放松，摒除焦虑、烦恼、恐惧等心理活动。室温要保持在 20 ℃ ~ 25 ℃，以排除环境温度的影响。基本条件下的代谢率，比一般安静时的代谢率可低些（比清醒安静时低 8% ~ 10%）。基础代谢率以每小时每平方米体表面积的产热量为单位（如图 7 - 2 所示），通常以 $kJ/(m^2 \cdot h)$ 表示。

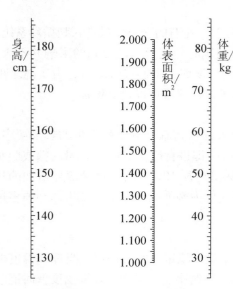

图 7 - 2 体表面积测算用图

实际测定结果表明，基础代谢率随性别、年龄等不同而有生理变化。在情况相同时，男子的基础代谢率平均比女子高；儿童比成人高；年龄越大，基础代谢率越低。但是，同一个体的基础代谢率，在测定时的条件完全符合前述的要求下，不同时日测定的结果基本上无差异。这就反映了正常人的基础代谢率是相当稳定的。

当人体发热时，基础代谢率将升高。一般来说，体温每升高 1 ℃，基础代谢率可升高 13%。其他如糖尿病、红细胞增多症、白血病以及伴有呼吸困难的心脏病等，也伴有基础代谢率升高。当机体处于病理性饥饿时，基础代谢率将降低。其他如艾迪生病、肾病综合征以及垂体肥胖症等，也常伴有基础代谢率降低（如图 7 - 3 所示）。

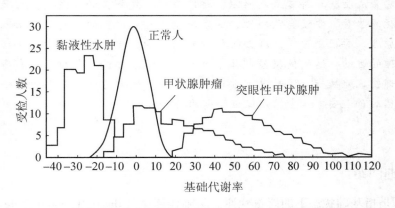

图 7 - 3 甲状腺疾病患者的基础代谢率与正常人基础代谢率的比较

（横坐标的 0 代表正常人平均值，-10 表示比正常人平均值低 10%，10 表示比正常人平均值高 10%）

　　甲状腺功能减退症简称甲减，是由多种原因引起的甲状腺激素合成、分泌或生物效应不足所致的一种内分泌疾病。其临床表现为畏寒、少汗、乏力、少言懒动、体温偏低、食欲减退而体重无明显减轻、嗜睡、精神抑郁、腹胀、便秘等。该类患者应以多维生素、高蛋白、高热量饮食为主，多吃水果、蔬菜和海带等含碘丰富的食物。患者应动静结合，进行适当的锻炼；养成每天排便的习惯；注意保暖，避免受凉；加强营养，但忌吃生冷之品。

　　甲状腺功能亢进简称甲亢，是一种内分泌疾病，因甲状腺激素分泌过多而引起体内氧化代谢过程加速，导致一系列新陈代谢增高。其临床症状为甲状腺肿大、精神紧张、心悸、手抖、怕热、食欲增加、体重减轻、眼睛突出等，基础代谢率增高。患者在症状明显和治疗早期，应卧床休息，避免剧烈运动；饮食以高热量、高蛋白、高糖及维生素B族类食物为主，低盐，不宜饮浓茶、咖啡等刺激性饮料。

第二节　体温及其调节

一、体温

　　人体具有一定的温度，这就是**体温**。体温是机体进行新陈代谢和正常生命活动的必要条件。

（一）表层体温和深部体温

　　人体的外周组织即表层，包括皮肤、皮下组织和肌肉等的温度称为表层温度。表层温度不稳定，各部位之间的差异较大。在环境温度为23 ℃时，人体最外层的皮肤温分别为：足27 ℃，手30 ℃，躯干32 ℃，头部33 ℃~34 ℃。四肢末梢皮肤温最低，越近躯干、头部，皮肤温越高。气温达32 ℃以上时，皮肤温的部位差将变小；在寒冷环境中，随着气温下降，手、足的皮肤温降低最显著，但头部的皮肤温变动相对较小。

　　皮肤温与局部血流量有密切关系。凡是能影响皮肤血管舒缩的因素（环境温度变化、精神紧张等）都能改变皮肤温。在寒冷环境中，由于皮肤血管收缩，皮肤血流量减少，皮肤温随之降低，体热散失因此减少。相反，在炎热环境中，皮肤血管舒张，皮肤血流量增加，皮肤温因而上升，同时起到了促进发散体热的作用。人情绪激动时，由于血管紧张度增加，皮肤温特别是手的皮肤温便显著降低。例如，手指的皮肤温可从30 ℃骤降到24 ℃。当然，情绪激动的原因解除后，皮肤温会逐渐恢复。此外，当发汗时，由于蒸发散热，皮肤温也会出现波动。

　　机体深部（心、肺、脑和腹腔内脏等处）的温度称为深部温度。深部温度比表层温度

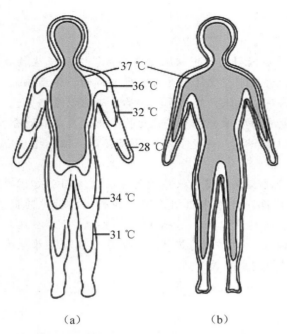

图 7-4 在不同环境温度下人体体温分布图
(a) 环境温度 20 ℃；(b) 环境温度 35 ℃

高，且比较稳定，各部位之间的差异较小。这里所说的表层与深部，不是指严格的解剖学结构，而是生理功能上所做的体温分布区域。在不同环境中，深部温度和表层温度的分布会发生相对改变。在较寒冷的环境中，深部温度分布区域缩小，主要集中在头部与胸腹内脏，而且表层与深部之间存在明显的温度梯度。在炎热环境中，深部温度可扩展到四肢（如图7-4所示）。

体温是指机体深部的平均温度。由于体内各器官的代谢水平不同，它们的温度略有差别，但相关不超过1℃。在安静时，肝代谢最活跃，温度最高；其次是心和消化腺。在运动时，骨骼肌的温度最高。循环血液是体内传递热量的重要途径。由于血液不断循环，深部各个器官的温度会经常趋于一致。因此，血液的温度可以代表重要器官温度的平均值。

临床上，通常用口腔温度、直肠温度和腋窝温度来代表体温。直肠温度的正常值为36.9 ℃~37.9 ℃，但易受下肢温度影响。当下肢冰冷时，由于下肢血液回流至髂静脉时的血液温度较低，所以直肠温度会降低。口腔温度（舌下部）平均比直肠温度低0.3 ℃，但它易受经口呼吸、进食和喝水等影响。腋窝温度平均比口腔温度低0.4 ℃，但由于腋窝不是密闭体腔，易受环境温度、出汗和测量姿势的影响，不易正确测定。

此外，食管温度比直肠温度约低0.3 ℃。食管中央部分的温度与右心的温度大致相等，而且，体温调节反应的时间过程与食管温度变化过程一致。所以，在实验研究中，食管温度可以作为深部温度的一个指标。鼓膜温度的变化大致与下丘脑温度的变化成正比，所以，在体温调节生理实验中，常用鼓膜温度作为脑组织温度的指标。

（二）体温的正常变动

在一昼夜之中，人体体温呈周期性变动。清晨2~6时体温最低，午后1~6时体温最高。变动的幅值一般不超过1℃。体温的这种昼夜周期性变动称为昼夜节律或日周期。

女子的基础体温随月经周期而发生变动，在排卵后体温升高，而且一直持续至下次月经开始（如图7-5所示）。这种现象很可能同性激素的分泌有关。实验证明，这种变动同血中孕激素及其代谢产物的变化相吻合。

体温也与年龄有关。一般来说，儿童的体温较高，新生儿和老年人的体温较低。新生儿，特别是早产儿，由于体温调节机制还不完善，调节体温的能力差，所以他们的体温容易受环境温度的影响。因此，对新生儿应加强护理。

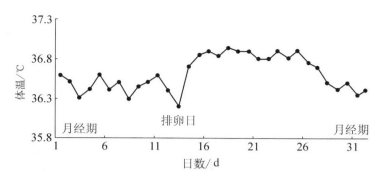

图 7 - 5　女子的基础体温曲线

肌肉活动时代谢加强，产热量因而增加，可导致体温升高。

📝 临床联系

　　临床上应让患者安静一段时间以后再测体温。测定小儿体温时应防止其哭闹。此外，情绪激动、精神紧张、进食等情况对体温都会有影响；环境温度的变化对体温也有影响。所以在测定体温时，要考虑这些情况。

二、体热平衡

　　在体温调节机制的调控下，机体的产热过程和散热过程处于平衡，即体热平衡，以维持正常的体温。如果机体的产热量大于散热量，体温就会升高；散热量大于产热量，体温就会下降；直到产热量与散热量重新取得平衡时，体温才又稳定在新的水平。

（一）产热过程

　　机体的总产热量包括基础代谢、食物特殊动力作用和肌肉活动所产生的热量。基础代谢是机体产热的基础。基础代谢率高，产热量多；基础代谢率低，产热量少。正常成年男子的基础代谢率约为 170 kJ/（m² · h），成年女子约为 155 kJ/（m² · h）。在安静状态下，机体产热量一般比基础代谢率高 25%，这是由维持姿势时肌肉收缩造成的。食物特殊动力作用可使机体进食后额外产生热量。骨骼肌的产热量变化很大，安静时，产热量很小；运动时，产热量很大（轻度运动时，骨骼肌的产热量可比安静时增加 3 ~ 5 倍；剧烈运动时，可增加 10 ~ 20 倍）。

　　人在寒冷环境中，主要依靠寒战来增加产热量。寒战是骨骼肌发生不随意的节律性收缩的表现，其节律为 9 ~ 11 次/min。寒战的特点是屈肌和伸肌同时收缩，所以基本上不做功，但产热量很高。发生寒战时，代谢率可增加 4 ~ 5 倍。机体受寒冷刺激时，通常在发生寒战之前，首先出现温度刺激性肌紧张，此时代谢率就有所增加。

（二）散热过程

人体的主要散热部位是皮肤。当环境温度低于体温时，大部分的体热通过皮肤的辐射、传导和对流散发，还有一部分通过皮肤汗液散发，呼吸、排尿和排便也可散发一小部分体热。

1. 辐射散热、传导散热和对流散热

（1）**辐射散热**：辐射散热是机体以热射线的形式将热量传给外界较冷物质的一种散热方式。以此种方式散发的热量，在机体安静状态下所占比例较大（约占全部散热量的60%）。辐射散热量同皮肤与环境间的温度差以及机体有效辐射面积等因素有关。皮肤温稍有变动，辐射散热量就会有很大变化。四肢表面积比较大，因此在辐射散热中有重要作用。气温与皮肤温相差越大，或机体有效辐射面积越大，辐射散热量越多。

（2）**传导散热**：传导散热是机体的热量直接传给同它接触的较冷物体的一种散热方式。机体深部的热量以传导方式传到机体表面的皮肤，再由后者直接传给同它接触的物体，如床或衣服等。但由于此等物体是热的不良导体，所以体热因传导而散失的量不大。另外，人体脂肪的导热度也低，如肥胖者皮下脂肪较多，所以，由深部向表层传导的散热量要少一些。皮肤涂油脂类物质，也可以起到减少散热的作用。水的导热度较大，根据这个道理，可利用冰囊、冰帽给高热患者进行物理降温。

（3）**对流散热**：对流散热是指通过气体或液体交换热量的一种散热方式。人体周围总是绕有一薄层同皮肤接触的空气，体热即传给这一层空气。由于空气不断流动（对流），体热便发散到空间。对流是传导散热的一种特殊形式。通过对流所散失的热量的多少，受风速影响。风速越大，对流散热量越多；相反，风速越小，对流散热量也越少。

辐射、传导和对流散发的热量取决于皮肤和环境之间的温度差。温度差越大，散热量越多；温度差越小，散热量越少。皮肤温由皮肤血流量控制。

2. 蒸发散热

当环境温度升高时，皮肤和环境之间的温度差变小，辐射、传导和对流散发的热量减少，而蒸发的散热作用增强；当环境温度等于或高于皮肤温时，辐射、传导和对流就不起作用了，此时蒸发成为机体唯一的散热方式。人体蒸发有两种形式：不感蒸发和发汗。

（1）不感蒸发。人体即使处在低温中，没有汗液分泌时，皮肤和呼吸道也不断有水分渗出而被蒸发，这种水分蒸发称为不感蒸发。其中，皮肤的水分蒸发又称为不显汗，即这种水分蒸发不为人们所觉察，与汗腺的活动无关。

（2）发汗。汗腺分泌汗液的活动称为发汗。发汗是可以意识到的，且有明显的汗液分泌，因此，汗液的蒸发又称为可感蒸发。空气湿度大，而且着衣较多时，气温达25 ℃便可引起人体发汗。人进行劳动或运动时，气温虽在20 ℃以下，亦可发汗，而且汗量往往较多。汗液中，水分占99%，而固体成分不到1%；在固体成分中，大部分为氯化钠，也有少量氯化钾、尿素等。同血浆相比，汗液的特点是：氯化钠的浓度一般低于血浆。高温作业而大量出汗的人，汗液中会丧失较多的氯化钠，因此应注意补充氯化钠。

发汗是反射活动。人体汗腺接受交感胆碱能纤维支配，乙酰胆碱对小汗腺有促进分泌作用。发汗中枢分布在从脊髓到大脑皮质的中枢神经系统中。在正常情况下，起主要作用的是下丘脑的发汗中枢，它很可能位于体温调节中枢之中或其附近。发汗速度受环境温度和湿度影响。环境温度越高，发汗速度越快。空气湿度高，汗液不易被蒸发，体热不易散失，可反射性地引起大量出汗。劳动强度影响发汗速度。劳动强度越大，产热量越多，发汗量也越多。

在温热环境下，全身各部位的小汗腺分泌汗液，称为温热性发汗。温热性发汗的生理意义在于散热。精神紧张或情绪激动而引起的发汗称为精神性发汗，主要见于掌心、脚底和腋窝。精神性发汗的中枢神经可能位于大脑皮质运动区。

三、体温调节

恒温动物有完善的体温调节机制。在外界环境温度改变时，其通过调节产热过程和散热过程来维持体温相对稳定。

体温调节是生物自动控制系统的实例。如图 7-6 所示，下丘脑体温调节中枢，包括调定点神经元在内，属于控制系统。它的传出信息控制产热器官（如肝、骨骼肌）以及散热器官（如皮肤血管、汗腺）等受控系统的活动，使受控对象——机体的深部温度维持在一个稳定的水平。而输出变量——体温总是会受到内外环境因素干扰的，如机体的运动或环境气候因素（气温、湿度、风速等）的变化。此时，通过反馈检测器——皮肤及深部温度感受器（中枢温度感受器等）将干扰信息反馈给调定点，经过体温调节中枢的整合，再调整受控系统的活动，仍可建立当时条件下的体热平衡，获得稳定体温的效果。

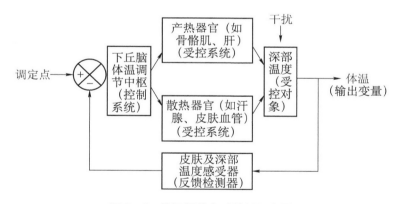

图 7-6　体温调节自动控制示意图

小　结

能量代谢指的是生物体内物质代谢过程中所伴随的能量释放、转移和利用的过程。能量来源于体内三大营养物质的分解氧化。一般供能以糖为主，储能则以脂肪为主。能量的去向：50%以上转为热能，维持体温，其余以自由能形式存在于 ATP 中。

食物的热价：1 g 食物在体内完全氧化或在体外燃烧所释放的热量。食物的氧热价：某

种食物氧化时消耗 $1 L O_2$ 所产生的热量。呼吸商：营养物质在体内氧化时，一定时间内 CO_2 产量与耗氧量的比值。糖的呼吸商等于1；脂肪的呼吸商等于0.71；蛋白质的呼吸商等于0.80。

能量代谢率的简便测定方法与衡量标准：在避免做外功的情况下，测定单位时间机体产热量即可得出机体的能量代谢率。

测定能量代谢率的方法：直接测热法——应用受限；间接测热法——主要应用。

影响能量代谢的因素：肌肉活动、精神活动、食物的特殊动力作用、环境温度。

基础代谢是指基础状态下的能量代谢。基础状态指的是人体处在清醒而又非常安静，不受肌肉活动、环境温度、食物及精神等因素的影响时的状态。

基础代谢率指的是单位时间内的基础代谢。基础代谢率的正常值在临床上不超出正常平均值的 $\pm15\%$。基础代谢率在生理状态下有一定的变动。基础代谢率对甲状腺疾病的诊断有较大的意义。

体温的概念和正常值：体温的正常值因测量部位的不同而不同，部位越深，体温越高，直肠温度>口腔温度>腋窝温度。体温的生理变动：昼夜节律、性别、年龄、肌肉活动及其他因素。

体热平衡：产热；产热器官，安静时以内脏为主，运动时以骨骼肌为主。

产热调节：寒战产热；非战栗产热。

散热：以皮肤为主，其次为呼吸道、消化道和泌尿道。

散热方式：辐射散热；传导散热；对流散热；蒸发散热（不感蒸发、发汗）。

体温调节：皮肤血流量的调节。发汗体温调节中枢：基本中枢在下丘脑。调定点学说：视前区—下丘脑前部有体温调定点，体温偏离此点时，反馈系统反馈偏差值传到中枢，然后通过产热和散热活动来调节体温，维持体温的恒定。

学习活动

学习活动1 临床病例生理学分析

病例简介：患者，男性，18岁，因"转移性右下腹痛1天"入院，有右下腹压痛，结肠充气实验阳性，体温39.8 ℃，外周血中白细胞 $1.98\times10^9/L$，中性粒细胞比例82%。患者无咳嗽、咳痰，无胃、肠溃疡病史，无黄疸，无血尿、尿痛。诊断为阑尾炎。行阑尾切除术。术后病理检查：阑尾充血水肿，表面有少量渗出物，镜检诊断为急性单纯性阑尾炎。

生理学分析：大手术后组织损伤、大出血、血肿、大面积烧伤等，无论是局部性还是全身性，均可引起发热。当体温升高到一定程度的时候，体温调节中枢会自动加强对体温的调节作用，散热过程开始加强。但由于体内仍受致热原的不断刺激，产热效应尚未降低，故产热与散热在新的基础上重新建立相对的平衡，使体温维持在一定的高水平上（39.8 ℃）。如果机体的自卫作用或抗生素使致热原清除，或患者接受解热药物治疗，体温调节中枢会使机体产热减少、散热增多，从而导致体温逐渐下降，达到正常水平。

学习活动 2　问题讨论

1. 机体如何维持正常体温？
2. 什么叫基础代谢？应在什么条件下测定动物的基础代谢？
3. 机体散热的方式有几种？举例说明各种散热方式在临床护理工作中的应用。

第八章

肾脏的排泄功能

第一节 肾脏概述

一、肾的功能解剖

（一）肾单位和集合管

肾单位是肾的基本功能单位，它与集合管共同完成泌尿功能。人的两侧肾共有 170 万 ~ 240 万个肾单位，每个肾单位包括肾小体和肾小管（如图 8 - 1 所示）。

肾小体包括肾小球和肾小囊两部分（如图 8 - 2 所示）：肾小球是一团毛细血管网，分别与入球小动脉和出球小动脉相连；肾小球的包囊称为肾小囊。肾小囊有两层上皮细胞，内层（脏层）紧贴在毛细血管壁上，外层（壁层）与肾小管壁相连；两层上皮细胞之间的腔隙称为囊腔，与肾小管的管腔相通。血浆中某些成分通过肾小球毛细血管网向囊腔滤出；滤出时必须通过肾小球毛细血管内皮细胞、基膜和肾小囊脏层上皮细胞，这三者构成滤过膜（如图 8 - 3 所示）。

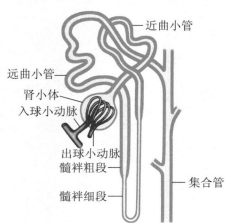

图 8 - 1 肾单位示意图

（标注：近曲小管、远曲小管、肾小体、入球小动脉、出球小动脉、髓袢粗段、髓袢细段、集合管）

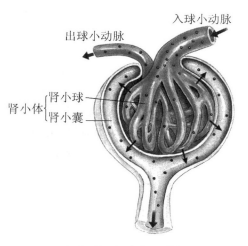

图 8-2 肾小体示意图

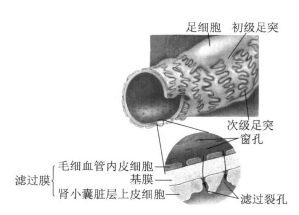

图 8-3 滤过膜示意图

肾小管由近球小管、髓袢和远球小管三部分组成。近球小管包括近曲小管和髓袢降支粗段。髓袢由髓袢降支和髓袢升支组成：前者包括髓袢降支粗段（也是近球小管的组成部分）和降支细段；后者是指髓袢升支细段和升支粗段（也是远球小管的组成部分）。远球小管包括髓袢升支粗段和远曲小管。远曲小管末端与集合管相连。

集合管不包括在肾单位内，但在功能上与肾单位密切相关，对浓缩尿和稀释尿的形成起着重要的作用。

（二）皮质肾单位和近髓肾单位

肾单位按其所在部位不同，可分为皮质肾单位和近髓肾单位（髓旁肾单位）两类（如图 8-4 所示）。

皮质肾单位主要分布于外皮质层和中皮质层。人肾的皮质肾单位占肾单位总数的 85%~90%。这类肾单位的肾小球体积较小；入球小动脉的口径比出球小动脉粗，两者口径之比约为 2∶1。出球小动脉可进一步分为毛细血管，绝大部分分布于皮质部分的肾小管周围。这类肾单位的髓袢甚短，只达外髓质层，有的甚至不到髓质。

处于肾皮质不同部位的肾单位和肾血管的结构显著不同。近髓肾单位分布于靠近髓质的内皮质层，在人肾占肾单位总数的 10%~15%。这类肾单位的肾小球体积较大；其髓袢甚长，可深入内髓质层，有的甚至到达乳头部。出球小动脉不仅形成缠绕邻近的

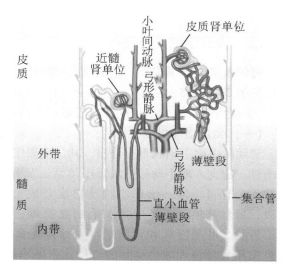

图 8-4 肾单位和肾血管示意图

近曲小管或远曲小管的网状毛细血管，而且形成细而长的 U 形直小血管。直小血管可深入髓质，并形成毛细血管网包绕髓袢升支和集合管。

（三）近球小体

近球小体由近球细胞、间质细胞和致密斑三者组成（如图 8 − 5 所示）。近球细胞是位于入球小动脉中膜内的肌上皮样细胞，内含分泌颗粒，分泌颗粒内含肾素。间质细胞是指入球小动脉和出球小动脉之间的一群细胞，具有吞噬功能。致密斑位于远曲小管的起始部分，此处的上皮细胞变为柱状，局部呈现斑纹隆起，称为致密斑。致密斑与入球小动脉和出球小动脉相接触。致密斑可感受小管液中 Na^+ 和 Cl^- 含量的变化，并将信息传递至近球细胞，以调节肾素的释放。

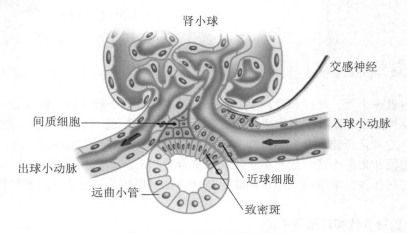

图 8 − 5　近球小体结构示意图

近球小体主要分布在皮质肾单位，因而皮质肾单位含肾素较多，而近髓肾单位几乎不含肾素。肾素分布的这种差异，也提示两种肾单位在功能上有所不同。

二、肾血液循环的特征

肾的血液供应很丰富。正常成人安静时，每分钟有 1 200 ml 血液流过两侧肾，相当于心输出量的 20% ~ 25%。其中，约 94% 的血液分布在肾皮质层，5% ~ 6% 分布在外髓，其余不到 1% 供应内髓。通常所说的肾血流量主要指肾皮质血流量。

（一）肾的血液供应

肾动脉由腹主动脉垂直分出，其分支顺序经过叶间动脉、弓形动脉、小叶间动脉和入球小动脉。每支入球小动脉进入肾小体后，又分支成肾小球毛细血管网，后者汇集成出球小动脉而离开肾小体。出球小动脉再次分成毛细血管网，缠绕于肾小管和集合管的周围。所以，肾血液供应要经过两次毛细血管网，然后才汇合到静脉，顺序经过小叶间静脉、弓形静脉、叶间静脉和肾静脉。肾小球毛细血管网介于入球小动脉和出球小动脉之间，而且皮质肾单位入球小动脉的口径比出球小动脉的口径粗 1 倍。因此，肾小球毛细血管内血压较高，有利于肾小球的滤过作用；肾小管周围的毛细血管网的血压较低，可促进肾小管的重吸收。

（二）肾血流量的调节

肾血流量的调节包括肾血流量的自身调节和肾血流量的神经、体液调节。

1. 肾血流量的自身调节

肾血流量的自身调节表现为血压在一定范围内变动时，肾血流量仍然保持相对恒定（如图 8－6 所示）。离体肾实验观察到，在肾动脉的灌注压（相当于体内的平均动脉压）由 2.7 kPa（20 mmHg）提高到 10.7 kPa（80 mmHg）的过程中，肾血流量随肾灌注压的升高而成比例地增加；而当灌注压在 10.7~24.0 kPa（80~180 mmHg）范围内变动时，肾血流量保持相对稳定；当灌注压超过 24.0 kPa（180 mmHg）时，肾血流量又随灌注压的升高而增加。这种不依赖肾外神经支配而使肾血流量在一定的血压变化范围内保持不变的现象，表明肾血流量具有自身调节功能。

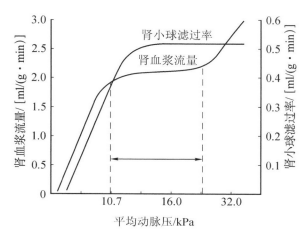

图 8－6　肾血流量的自身调节

此学说认为，当肾灌注压升高时，血管平滑肌因灌注压升高而受到牵张刺激，这使得平滑肌的紧张性加强，血管口径相应地缩小，血流阻力便相应地增大，从而保持肾血流量稳定；当灌注压降低时，则发生相反的变化。由于在灌注压低于 10.7 kPa（80 mmHg）时，平滑肌已达到舒张的极限；而灌注压高于 24.0 kPa（180 mmHg）时，平滑肌又达到收缩的极限，因此，在 10.7 kPa（80 mmHg）以下和 24.0 kPa（180 mmHg）以上时，肾血流量的自身调节便不能发挥作用，肾血流量将随血压的变化而变化。只有在 10.7~24.0 kPa（80~180 mmHg）的血压变化范围内，入球小动脉平滑肌才能发挥自身调节作用，保持肾血流量的相对恒定。通过肾血流量的自身调节，肾小球滤过率不会因血压波动而改变，以维持肾小球滤过率相对恒定（如图 8－6 所示）。

2. 肾血流量的神经、体液调节

在通常情况下，在一般的血压变化范围内，肾主要依靠自身调节来保持血流量的相对稳定，以维持正常的泌尿功能。在紧急情况下，全身血液将重新分配，通过交感神经及肾上腺素的作用来减少肾血流量，使血液分配到脑、心脏等重要器官。这对维持脑和心脏的血液供应有重要意义。

三、肾的神经支配

肾交感神经主要从胸12至腰12脊髓发出，其纤维经腹腔神经丛支配肾动脉、肾小管和释放肾素的颗粒细胞。肾交感神经末梢释放去甲肾上腺素，调节肾血流量、肾小球滤过率、肾小管的重吸收和肾素的释放。目前尚未发现肾有副交感神经支配，肾的各种感受器可经肾神经传入脊髓，并从脊髓投射到中枢的不同部位。

第二节　尿的生成过程

尿的生成过程分为三个相互联系的环节：肾小球的滤过，肾小管与集合管的重吸收，肾小管与集合管的分泌与排泄。

一、肾小球的滤过功能

循环血液经过肾小球毛细血管时，血浆中的水和小分子溶质，包括少量分子量较小的血浆蛋白，可以滤入肾小囊的囊腔而形成滤过液。使用微穿刺法，利用显微操纵仪将外径 6 ~ 10 μm 的微细玻璃管插入肾小体的囊腔中，分析表明，除了蛋白质含量甚少之外，肾小球的滤过液中各种晶体物质，如葡萄糖、氯化物、无机磷酸盐、尿素、尿酸和肌酐等的浓度都与血浆非常接近，而且滤过液的渗透压及酸碱度也与血浆相似。由此证明，囊内液确是血浆的超滤液。

单位时间内（每分钟）两肾生成的超滤液量称为肾小球滤过率。据测定，体表面积为 1.73 m^2 的个体，其肾小球滤过率为 125 ml/min 左右。照此计算，两侧肾每一昼夜从肾小球滤出的血浆总量将高达 180 L。此值约为体重的 3 倍。肾小球滤过率和肾血浆流量的比值称为滤过分数。经测算，肾血浆流量为 660 ml/min，所以滤过分数为

$$\frac{125}{660} \times 100\% \approx 19\%$$

由此可知，流经肾的血浆约有 1/5 从肾小球滤出到囊腔中。

（一）滤过膜及其通透性

人体两侧肾的全部肾小球毛细血管总面积估计在 1.5 m^2 以上，这样大的滤过面积有利于血浆的滤过。在正常情况下，人体两侧肾的全部肾小球滤过面积可以保持稳定。但是在急性肾小球肾炎时，由于肾小球毛细血管的管腔变窄或完全阻塞，有滤过功能的肾小球数量减少，有效滤过面积也因此减少，导致肾小球滤过率降低，出现少尿（每昼夜尿量在100 ~ 500 ml）以致无尿（每昼夜尿量不到 100 ml）。

不同物质通过肾小球滤过膜的能力取决于该物质的分子大小及其所带的电荷。表 8 – 1 表示物质的分子量和有效半径对滤过的影响。一般来说，有效半径小于1.8 nm 的物质可以被完全滤过，如葡萄糖（分子量180）的有效半径为 0.36 nm；有效半径大于 3.6 nm 的物质绝

大部分不能滤过，如血浆白蛋白（分子量约 69 000）；有效半径介于葡萄糖和血浆白蛋白之间的各种物质，随着有效半径的增加，滤过量逐渐降低。以上事实提示，滤过膜上存在大小不同的孔道，小分子物质很容易通过各种大小的孔道，而有效半径较大的物质只能通过较大的孔道。

表 8-1　物质的分子量、有效半径与肾小球滤过能力的关系

物质	分子量	有效半径/nm	滤过能力
水	18	0.1	1
钠	23	0.14	1
尿素	60	0.16	1
葡萄糖	180	0.36	1
蔗糖	342	0.44	1
菊粉	5 500	1.48	0.98
肌球蛋白	17 000	1.95	0.75
卵白蛋白	43 000	2.85	0.22
血红蛋白	68 000	3.25	0.03
血浆白蛋白	69 000	3.55	<0.01

注：滤过能力为 1 表示该物质可自由滤过，0 表示该物质不能滤过。

用右旋糖酐进行实验可观察到，有效半径小于 1.8 nm 的中性右旋糖酐能自由通过滤过膜，有效半径大于 3.6 nm 的右旋糖酐则完全不能通过。有效半径在 1.8~3.6 nm 的右旋糖酐，其滤过量与有效半径成反比，即随着有效半径的增大，滤过量不断减少（如图 8-7 所示）。图 8-7 中，相对滤过能力为 1，表示物质能自由滤过；相对滤过能力为 0，表示物质不能滤过。

滤过膜的通透性还取决于被滤过物质所带的电荷。用带不同电荷的右旋糖酐进行实验可观察到，在有效半径相同的情况下，带正电荷的右旋糖酐较易被滤过，而带负电荷的右旋糖酐则较难被

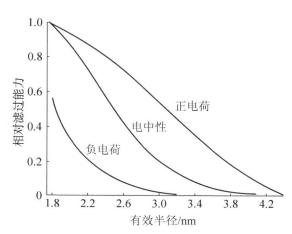

图 8-7　不同有效半径和带不同电荷对右旋糖酐滤过能力的作用

滤过（如图 8-7 所示）。虽然血浆白蛋白的有效半径为 3.55 nm，但由于其带负电荷，因此难以通过滤过膜。肾在病理情况下，滤过膜上带负

电荷的糖蛋白减少或消失，导致带负电荷的血浆蛋白滤过量比正常时明显增加，从而出现蛋白尿。

（二）有效滤过压

肾小球滤过作用的动力是有效滤过压。与其他器官组织液生成的机制一样，肾小球的有效滤过压（如图8-8所示）的计算公式为

$$有效滤过压 = （肾小球毛细血管血压 + 囊内液胶体渗透压） -$$
$$（血浆胶体渗透压 + 囊内压）$$

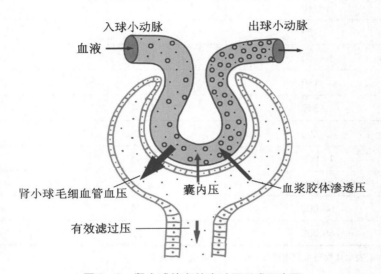

图8-8 肾小球的有效滤过压形成示意图

由于肾小囊内的滤过液中蛋白质浓度较低，其胶体渗透压可忽略不计。因此，肾小球毛细血管血压是滤出的唯一动力，而血浆胶体渗透压和囊内压则是滤出的阻力，即

$$有效滤过压 = 肾小球毛细血管血压 - （血浆胶体渗透压 + 囊内压）$$

皮质肾单位的入球小动脉粗而短，血流阻力较小；出球小动脉细而长，血流阻力较大。因此，肾小球毛细血管血压较其他器官的毛细血管血压高。用微穿刺法测得肾小球毛细血管血压平均值为6.0 kPa（45 mmHg），为主动脉平均压的40%左右。利用微穿刺法还发现，由肾小球毛细血管的入球端到出球端，血压下降得不多，两端的血压几乎相等。这表明，囊内压与近曲小管内的压力相近，即囊内压为1.3 kPa（10 mmHg）。

在肾小球的入球端，有效滤过压 = 6.0 - (3.3 + 1.3) = 1.4（kPa）。但肾小球毛细血管内的血浆胶体渗透压不是固定不变的。在血液流经肾小球毛细血管时，由于不断生成滤过液，血液中血浆蛋白浓度就会逐渐增加，血浆胶体渗透压也随之升高。因此，有效滤过压逐渐下降。当有效滤过压下降到零时，就达到滤过平衡，滤过便停止了（如图8-9所示）。由此可见，不是肾小球毛细血管的全段都有滤过作用，只有从入球小动脉端到滤过平衡这一段才有滤过作用。滤过平衡越靠近入球小动脉端，有效滤过的毛细血管长度就越短，有效滤过压和面积就越小，肾小球滤过率越低。如果达不到滤过平衡，全段毛细血管都有滤过

作用。

（三）影响肾小球滤过的因素

滤过膜的通透性和滤过面积的改变对肾小球滤过功能的影响前已述及。下面进一步分析肾小球毛细血管血压、血浆胶体渗透压、囊内压和肾血浆流量变化对肾小球滤过功能的影响。

1. 肾小球毛细血管血压

由于肾血流量具有自身调节机制，所以当平均动脉压在 10.7～24.0 kPa（80～180 mmHg）范围内变动时，肾小球毛细血管血压维持稳定，而肾小球滤过率基本保持不变（如图 8 - 6 所示）。但当平均动脉压降到 10.7 kPa（80 mmHg）以下时，肾小球毛细血管血压将相应下降，于是有效滤过压降低，肾小球滤过率也减小。当平均动脉压降

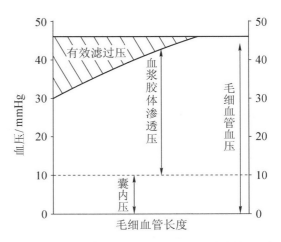

图 8 - 9　肾小球毛细血管血压、血浆胶体渗透压和囊内压对肾小球滤过率的作用

到5.3～6.7 kPa（40～50 mmHg）及以下时，肾小球滤过率将降到零，因而无尿。在高血压病晚期，入球小动脉由于硬化而缩小，肾小球毛细血管血压明显降低，于是肾小球滤过率减少而导致少尿。

2. 囊内压

在正常情况下，囊内压是比较稳定的。肾盂或输尿管结石、肿瘤压迫或其他原因引起的输尿管阻塞，都可使肾盂内压显著升高。此时囊内压也将升高，致使有效滤过压降低，肾小球滤过率因此而减小。

3. 血浆胶体渗透压

人体血浆胶体渗透压在正常情况下不会有很大变动。但当全身血浆蛋白的浓度明显降低时，血浆胶体渗透压也将降低。此时，有效滤过压将升高，肾小球滤过率也随之增大。例如，由静脉快速注入生理盐水时，肾小球滤过率将增大，其原因之一可能是血浆胶体渗透压降低。

4. 肾血浆流量

肾血浆流量对肾小球滤过率有很大影响，主要影响滤过平衡的位置。如果肾血浆流量加大，肾小球毛细血管内血浆胶体渗透压的上升速度减慢，滤过平衡就靠近出球小动脉端，有效滤过压和滤过面积将增加，肾小球滤过率也将随之增大。如果肾血流量进一步增加，血浆胶体渗透压上升速度会进一步减慢，此时肾小球毛细血管的全长都达不到滤过平衡，全长都有滤过，肾小球滤过率就会进一步增大。在严重缺氧、中毒性休克等病理情况下，由于交感神经兴奋，肾血流量和肾血浆流量将显著减少，肾小球滤过率也因此显著减小。

人两肾每天生成的肾小球滤过液达 180 L，而终尿仅为 1.5 L。这表明，滤过液中约

99%的水被肾小管和集合管重吸收，只有约1%被排出体外。

二、肾小管与集合管的转运功能

（一）肾小管与集合管的转运方式

肾小管和集合管对各种物质的转运方式有主动转运和被动转运。

1. 主动转运

主动转运是指溶质逆电化学梯度通过肾小管上皮细胞的过程。主动转运需要消耗能量。例如，Na^+和K^+的主动转运是靠细胞膜上的钠泵水解ATP直接提供能量的。一般来讲，小管液中各种对机体有用的物质，如葡萄糖、氨基酸、Na^+等，都是由肾小管和集合管主动转运的。

2. 被动转运

被动转运是指小管液中的水和溶质顺浓度差、电位差或渗透压差进入小管周围组织间液的过程。由于这种转运过程是顺电化学梯度进行的，所以是不需消耗能量就能通过肾小管上皮细胞的过程。例如，水从渗透压低的一侧通过细胞膜进入渗透压高的一侧。

（二）各段肾小管和集合管的转运功能

1. 近球小管

肾小球滤出的超滤液流经近球小管后，滤过液中67%的Na^+、Cl^-、K^+和水被重吸收，85%的HCO_3^-也被重吸收，葡萄糖、氨基酸全部被重吸收，H^+则分泌到肾小管中。近球小管重吸收的关键动力是侧膜上的钠泵。许多溶质，包括水的重吸收都与钠泵的活动有关。

（1）Na^+、Cl^-和水的重吸收。在近球小管前半段，大部分Na^+与葡萄糖、氨基酸同向转运、与H^+逆向转运而主动重吸收；而在近球小管后半段，Na^+和Cl^-主要通过细胞旁路而被动重吸收。水随NaCl等溶质的重吸收而被重吸收，因此，该段小管液的渗透压与血浆渗透压相同，其吸收是等渗重吸收。

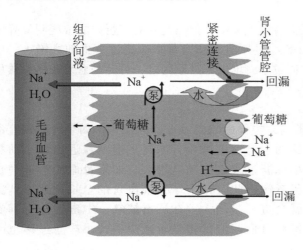

图8-10 近球小管前半段Na^+重吸收示意图

在近球小管前半段，由于侧膜上钠泵的作用，一部分Na^+被泵至细胞间隙，使细胞内带负电位。这一方面使细胞内Na^+的浓度降低，小管液中的Na^+和葡萄糖便可通过管腔膜不断转运进入细胞内，细胞内的葡萄糖由易化扩散通过细胞管周膜而离开细胞回到血液中；另一方面使细胞间隙中的Na^+浓度升高，渗透压也升高，通过渗透作用，水随之进入细胞间隙。由于细胞间隙在管腔膜侧的紧密连接是相对密闭的，Na^+和水进入后就使其中的静水压升高，这一压力可促使Na^+和水通过血管壁进入相邻的毛细血管而被重吸收，但也可能

使部分 Na^+ 和水通过紧密连接回漏至管腔内（如图 8 – 10 所示）。另一部分 Na^+ 通过 Na^+ – H^+ 交换而主动重吸收。小管液中的 Na^+ 和细胞内的 H^+ 与管腔膜上的交换体结合进行逆向转运，使小管液中的 Na^+ 在顺浓度梯度通过管腔膜进入细胞的同时，将细胞内的 H^+ 分泌到小管液中；进入细胞内的 Na^+ 随即被侧膜上的钠泵泵至细胞间隙而主动重吸收。分泌到小管液中的 H^+ 将有利于小管液中 HCO_3^- 的重吸收。

在近球小管后半段，Na^+ 和 Cl^- 是通过细胞旁路和跨上皮细胞两条途径被重吸收的。小管液进入近球小管后半段时，绝大多数的葡萄糖、氨基酸已被重吸收。由于 HCO_3^- 重吸收速率明显大于 Cl^- 重吸收速率，所以 Cl^- 留在小管液中，造成近球小管后半段的 Cl^- 浓度比管周组织间液高 20%~40%。因此，Cl^- 顺浓度梯度通过紧密连接进入细胞间隙，并经细胞旁路被重吸收回血。Cl^- 被动重吸收是生电性的，小管液中正离子相对较多，造成管内外电位差，管内带正电，管外带负电。在这种电位差的作用下，Na^+ 顺电位差通过细胞旁路而被动重吸收。Cl^- 通过细胞旁路重吸收是顺浓度梯度进行的，而 Na^+ 通过细胞旁路重吸收是顺电位梯度进行的，因此，Na^+ 和 Cl^- 的重吸收都是被动的（如图 8 – 11 所示）。

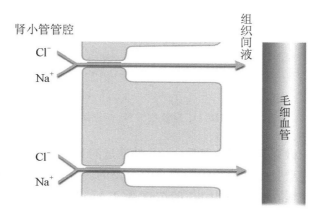

图 8 – 11　近球小管后半段 Na^+ 和 Cl^- 重吸收示意图

水的重吸收是被动的，是靠渗透作用进行的。水重吸收的渗透梯度存在于上皮细胞和细胞间隙之间。这是由于 Na^+ 顺电化学梯度通过管腔膜并进入细胞后，细胞内的 Na^+ 被侧膜上的钠泵泵至细胞间隙，使细胞间隙渗透压升高。在渗透作用下，水从小管液进入上皮细胞，并从细胞不断进入细胞间隙，造成细胞间隙静水压升高；加上管周毛细血管内静水压较低，水便通过周围组织间隙进入毛细血管而被重吸收。

（2）HCO_3^- 的重吸收与 H^+ 的分泌。HCO_3^- 的重吸收与肾小管上皮细胞管腔膜上的 Na^+ – H^+ 交换有密切关系。HCO_3^- 在血浆中以钠盐（$NaHCO_3$）的形式存在，$NaHCO_3$ 滤入囊腔进入肾小管后可解离成 Na^+ 和 HCO_3^-。CO_2 是高度脂溶性物质，能迅速通过管腔膜进入细胞内，在碳酸酐酶作用下，进入细胞内的 CO_2 与 H_2O 结合生成 H_2CO_3。H_2CO_3 又解离成 H^+ 和 HCO_3^-，H^+ 通过 Na^+ – H^+ 交换从细胞分泌到小管液中，Na^+ 进入细胞内，并与细胞内的 HCO_3^- 一起被转运回血（如图 8 – 12 所示）。因此，肾小管重吸收 HCO_3^- 是以 CO_2 的形式，而

不是直接以 HCO_3^- 的形式进行的。如果滤过的 HCO_3^- 超过了分泌的 H^+，HCO_3^- 就不能全部被重吸收。由于它不易透过管腔膜，所以余下的便随尿液排出体外。可见，肾小管上皮细胞分泌 1 个 H^+ 就可使 1 个 HCO_3^- 和 1 个 Na^+ 被重吸收回血，这在体内的酸碱平衡调节中起重要作用。乙酰唑胺可抑制碳酸酐酶的活性，因此，用乙酰唑胺后，$Na^+ - H^+$ 交换减少，$NaHCO_3$、$NaCl$ 和水的排出增加，可利尿。

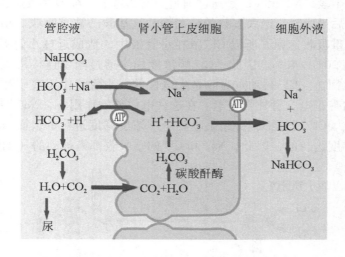

图 8-12 HCO_3^- 重吸收与 H^+ 分泌示意图

（3）K^+ 的重吸收。微穿刺法实验表明：肾小球滤过的 K^+，67% 左右在近球小管被重吸收回血，而尿中的 K^+ 主要是由远曲小管和集合管分泌的。有人认为，近球小管对 K^+ 的重吸收是一个主动转运过程。小管液中 K^+ 的浓度为 4 mmol/L，远低于细胞内 K^+ 的浓度（150 mmol/L）。因此，在管腔膜处，K^+ 的重吸收是逆浓度梯度进行的。

（4）葡萄糖的重吸收。肾小球滤过液中的葡萄糖浓度与血糖浓度相同，但尿中几乎不含葡萄糖，这说明葡萄糖全部被重吸收回血。研究表明，重吸收葡萄糖的部位仅限于近球小管，尤其是近球小管前半段，其他各段肾小管都没有重吸收葡萄糖的能力。因此，如果在近球小管以后的小管液中仍含有葡萄糖，则尿中将出现葡萄糖。

葡萄糖是不带电荷的物质，它是逆浓度梯度重吸收的，是由 Na^+ 继发性主动同向转运而被重吸收的。葡萄糖和 Na^+ 分别与管腔膜上的同向转运体蛋白的结合位点相结合而进行同向转运（见前述 Na^+ 的重吸收）。

近球小管对葡萄糖的重吸收有一定限制。当血糖浓度超过 160~180 mg/100 ml 时，有一部分肾小管对葡萄糖的吸收已达到极限，尿中开始出现葡萄糖，此时的血糖浓度称为肾糖阈。血糖浓度再继续升高，尿中葡萄糖含量也将随之不断增加。当血糖浓度超过 300 mg/100 ml时，全部肾小管对葡萄糖的吸收均已达到极限，此值即葡萄糖吸收极限量。此时，尿葡萄糖排出量则随血糖浓度升高而平行增加。

糖尿病是由各种原因引起的近球小管对葡萄糖重吸收障碍的疾病。糖尿病的典型临床表现为"三多一少"，即多尿、多饮、多食、体重减少。

（1）多尿。由于血糖过高，超过肾糖阈（8.89～10.0 mmol/L），经肾小球滤出的葡萄糖不能完全被肾小管重吸收，形成渗透性利尿。血糖越高，尿糖排泄越多，尿量越多，24 h 尿量可达 5 000～10 000 ml。

（2）多饮。由于高血糖使血浆渗透压明显增高，加之多尿，水分丢失过多，发生细胞内脱水，加重高血糖，使血浆渗透压进一步增高，从而刺激口渴中枢，导致口渴而多饮。多饮进一步加重多尿。

（3）多食。正常人空腹时动静脉血中葡萄糖浓度差缩小，刺激摄食中枢，产生饥饿感；摄食后血糖升高，动静脉血中葡萄糖浓度差加大（大于 0.829 mmol/L），摄食中枢受抑制，饱腹中枢兴奋，摄食要求消失。而糖尿病患者因血糖过高而缩小了动静脉血中葡萄糖浓度差，不断刺激摄食中枢，所以多食。

（4）体重减少。糖尿病患者尽管食欲和食量都正常，甚至增加，但体重还会减少。这主要是由于胰岛素绝对或相对缺乏，机体不能充分利用葡萄糖产生能量，致使脂肪和蛋白质分解加强、消耗过多，呈负氮平衡，最终使体重减少，乃至出现消瘦。

（5）其他物质的重吸收和分泌。小管液中氨基酸的重吸收机制与葡萄糖的重吸收机制相同，即与 Na^+ 同向转运。但是，转运葡萄糖和转运氨基酸的同向转运体可能不同，也就是说同向转运体具有特异性。此外，HPO_4^{2-}、SO_4^{2-} 的重吸收也与 Na^+ 同向转运。正常时，进入滤液中的微量蛋白质通过肾小管上皮细胞的吞饮作用而被重吸收。

2. 髓袢

在近球小管液流经髓袢的过程中，约 20% 的 Na^+、Cl^- 和 K^+ 等物质被进一步重吸收。髓袢升支粗段的 Na^+ 和 Cl^- 重吸收在尿液稀释和浓缩机制中具有重要意义。髓袢升支粗段的 Cl^- 是逆电化学梯度被上皮细胞重吸收的。如果在髓袢升支粗段管周的溶液中加入选择性钠泵抑制剂哇巴因而抑制钠泵后，Cl^- 的转运也会受阻，说明钠泵是 Cl^- 重吸收的重要因素。因此，有人提出 Na^+：$2Cl^-$：K^+ 同向转运模式来解释升支 Na^+ 和 Cl^- 的继发性主动重吸收。这说明，通过钠泵的活动，上皮细胞继发性主动重吸收了 $2Cl^-$，同时伴有 $2Na^+$ 的重吸收，其中一个 Na^+ 是主动重吸收，另一个 Na^+ 通过细胞旁路而被动重吸收，这就为 Na^+ 的重吸收节约了 50% 的能量消耗（如图 8 – 13 所示）。髓袢升支粗段对水的通透性很低，水不被重吸收而留在小管内。由于 Na^+ 和 Cl^- 被上皮细胞重吸收至组织间液，因此小管液低渗，组织间液高渗。这种水和盐重吸收的分离，有利于尿液的浓缩和稀释。Na^+：$2Cl^-$：K^+ 同向转运对呋塞米、依他尼酸等利尿剂很敏感。它们与同向转运体结合后，可抑制其转运功能，使管腔内正电位消失，Na^+ 和 Cl^- 的重吸收受抑制，从而干扰尿液的浓缩机制，导致利尿。

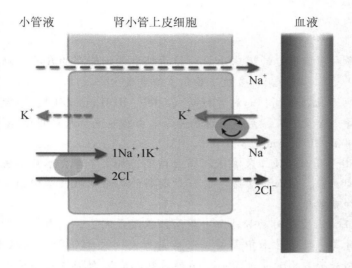

小管液　　　　肾小管上皮细胞　　　　　血液

图 8-13　髓袢升支粗段继发性主动重吸收 Cl⁻ 示意图

尿液的生成是通过肾小球滤过、肾小管和集合管的重吸收及分泌实现的。利尿药通过作用于肾单位的不同部位而产生利尿作用。高效能利尿药的主要作用部位在髓袢升支粗段，其选择性地抑制 Na^+ 的重吸收，故又称袢利尿药。由于此类药物对 Na^+ 的重吸收具有强大的抑制能力，而且不易导致酸中毒，因此是目前最有效的利尿药。

常用的袢利尿药有呋塞米、依他尼酸、布美他尼。袢利尿药能使肾小管对 Na^+ 的重吸收由原来的 99.4% 下降为 70% ~ 80%。正常状态下，持续给予大剂量呋塞米可使成人 24 h 内排尿 50 ~ 60 L。利尿作用的分子机制是特异性地抑制分布在髓袢升支管腔膜侧的 Na^+ : $2Cl^-$: K^+ 同向转运体，因而抑制 Na^+ 的重吸收，降低肾的稀释与浓缩功能，从而排出大量接近于等渗的尿液。

3. 远曲小管和集合管

在远曲小管和集合管，大约 12% 滤过的 Na^+ 和 Cl^- 被重吸收，不同量的 K^+ 和 H^+ 被分泌，不同量的水被重吸收。水、Na^+ 和 Cl^- 的重吸收以及 K^+ 和 H^+ 的分泌可根据机体的水、盐平衡状况进行调节。当机体缺水或缺盐时，远曲小管和集合管可增加对水、盐的重吸收；当机体水、盐过剩时，则水、盐重吸收明显减少，水、盐从尿排出增加。因此，远曲小管和集合管对水、盐的转运是可调节的。水的重吸收主要受抗利尿激素调节，而 Na^+ 和 K^+ 的转运主要受醛固酮调节。

远曲小管和集合管上皮细胞间隙的紧密连接对小离子如 Na^+、K^+ 和 Cl^- 等的通透性很低，这些离子不易通过紧密连接回漏至小管腔内，因此，建立起来的管内外离子浓度梯度和电位梯度很大。远曲小管初段对水的通透性很低，但仍主动重吸收 Na⁺，继续产生低渗小管液。Na⁺ 在远曲小管和集合管的重吸收是逆电化学梯度进行的，是主动重吸收过程。这可能与远曲小管的钠泵在肾单位中活性最高有关。有人认为在远曲小管初段的小管液中，Na⁺ 是通过 Na⁺-Cl⁻ 同向转运进入细胞的，然后由钠泵将 Na⁺ 泵出细胞而主动重吸收回血（如图 8-14 所示）。Na⁺-Cl⁻ 同向转运体可被噻嗪类利尿药所抑制。

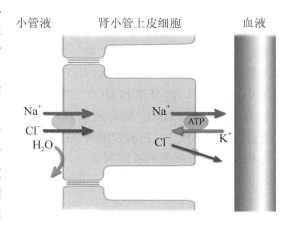

图 8-14　远曲小管初段重吸收 NaCl 示意图

　　远曲小管后段和集合管含有两类细胞，即主细胞和闰细胞。主细胞重吸收 Na⁺ 和水，分泌 K⁺；闰细胞则主要分泌 H⁺。主细胞重吸收 Na⁺ 主要通过管腔膜上的 Na⁺ 通道。管腔内的 Na⁺ 顺电化学梯度通过管腔膜上的 Na⁺ 通道进入细胞，然后由钠泵泵至细胞间液而被重吸收（如图 8-15 所示）。

　　（1）K⁺ 的分泌。尿中 K⁺ 的排出量视 K⁺ 的摄入量而定，高钾饮食可排出大量的 K⁺，低钾饮食排出的 K⁺ 较少，由此使机体 K⁺ 的摄入量与排出量保持平衡，维持机体 K⁺ 浓度的相对恒定。K⁺ 分泌的动力包括：① 在远曲小管和集合管的小管液中，Na⁺ 通过主细胞管腔膜上的 Na⁺ 通道进入细胞，然后，由管周膜上的钠泵将细胞内的 Na⁺ 泵至细胞间隙而被重吸收，因而整个过程是生电性的，使管腔内带负电位（-40～-10 mV）。这种电位梯度也成为 K⁺ 从细胞分泌至管腔的动力。② 在远曲小管后段和集合管的主细胞内，K⁺ 浓度明显高于小管液中的 K⁺ 浓度，K⁺ 便顺浓度梯度从细胞内通过管腔膜上的 K⁺ 通道进入小管液。③ Na⁺ 进入主细胞后，可刺激管周膜上的钠泵，使更多的 K⁺ 从细胞外液泵入细胞内，提高细胞内 K⁺ 浓度，增加细胞内和小管液之间的 K⁺ 浓度梯度，从而促进 K⁺ 分泌，因此，K⁺ 的分泌与 Na⁺ 的重吸收有密切关系。

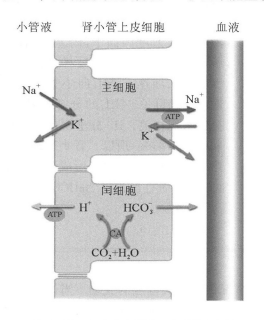

图 8-15　远曲小管后段和集合管重吸收
Na⁺、K⁺ 和 H⁺ 示意图

（2）H^+ 的分泌。除了近球小管细胞通过 Na^+–H^+ 交换分泌 H^+，促进 $NaHCO_3$ 重吸收外，远曲小管和集合管的闰细胞也可分泌 H^+。H^+ 的分泌是一个逆电化学梯度进行的主动转运过程。有人认为管腔膜上有 H^+ 泵，能将细胞内的 H^+ 泵入小管腔内。细胞内的 CO_2 和 H_2O 在碳酸酐酶催化作用下生成 H^+ 和 HCO_3^-，H^+ 由 H^+ 泵泵至小管液，HCO_3^- 则通过管周膜回到血液中，因而 H^+ 的分泌和 HCO_3^- 的重吸收与酸碱平衡的调节有关（如图 8–15 所示）。闰细胞分泌的 H^+ 与 HPO_4^{2-} 结合形成 $H_2PO_4^-$，这是可滴定酸；分泌的 H^+ 与上皮细胞分泌的 NH_3 结合，形成 NH_4^+。可滴定酸和 NH_4^+ 都因不易透过管腔膜进入细胞而留在小管液中。因此，它们是尿液酸碱度的决定因素。

（3）NH_3 的分泌。远曲小管和集合管的上皮细胞在代谢过程中不断地生成 NH_3，这些 NH_3 主要由谷氨酰胺脱氨而来。NH_3 具有脂溶性，能通过细胞管腔膜向小管液自由扩散，扩散量取决于两种液体的 pH。小管液的 pH 较低（H^+ 浓度较高），所以 NH_3 较易向小管液中扩散。分泌的 NH_3 能与小管液中的 H^+ 结合并生成 NH_4^+，小管液中 NH_3 浓度因而下降，于是管腔膜两侧形成了 NH_3 浓度梯度，此浓度梯度又加速了 NH_3 向小管液中扩散。由此可见，NH_3 的分泌与 H^+ 的分泌密切相关，H^+ 分泌增加会促使 NH_3 分泌增多。所以，肾小管细胞分泌 NH_3，不仅因 NH_4^+ 形成而促进了排 H^+，而且促进了 $NaHCO_3$ 的重吸收（如图 8–16 所示）。

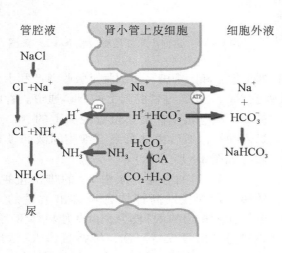

图 8–16　NH_3 的分泌示意图

第三节　尿液的浓缩和稀释

尿液的渗透浓度可因体内缺水或水过剩等不同情况而出现大幅度的变动。当体内缺水时，机体将排出渗透浓度明显高于血浆渗透浓度的高渗尿，即尿液被浓缩。而体内水过剩时，机体将排出渗透浓度低于血浆渗透浓度的低渗尿。正常人尿液的渗透浓度可在 50 ~ 1 200 mOsm/kg H_2O 波动。因此，根据尿液的渗透浓度可以了解肾的浓缩和稀释能力。肾的浓缩和稀释能力在维持体液平衡和渗透压恒定中有极为重要的作用。

一、尿液的稀释

尿液的稀释是由小管液的溶质被重吸收而水不易被重吸收造成的。这种情况主要发生在髓袢升支粗段。前已述及，髓袢升支粗段能主动重吸收 Na^+ 和 Cl^-，而对水不通透，故水不被重吸收，造成髓袢升支粗段小管液低渗。在体内水过剩而抗利尿激素释放被抑制时，集合管对水的通透性非常低。因此，髓袢升支的小管液流经远曲小管和集合管时，Na^+ 和 Cl^- 继续被重吸收，使小管液渗透浓度进一步下降（可降低至 50 $mOsm/kgH_2O$），形成低渗尿，造成尿液的稀释。抗利尿激素完全缺乏如严重尿崩症患者，每天可排出高达 20 L 的低渗尿，相当于肾小球滤过率达到 10%。

二、尿液的浓缩

尿液的浓缩是由小管液中的水被重吸收而溶质仍留在小管液中造成的。水重吸收的动力来自肾髓质渗透梯度的建立，即髓质渗透浓度从髓质外层向乳头部不断升高。用冰点降低法测定鼠肾的渗透浓度，可观察到，皮质部的组织间液（细胞内液和细胞外液）渗透浓度与血浆渗透浓度之比为 1.0，说明皮质部组织间液与血浆是等渗的。而髓质部组织间液渗透浓度与血浆渗透浓度之比会随着髓质外层向乳头部深入而逐渐升高，分别为 2.0、3.0、4.0，如图 8–17 所示，线条越密，表示渗透压越高。这表明肾髓质的渗透浓度由外向内逐渐升高，具有明确的渗透梯度。在抗利尿激素存在时，远曲小管和集合管对水的通透性增加，小管液从外髓集合管向内髓集合管流动时，由于渗透作用，水便不断进入高渗的组织间液，使小管液不断被浓缩而变成高渗液，最后尿液的渗透浓度可高达 120 $mOsm/kg$ H_2O，形成浓缩尿。

髓质渗透梯度是如何形成的？有人用肾小管各段对水和溶质的通透性不同（见表 8–2）和逆流倍增现象来解释。

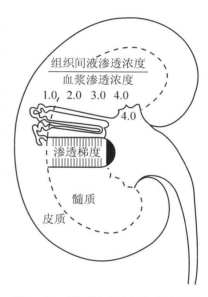

图 8–17　肾髓质渗透压梯度示意图

表 8–2　兔肾小管不同部分的通透性

肾小管部分	水	Na^+	尿素
髓袢升支粗段	不易通透	Na^+ 主动重吸收 Cl^- 继发性主动重吸收	不易通透
髓袢升支细段	不易通透	易通透	中等通透
髓袢降支细段	易通透	不易通透	不易通透
远曲小管	有 ADH 时水易通透	Na^+ 主动重吸收	不易通透
集合管	有 ADH 时水易通透	Na^+ 主动重吸收	皮质外髓部不易通透

注：ADH 为抗利尿激素。

逆流倍增现象可用图8-18来解释。模型中，含有钠盐的液体从甲管流进，通过管下端的弯曲部分折返流入乙管，然后从乙管反向流出，构成逆流系统。溶液流动时，由于 M_1 膜能主动将 Na^+ 和 Cl^- 由乙管泵入甲管，而 M_1 膜对水不通透，因此，甲管中 NaCl 溶液在向下流动过程中不断接受由乙管泵入的 Na^+ 和 Cl^-，于是 NaCl 的浓度不断增加（倍增）。结果，甲管中溶液自上而下的渗透浓度越来越高，到甲管下端的弯曲部分时 NaCl 浓度达到最大值。当液体折返从乙管下部向上流动时，NaCl 浓度却越来越高。这样，不论是甲管还是乙管，从上而下来比较，溶液的渗透浓度均逐渐升高，即出现了逆流倍增现象，形成了渗透梯度。如果有渗透浓度较低的溶液从丙管向下流动，而且 M_2 膜对水通透、对溶质不通透，水将因渗透作用而进入乙管。这样丙管内溶质的浓度将逐渐增加；从丙管下端流出的液体即高渗溶液。

髓袢、集合管的结构排列与上述的逆流倍增模型相似。这对理解尿液的浓缩机制是有帮助的。在外髓部，由于髓袢升支粗段能主动重吸收 Na^+ 和 Cl^-（如图8-19所示），而对水不通透，故升支粗段内小管液向皮质方向流动时，管内 NaCl 浓度逐渐降低，小管液渗透浓度逐渐下降；而升支粗段外围组织间液则变成高渗液。髓袢升支粗段位于外髓部，故外髓部的渗透梯度主要是由升支粗段 Na^+ 和 Cl^- 的重吸收形成的。越靠近皮质部，渗透浓度越低；越靠近内髓部，渗透浓度越高。

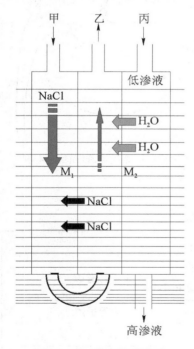

图8-18　逆流倍增模型

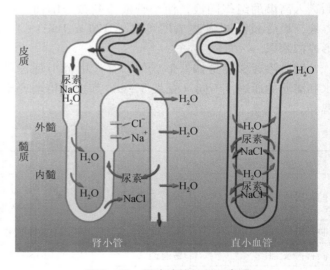

图8-19　尿液浓缩机制示意图

在内髓部，渗透梯度的形成和尿素的再循环与 Na^+、Cl^- 重吸收有密切关系。① 远曲小管及皮质部和外髓部的集合管对尿素不易通透，但小管液流经远曲小管及皮质部和外髓部的集合管时，在抗利尿激素的作用下，对水的通透性增加，由于外髓部高渗，水被重吸收，所以小管液中尿素的浓度逐渐升高。② 当小管液进入内髓部集合管时，由于管壁对尿素的通透性增大，小管液中尿素就顺浓度梯度通过管壁向内髓部组织间液扩散，造成内髓部组织间液中尿素浓度的增高，渗透浓度因而增加。③ 髓袢降支细段对尿素不易通透，而对水则易通透，所以在渗透压的作用下，水被"抽吸"出来，从降支细段进入内髓部组织间液。由于降支细段对 Na^+ 不易通透，小管液将被浓缩，于是其中的 NaCl 浓度越来越高，渗透浓度不断升高。④ 当小管液绕过髓袢顶端折返流入升支细段时，它同组织间液的 NaCl 浓度梯度明显地建立起来。由于升支细段对 Na^+ 易通透，Na^+ 将顺浓度梯度被动扩散至内髓部组织间液，从而进一步提高了内髓部组织间液的渗透浓度。由此看来，内髓部组织间液的渗透浓度，是由内髓部集合管扩散出来的尿素以及髓袢升支细段扩散出来的 NaCl 两个因素造成的。⑤ 小管液在升支细段流动过程中，由于 Na^+ 和 Cl^- 扩散到组织间液，而且该管壁又对水不易通透，所以管内 NaCl 浓度逐渐降低，渗透浓度也逐渐降低。这样，降支细段与升支细段就构成了一个逆流倍增系统，使内髓部组织间液形成了渗透梯度。⑥ 尿素是可以再循环的。因为升支细段对尿素具有中等的通透性，所以从内髓部集合管扩散到组织间液的尿素可以进入升支细段，而后流过升支粗段、远曲小管、皮质部和外髓部集合管，又回到内髓部集合管外，再扩散到内髓部组织间液，这样就形成了尿素的再循环（如图 8 - 19 所示）。

从髓质渗透梯度形成全过程来看，髓袢升支粗段对 Na^+ 和 Cl^- 的主动重吸收是髓质渗透梯度建立的主要动力。而尿素和 NaCl 是建立髓质渗透梯度的主要溶质。

三、直小血管在保持肾髓质高渗中的作用

如前所述，通过肾小管的逆流作用，不断有溶质（NaCl 和尿素）进入髓质形成渗透梯度，也不断有水被肾小管和集合管重吸收至组织间液。因此，必须把组织间液中多余的水除去才能保持髓质的渗透梯度。直小血管的逆流交换作用可以保持髓质渗透梯度。直小血管的降支和升支是并行的血管，这就是逆流系统。在直小血管降支进入髓质的入口处，其血浆渗透浓度约为 300 $mOsm/kgH_2O$。由于直小血管对溶质和水的通透性高，在它向髓质深部下行过程中，周围组织间液中的溶质就会顺浓度梯度不断扩散到直小血管降支中，而其中的水则渗出到组织间液，使血管中的血浆渗透浓度与组织间液达到平衡。因此，越向内髓部深入，降支血管中的溶质浓度越高。在折返处，其渗透浓度可高达 1 200 $mOsm/kgH_2O$。如果直小血管降支此时离开髓质，就会把进入直小血管降支中的大量溶质带回循环系统，而从直小血管内出来的水保留在组织间液。这样，髓质渗透梯度就不能维持。直小血管是逆流系统，因此，当直小血管升支从髓质深部返回外髓部时，血管内的溶质浓度比同一水平组织间液高，溶质又逐渐扩散回组织间液，并且可以再进入降支，这是一个逆流交换过程。而当直小血管升支离开外髓部时，水被带回循环系统（如图 8 - 19 所示）。

第四节　尿生成的调节

尿的生成有赖于肾小球的滤过作用和肾小管、集合管的重吸收与分泌作用。因此，机体

对尿生成的调节是通过对滤过作用和重吸收与分泌作用的调节实现的。对肾小球滤过作用的调节在前文已述及，本节主要论述对肾小管、集合管的重吸收与分泌作用的调节。对肾小管和集合管功能的调节包括肾内自身调节、神经和体液调节。

一、肾内自身调节

肾内自身调节包括小管液中溶质浓度的影响、球—管平衡等。

（一）小管液中溶质浓度的影响

小管液中溶质所呈现的渗透压，是对抗肾小管重吸收水的力。如果小管液溶质浓度很高，渗透压很大，就会妨碍肾小管特别是近球小管对水的重吸收，使小管液中的 Na^+ 被稀释而浓度下降，小管液中与细胞内的 Na^+ 浓度差变小，Na^+ 重吸收减少。因此，不仅尿量增多，NaCl 排出也增多。例如，糖尿病患者多尿，就是由于小管液中葡萄糖含量增多，肾小管不能将葡萄糖完全重吸收回血，小管液渗透压增高，阻碍了水和 Na^+、Cl^- 的重吸收。临床上，有时给患者使用肾小球滤过而又不被肾小管重吸收的物质，如甘露醇等，利用它来提高小管液中溶质的浓度，借以达到利尿和消除水肿的目的。这种利尿方式称为**渗透性利尿**。

（二）球—管平衡

当肾血流量和肾小球滤过率增加时，到达远曲小管致密斑的小管液的流量增加，致密斑产生信息，使肾血流量和肾小球滤过率恢复正常。相反，肾血流量和肾小球滤过率减少时，流经致密斑的小管液流量就下降，致密斑产生信息，使肾血流量和肾小球滤过率增加至正常水平。这种小管液流量变化影响肾血流量和肾小球滤过率的现象称为管—球反馈。管—球反馈是肾血流量和肾小球滤过率自身调节的重要机制之一。

近球小管对溶质和水的重吸收量不是固定不变的，而是随肾小球滤过率的变动而发生变化。实验说明，不论肾小球滤过率是增是减，近球小管都是定比重吸收的，即近球小管的重吸收率始终占肾小球滤过率的 65%～70%（重吸收百分比为 65%～70%）。这种现象称为球—管平衡。球—管平衡的生理意义在于使尿中排出的溶质和水不致因肾小球滤过率的增减而出现大幅度的变动。例如，在正常情况下，肾小球滤过率为 125 ml/min，近球小管的重吸收率为 87.5 ml/min（占 70%），流到肾小管远侧部分的量为 37.5 ml/min。如果肾小球滤过率增加到 150 ml/min，则近球小管的重吸收率变为 105 ml/min（仍占 70%），而流到肾小管远侧部分的量为 45 ml/min。肾小球滤过率虽然增加了 25 ml/min，但流到肾小管远侧部分的量仅增加 7.5 ml/min。而且在这种情况下，远侧部分的重吸收也有所增加，因此尿量的变化是不大的。近球小管对 Na^+ 也是定比重吸收，即重吸收量为滤过量的 65%～70%。如果近球小管对 Na^+ 重吸收的总量是固定不变的，根据测算，肾小球滤过率仅增加 2 ml/min，Na^+ 的排出量就会比原来增加约 2 倍；肾小球滤过率减少 2 ml/min，尿中就不含 Na^+。由此可见，球—管平衡具有重要的生理意义。

定比重吸收的机制与管周毛细血管血压和胶体渗透压的改变有关。比如，在肾血流量不变的前提下，当肾小球滤过率增加时，进入近球小管旁毛细血管的血量就会减少，血浆蛋白的浓度相对地增高，此时毛细血管内血压下降而胶体渗透压升高。在这种情况下，小管旁组织间液就加速进入毛细血管，组织间液内静水压因之下降，使小管细胞间隙内的 Na^+ 和水加速通过基膜而进入小管旁的组织间隙；通过紧密连接回流至肾小管腔内的回漏量因此减少，最后导致 Na^+ 和水的重吸收量增加。这样，重吸收仍可达到肾小球滤过率的65%～70%。如果肾小球滤过率减少，便发生相反的变化，重吸收百分比仍能保持在65%～70%。

二、神经和体液调节

（一）交感神经系统

肾交感神经兴奋通过下列方式影响尿的生成：① 入球小动脉和出球小动脉收缩，而前者血管收缩比后者更明显，由此使肾小球毛细血管的血浆流量减少和肾小球毛细血管的血压下降，肾小球的有效滤过压下降，肾小球滤过率减少。② 刺激近球小体中的颗粒细胞释放肾素，导致循环中的血管紧张素Ⅱ和醛固酮含量增加，增加肾小管对 Na^+、Cl^- 和水的重吸收。③ 增加近球小管和髓袢上皮细胞对 Na^+、Cl^- 和水的重吸收。微穿刺法实验表明，低频率低强度电刺激肾交感神经，在不改变肾小球滤过率的情况下，可增加近球小管和髓袢对 Na^+、Cl^- 和水的重吸收。这种作用可被 α_1 肾上腺素能受体拮抗剂所阻断。这些结果表明，肾交感神经兴奋时，其末梢释放去甲肾上腺素，作用于近球小管和髓袢细胞膜上的 α_1 肾上腺素能受体，可增加 Na^+、Cl^- 和水的重吸收。抑制肾交感神经活动则有相反的作用。

（二）抗利尿激素

抗利尿激素（ADH）又称血管升压素（VP），它是由下丘脑的视上核和室旁核的神经元分泌的一种激素。它在细胞体中合成，经下丘脑—垂体束轴流运输到神经垂体，然后释放出来。它的作用主要是提高远曲小管和集合管上皮细胞对水的通透性，从而增加水的重吸收，使尿液浓缩，尿量减少（抗利尿）。此外，抗利尿激素能增加髓袢升支粗段对 Na^+、Cl^- 的主动重吸收和内髓部集合管对尿素的通透性，从而增加髓质组织间液的溶质浓度，提高髓质组织间液的渗透浓度，有利于尿液浓缩（如图8－20所示）。

抗利尿激素与远曲小管和集合管上皮细胞管周膜上的 V_2 受体结合后，激活膜内的腺苷酸化酶（AC），使上皮细胞中 cAMP 的生成增加，继而激活上皮细胞中的蛋白激酶，使位于管腔膜附近含有水通道的小泡镶嵌在管腔膜上，增加管腔膜上的水通道，从而增加水的通透性。当抗利尿激素缺乏时，管腔膜上的水通道可在细胞膜的衣被凹陷处集中，后者形成吞饮小泡进入胞浆，称为内移。侧膜对水可自由通过，因此，水通过管腔膜进入细胞后，可自由通过侧膜进入毛细血管而被重吸收（如图8－21所示）。

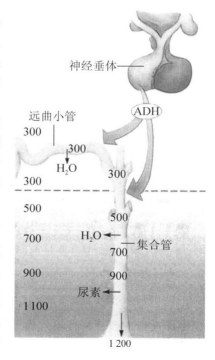

图8－20 抗利尿激素生成、作用示意图

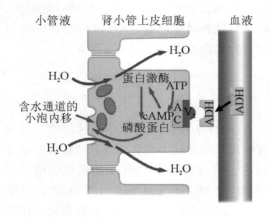

图8-21 抗利尿激素作用原理示意图

调节抗利尿激素的主要因素是血浆晶体渗透压和循环血量、动脉压。

1. 血浆晶体渗透压

血浆晶体渗透压的改变可明显影响抗利尿激素的分泌。当大量发汗、严重呕吐或腹泻等情况使机体失水时，血浆晶体渗透压升高，引起抗利尿激素分泌增多，使肾对水的重吸收活动明显增强，导致尿液浓缩和尿量减少。相反，大量饮清水后，尿液被稀释，尿量增加，从而使机体内多余的水排出体外。例如，正常人一次饮用1 L清水后，约过半小时，尿量就开始增加，到第1小时末，尿量可达最高值；随后尿量减少，2~3 h后，尿量恢复到原来水平。如果饮用的是等渗盐水（0.9%的NaCl溶液），则尿量不出现饮用清水后那样的变化。这种大量饮用清水引起尿量增多的现象，称为水利尿，它是临床上用来检测肾稀释能力的一种常用试验（如图8-22所示）。

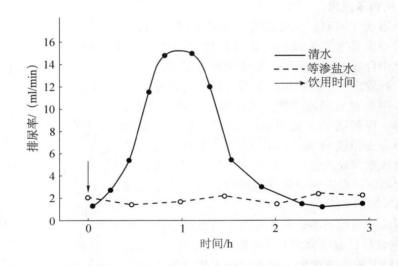

图8-22 一次饮用1 L清水和一次饮用1 L等渗盐水后的排尿率曲线图

2. 循环血量

循环血量的改变，能反射性地影响抗利尿激素的释放。血量过多时，左心房扩张，刺激容量感受器，传入冲动经迷走神经传入中枢，抑制下丘脑—垂体后叶系统释放抗利尿激素，从而引起利尿；由于排出了过剩的水分，正常血量得到恢复。血量减少时，发生相反的变化。

3. 动脉压

动脉压升高，刺激颈动脉窦压力感受器，可反射性地抑制抗利尿激素的释放。

此外，心房利尿钠肽可抑制抗利尿激素分泌，血管紧张素Ⅱ则可刺激其分泌。

（三）肾素—血管紧张素—醛固酮系统

肾素主要是由近球小体中的颗粒细胞分泌的。它能催化血浆中的血管紧张素原，使之生成血管紧张素Ⅰ（10肽）。血液和组织中，特别是肺组织中有血管紧张素转换酶，血管紧张素转换酶可使血管紧张素Ⅰ降解，生成血管紧张素Ⅱ（8肽）。血管紧张素Ⅱ可刺激肾上腺皮质球状带合成和分泌醛固酮，由此构成肾素—血管紧张素—醛固酮系统。

肾素的分泌受多方面因素的调节。目前认为，肾内有两种感受器与肾素分泌的调节有关：一种是入球小动脉处的牵张感受器，另一种是致密斑感受器。当动脉压下降、循环血量减少时，肾内入球小动脉的压力也下降，血流量减少，对小动脉壁的牵张刺激减弱，这样就激活了牵张感受器，肾素释放量增加；同时，由于入球小动脉的压力降低和血流量减少，激活了致密斑感受器，肾素释放量也可增加。据推想，近球小体的颗粒细胞和致密斑之间有一种特殊的联系。当两者接触增加时，肾素分泌减少；当两者接触减少时，肾素分泌增加。当入球小动脉的压力下降、血流量减少时，血管口径缩小，于是颗粒细胞和致密斑的接触减少，肾素分泌增加；当致密斑处 Na^+ 和小管液减少时，肾小管口径缩小，两者的接触减少，肾素分泌增加。此外，颗粒细胞受交感神经支配，肾交感神经兴奋（如循环血量减少）能使肾素释放增加。肾上腺素和去甲肾上腺素也可直接刺激颗粒细胞，促使肾素释放增加。

1. 血管紧张素Ⅱ对尿生成的调节

血管紧张素Ⅱ对尿生成的调节包括：① 刺激醛固酮的合成和分泌，醛固酮可调节远曲小管和集合管上皮细胞的 Na^+ 和 K^+ 转运。② 直接刺激近球小管对 Na^+ 的重吸收，使尿中排出的 Na^+ 减少。③ 刺激垂体后叶释放抗利尿激素，因而增加远曲小管和集合管对水的重吸收，使尿量减少。

2. 醛固酮对尿生成的调节

醛固酮是肾上腺皮质球状带分泌的一种激素。它对肾的作用是促进远曲小管和集合管的主细胞重吸收 Na^+，同时促进 K^+ 的排出，所以醛固酮有保 Na^+ 排 K^+ 的作用（如图8-23所示）。

醛固酮的分泌除了受血管紧张素调节外，还受血中 K^+ 浓度和 Na^+ 浓度的影响。血中 K^+ 浓度升高和 Na^+ 浓度降低，可直接刺激肾上腺皮质球状带增加醛固酮的分泌，导致保 Na^+ 排 K^+，从而维持血中 K^+ 和 Na^+ 的浓度平衡；反之，血中 K^+ 浓度降低或 Na^+ 浓度升高，则醛固酮分泌减少。醛固酮的分泌对血中 K^+ 浓度升高十

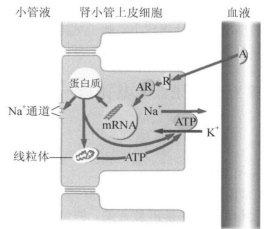

A—醛固酮；R—受体。

图8-23　醛固酮作用机制示意图

分敏感，血中 K^+ 浓度增加 $0.5 \sim 1.0$ mmol/L 就能引起醛固酮分泌；而血中 Na^+ 浓度必须降低很多才能引起同样的反应。

肾素—血管紧张素—醛固酮系统的分泌调节过程如图 8-24 所示。

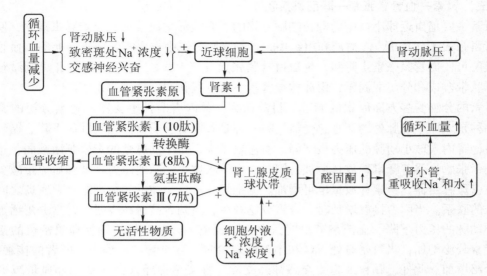

图 8-24　肾素—血管紧张素—醛固酮系统的分泌调节过程示意图

（四）心房钠尿肽

心房钠尿肽是心房肌合成的激素。循环中的心房钠尿肽是由 28 个氨基酸残基组成的。它有明显的促进 NaCl 和水排出的作用。其作用机制可能包括：① 抑制集合管对 Na^+ 的重吸收。心房钠尿肽与集合管上皮细胞侧膜上的心房钠尿肽受体结合，激活鸟苷酸化酶，造成细胞内 cGMP 含量增加，后者使管腔膜上的 Na^+ 通道关闭，抑制 Na^+ 重吸收，增加 NaCl 的排出。② 使出球小动脉，尤其是入球小动脉舒张，增加肾血浆流量和肾小球滤过率。③ 抑制肾素的分泌。④ 抑制醛固酮的分泌。⑤ 抑制抗利尿激素的分泌。

第五节　尿液及其排放

一、尿液

（一）尿量

正常成人 24 小时尿量为 $1\,000 \sim 2\,000$ ml，平均为 $1\,500$ ml。尿量的多少与液体的摄入量和经其他途径的排出量有关。例如，大量饮水后尿量增多，大量出汗时则尿量减少。24 小时尿量持续超过 $2\,500$ ml，称为多尿；24 小时尿量为 $100 \sim 500$ ml，称为少尿；而 24 小时尿量不足 100 ml，则称为无尿。多尿、少尿和无尿均属尿量异常。正常成人每天最少应排出 500 ml 尿液，才能溶解并排出固体代谢产物。少尿或无尿可使代谢产物在体内堆积，多尿则可使机体丧失大量水分而导致脱水，从而影响内环境的相对稳定。

（二）尿液的理化性质

正常人的新鲜尿液为淡黄色的透明液体，久置后出现磷酸盐或尿酸盐沉淀而变浑浊。尿液的颜色主要来源于尿色素、尿胆素、尿胆原和卟啉等物质，还会受食物和药物的影响。例如，摄入大量胡萝卜或服用核黄素时，尿液呈深黄色。正常人的尿液呈弱酸性，pH约为6.5，有时可呈中性或弱碱性。饮食的种类可影响尿液的酸碱度，饮食中富含蔬菜水果的人，尿液偏碱性；荤素杂食的人，尿液偏酸性。正常成人在普通膳食情况下，尿液的比重为1.015~1.025。若尿液的比重经常在1.010左右，提示其肾功能严重障碍。

二、尿液的排放

（一）尿液的输送和储存

尿的生成是一个连续不断的过程。持续进入肾盂的尿液，在压力差和肾盂的收缩作用下进入输尿管。输尿管的周期性蠕动将尿液挤压入膀胱，并暂时储存于膀胱内。膀胱内尿液达到一定容积时，通过排尿反射排出体外。

膀胱有储尿和排尿的功能。膀胱具有较大的伸展性，当膀胱储尿量在0.4 L以下时，膀胱内压无明显变化，且经常保持在10 cmH$_2$O（0.98 kPa）以下。当膀胱储尿量增至0.4~0.5 L时，膀胱内压可超过10 cmH$_2$O（0.98 kPa），并产生尿意；当膀胱储尿量增至0.7 L时，膀胱内压会迅速上升至35 cmH$_2$O（3.43kPa），此时排尿欲望明显增加，但尚能控制；当膀胱内压高达70 cmH$_2$O（6.86 kPa）时，便可产生明显痛觉，并将难以控制排尿（如图8-25所示）。

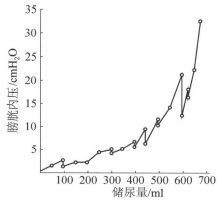

图8-25　人膀胱充盈过程中储尿量与膀胱内压之间的关系

（二）膀胱与尿道的神经支配

支配膀胱和尿道的神经有三组，都属于混合性神经（既有传入纤维，也有传出纤维，如图8-26所示）。它们分别是：① 盆神经，属于副交感神经。其感觉支传导膀胱的充胀感觉，支配膀胱逼尿肌和内括约肌，兴奋时引起膀胱逼尿肌收缩、内括约肌松弛，促进排尿。② 腹下神经，属于交感神经。其感觉支传导膀胱的痛觉，也支配膀胱逼尿肌和内括约肌，兴奋时引起膀胱逼尿肌松弛、内括约肌收缩，阻止排尿。③ 阴部神经，属于躯体神经。其感觉支传导尿道的感觉，支配外括约肌，兴奋时尿道外括约肌收缩，阻止排尿。

（三）排尿反射

膀胱内尿液充盈达一定容积时（0.4~0.5 L），刺激膀胱壁的牵张感受器，冲动沿盆神经传入脊髓骶段的排尿反射初级中枢，同时上传到脑干和大脑皮质的排尿反射高级中枢，产生尿意。如果环境不许可，大脑皮质的下行冲动可抑制脊髓初级排尿中枢的活动；如果环境

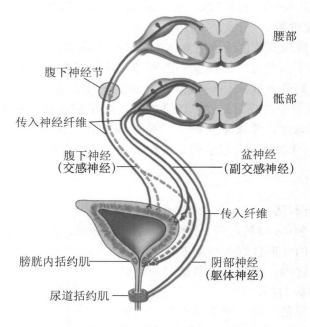

	腰部
腹下神经节	
传入神经纤维	骶部
腹下神经 （交感神经）	盆神经 （副交感神经）
	传入纤维
膀胱内括约肌	阴部神经 （躯体神经）
尿道括约肌	

图 8 - 26　膀胱和尿道的神经支配

许可，大脑皮质对初级排尿中枢的抑制解除。

排尿反射进行时，冲动沿盆神经传出，引起膀胱逼尿肌收缩、内括约肌舒张，尿液进入后尿道，刺激后尿道感受器，冲动沿阴部神经再次传入脊髓初级排尿中枢，进一步加强其活动，并反射性地抑制阴部神经的传出活动，使外括约肌舒张，于是尿液在强大的膀胱内压驱使下被排出体外。在此过程中，尿液对后尿道的刺激进一步加强排尿活动，这是一种正反馈，它使排尿反射一再加强，直至尿液排完。

📝 临床联系

排尿或储尿的任何一方发生障碍，都可出现排尿异常，临床上常见的有尿频、尿潴留和尿失禁。排放次数过多称为尿频。其常常是由膀胱炎症或机械刺激（膀胱结石）引起的。膀胱中尿液充盈过多而不能排出称为尿潴留。尿潴留多由尿路阻塞（前列腺肥大）、骶段脊髓损伤、麻醉引起。当脊髓受损，以致脊髓初级排尿中枢与大脑皮质失去功能联系时，排尿便失去了意识控制，可出现尿失禁。

大脑皮质等排尿反射高级中枢能对脊髓初级排尿中枢施加易化或抑制性影响，以控制排尿反射。小儿因大脑皮质发育尚未完善，对脊髓初级排尿中枢控制能力较差，故排尿次数较多，且易发生夜间遗尿。

小 结

肾单位根据肾小体所在部位的不同，可分为皮质肾单位和近髓肾单位。皮质肾单位数量多，其肾小球毛细血管血压高，有利于肾小球滤过；近髓肾单位数量少，髓袢长，出球小动脉在离开肾小球后，部分形成细长的直小血管，利于尿液的浓缩和稀释。近球小体包括近球细胞（分泌肾素）、致密斑（感受小管液中 Na^+ 变化）和间质细胞。

肾脏的血液循环有两大特点：一是血液供应丰富，分布不均；二是形成两套毛细血管网，入球小动脉分支→肾小球毛细血管网→汇成出球小动脉→肾小管毛细血管网。

肾血流量的调节：当灌注压在 80～180 mmHg 范围内变动时，肾血流量保持相对稳定。由于这种调节不需要神经和体液因素的参加，所以称为肾血流量的自身调节。在特殊情况下，为保证心、脑等重要脏器的血流量，在肾交感神经和肾上腺素等作用下，肾血流量可减少。

尿生成的基本过程：滤过、重吸收、分泌与排泄，使原尿形成和终尿生成。

滤过率和滤过分数的概念：肾小球滤过率是指单位时间内（每分钟）两肾生成的超滤液量。滤过分数是指肾小球滤过率与肾血浆流量之比。滤过膜由毛细血管内皮细胞层、基膜层和肾小囊脏层上皮细胞层组成。肾小球滤过作用的动力是有效滤过压，有效滤过压＝肾小球毛细血管血压－（血浆胶体渗透压＋囊内压）。影响肾小球滤过的因素：肾小球毛细血管血压、囊内压、血浆胶体渗透压、肾血浆流量。肾血浆流量增大则滤过率增加，肾血浆流量减少则滤过率减少，其原因是血浆胶体渗透压增大的速率与肾血浆流量有密切关系。

肾小管和集合管的重吸收功能：重吸收指小管液中的物质通过小管上皮细胞进入管周毛细血管的过程。在 Na^+ 和 Cl^- 的重吸收过程中，近球小管是重吸收 Na^+ 和 Cl^- 的主要部位，吸收方式主要为主动重吸收，而不同部位的吸收机制有所不同。在水的重吸收过程中，吸收部位以近球小管为主，吸收量可达65%～70%，且与体内缺水与否无关；远曲小管和集合管对水的重吸收占20%～25%，由抗利尿激素控制，这对维持水平衡很重要。在 HCO_3^- 的重吸收过程中，80%～85%的 HCO_3^- 在近球小管中重吸收，血浆中的 HCO_3^- 以 $NaHCO_3$ 形式滤过，小管液中的 HCO_3^- 以 CO_2 的形式重吸收。在 K^+ 的重吸收过程中，绝大部分 K^+ 在流经肾小管时均被重吸收，尿液中出现的 K^+ 主要是由远曲小管和集合管分泌的。

葡萄糖的重吸收：肾小球滤出的葡萄糖在肾小管全部重吸收。肾小管重吸收葡萄糖的特点：部位只限于近球小管，特别是近曲小管；与 Na^+ 的主动重吸收相耦联，属于继发性主动转运；肾小管重吸收葡萄糖的能力有限。当血糖浓度超过 160～180 mg/100 ml 时，滤液中葡萄糖的总量就会超过肾小管的重吸收限度，尿中就会出现葡萄糖。通常将尿中刚出现葡萄糖的最高血糖浓度称为肾糖阈，正常值为 160～180 mg/100 ml。

渗透性利尿的过程：小管液的溶质浓度升高→小管液的渗透压增加→水的重吸收减少→尿量增加。

近球小管的球—管平衡：无论肾小球滤过率如何变化，近球小管对 Na^+、水的重吸收总稳定在肾小球滤过率的65%～70%，这一现象称为球—管平衡。它的意义在于使尿中排出的溶质和水不致因肾小球滤过率的增减而出现大幅度的变动。

尿生成的调节：①抗利尿激素，其主要作用是提高远曲小管和集合管上皮细胞对水的通透性，使水的重吸收增加，尿量减少。抗利尿激素分泌得越多，水重吸收就越多，尿量就越少。抗利尿激素释放的有效刺激是血浆晶体渗透压的升高和循环血量的降低。②醛固酮，它是肾上腺皮质球状带分泌的一种激素，主要作用是促进远曲小管和集合管对 Na^+ 的主动重吸收和对 K^+ 的分泌。由于 Na^+ 的主动重吸收增多，Cl^- 和水的重吸收也增多，因此，醛固酮的作用可以概括为保钠、保水和排钾。

尿量及尿液的排放：正常成人 24 小时尿量为 1 000 ～ 2 000 ml，24 小时尿量持续超过 2 500 ml，称为多尿；24 小时尿量为 100 ～ 500 ml，称为少尿；而 24 小时尿量不足 100 ml，则称为无尿。尿液的排放是反射性的。排尿反射的初级中枢在骶髓，受损时膀胱中尿液充盈过多而不能排出，称为尿潴留。初级排尿中枢与大脑皮质的功能联系被切断时，排尿不受意识控制，称为尿失禁。

学习活动

学习活动1　临床病例生理学分析

病例简介：患者，男性，26 岁。3 年前因着凉引起感冒、咽痛，出现眼睑、面部和下肢水肿，两侧腰部酸痛，尿量减少，尿中有蛋白、红细胞、白细胞及颗粒管型，在某医院治疗两月余，基本恢复正常。

生理学分析：根据 3 年前病史可考虑，当时可能是由感染后变态反应引起的急性肾小球肾炎。正常肾小球滤过膜对血浆蛋白有选择性滤过作用，能有效阻止绝大部分血浆蛋白从肾小球滤过，只有极小量的血浆蛋白和血细胞进入肾小球滤过液。由于该患者感染，引起肾小球滤过膜的机械和电荷屏障作用异常，所以血浆蛋白滤过增加，表现为非选择性蛋白尿；另外，由于滤过膜的屏障作用降低，血细胞滤过，而肾小管对蛋白质和血细胞无重吸收，所以尿中出现蛋白、红细胞、白细胞。同时，患者出现水肿，而水肿的出现及其严重程度与低蛋白血症的程度呈正相关。机体自身具有抗水肿形成能力，体液分布自身平衡能力有一定的限度，当血浆胶体渗透压进一步下降时，有效滤过压增高，组织液的胶体渗透压无法调节至相应的水平，两者间的梯度差不能维持正常，大量的水从毛细血管出来进入组织，产生水肿。大量的水进入组织液，患者出现尿量减少的症状。

学习活动2　问题讨论

1. 简述尿生成的过程。
2. 影响肾小球滤过的因素有哪些？
3. 试区别水利尿和渗透性利尿。
4. 抗利尿激素是如何调节尿生成的？
5. 为什么糖尿病患者会出现糖尿和多尿？

第九章

神经系统

学习目标

掌握：

1. 概念：反射、特异投射系统、非特异投射系统、牵涉痛、脊休克、牵张反射、腱反射及肌紧张。

2. 化学性突触传递的特征；牵涉痛的临床意义；脊休克发生的原因；自主神经系统的主要功能。

熟悉：

1. 概念：胆碱能纤维、肾上腺素能纤维、去大脑僵直、条件反射、第一信号系统和第二信号系统。

2. 神经系统的组成及主要功能；神经纤维传导特征；神经元之间的信息传递方式；外周神经递质和中枢神经递质的主要种类、来源；胆碱能受体和肾上腺素能受体的分型、分布、效应及阻断剂；中枢神经元的联系方式；脑干的抑制区和易化区；小脑对躯体运动的调节；锥体系及锥体外系的功能。

了解：

基底神经节对躯体运动的调节，震颤麻痹的主要病因；各级中枢对内脏活动的调节；脑电图基本波形的意义。

神经系统是人体内最重要的调节系统，一般分为中枢神经系统和周围神经系统。神经系统的功能主要包括两方面：一是调节机体的功能活动，二是实现思维意识、语言等高级神经活动。

第一节 神经元与突触

一、神经元和神经纤维

（一）神经元

神经元是神经系统的基本结构和功能单位。一个典型的神经元由胞体和突起两部分组成（如图9-1所示）。神经元的胞体包括胞核及其周围的胞质。胞体是合成各种蛋白质和递质的部位。神经元的突起分为树突和轴突两种。树突为许多短的分支，可看作胞体的延伸部

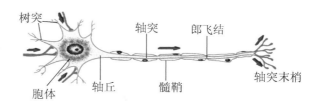

图9-1 神经元示意图

分；轴突一般较长，由胞体发出后一般不分支。轴突也称神经纤维，其基本功能是传导神经冲动。

（二）神经纤维的分类

1. 根据神经纤维轴突外有无髓鞘分类

根据神经纤维轴突外有无髓鞘，将神经纤维分为有髓神经纤维和无髓神经纤维。髓鞘由神经胶质细胞形成，髓鞘一个节段一个节段地包绕在轴突的外面；在相邻两个节段之间无髓鞘的部分称为郎飞结。髓鞘具有一定的绝缘作用。

2. 根据神经纤维传导兴奋的方向不同分类

根据神经纤维传导兴奋的方向不同，将神经纤维分为传入神经纤维和传出神经纤维。在反射活动中，感受器受到刺激发生兴奋，通过传入神经纤维把兴奋传至中枢，而中枢的兴奋通过传出神经纤维传至效应器。

3. 根据神经纤维直径的大小和来源不同分类

根据神经纤维直径的大小和来源不同，将神经纤维分为Ⅰ、Ⅱ、Ⅲ、Ⅳ四类（见表9-1）。

表9-1　神经纤维的分类（一）

类别	来源	直径/μm	传导速度/（m/s）
Ⅰ	肌梭及腱器官的传入纤维	12～22	70～120
Ⅱ	皮肤的机械感受器传入纤维（触压和振动感受器传入纤维）	5～12	25～70
Ⅲ	皮肤痛温觉传入纤维，肌肉的深部压觉传入纤维	2～5	10～25
Ⅵ	无髓的痛觉纤维，温度、机械感受器传入纤维	0.1～1.3	1

4. 根据神经纤维的电生理学特性分类

根据神经纤维的电生理学特性（主要是神经纤维的传导速度和电位的差异），将周围神经纤维分为A、B、C三类（见表9-2）。

表9-2　神经纤维的分类（二）

类别	纤维	传导速度/（m/s）
A类（有髓）	α 初级肌梭传入纤维，支配梭外肌传出纤维	70～120
	β 皮肤触压觉传入纤维	30～70
	γ 支配梭内肌的传出纤维	15～30
	δ 皮肤痛温觉传入纤维	12～30
B类（有髓）	自主神经节前纤维	3～15
C类（无髓）	自主神经节后纤维	0.7～2.3
	后根中痛觉传入纤维	0.6～2.0

对传入纤维常采用第一种分类方法，对传出纤维常采用第二种分类方法。

（三）神经纤维传导兴奋的特征

兴奋在单根神经纤维上的传导具有如下特征：

1. 生理完整性

神经纤维要实现传导兴奋的功能，就必须保证其结构和功能都是完整的。如果神经纤维被切断、损伤、麻醉或冷冻，其结构或功能的完整性即遭破坏，兴奋的传导就会发生阻滞。

2. 双向性

由兴奋传导机制可知，刺激神经纤维中任何一处引起的兴奋，可同时向神经纤维的两端传导，此即兴奋传导的双向性。

3. 绝缘性

一条神经干包含许多条神经纤维，各条神经纤维在传导兴奋时不会互相干扰，称为绝缘性，其生理意义在于保证神经调节的精确性。

4. 相对不疲劳性

神经纤维能在较长时间内保持传导兴奋能力的特性，称为相对不疲劳性。例如，在实验条件下，用 50～100 次/s 的电刺激连续刺激神经纤维 9～12 h，神经纤维仍可保持传导兴奋的能力。

二、突触

神经系统对各器官组织功能的调节需要通过多个神经元之间的信息联系和协调才能完成。神经元之间在结构上没有原生质的直接连续，兴奋从一个神经元传递到另一个神经元是通过前一个神经元的轴突末梢与后一个神经元的胞体或突起相接触实现的。两个神经元相接触处所形成的特殊结构称为突触。

（一）突触的基本结构

一个神经元的轴突末梢常分成许多小支，其末端膨大呈球形，称为突触小体。突触小体内含有大量线粒体和囊泡（突触小泡），囊泡内含有高浓度的神经递质（如图 9 - 2 所示）。突触小体与其后神经元的胞体或突起相接触的部位即突触。一个突触是由突触前膜、突触间隙和突触后膜三部分构成的。突触前膜与突触后膜较一般神经元膜稍厚，约 7 nm，突触间隙宽约 20 nm。

（二）突触的类型

根据前一个神经元的轴突与后一个神经元的胞体或突起相接触的部位不同，可将突触分为三类（如图 9 - 3 所示），即轴突—胞体突触、轴突—树突突触和轴突—轴突突触。

（1）轴突—胞体突触，前一个神经元的轴突末梢与后一个神经元的胞体发生功能接触。

（2）轴突—树突突触，前一个神经元的轴突末梢与后一个神经元的树突发生功能联系。

（3）轴突—轴突突触，前一个神经元的轴突末梢与后一个神经元的轴突发生功能联系。

这些不同类型的突触将不同的神经元以不同的方式联系在一起，有的还形成回路，使神经系统的调节作用更加精细、灵活。

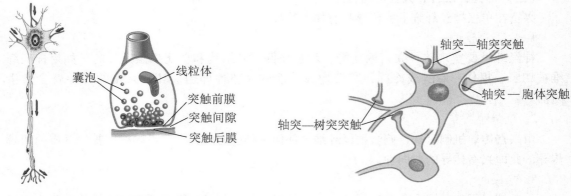

图 9 - 2　突触结构示意图　　　　　　　　　　图 9 - 3　突触的类型

（三）突触传递的过程

突触传递是指突触前细胞的信息引起突触后细胞活动的过程。当神经冲动传到轴突末梢时（如图 9 - 4①所示），突触前膜去极化，膜对 Ca^{2+} 的通透性增加，膜外 Ca^{2+} 进入突触小体（如图 9 - 4②所示）。在 Ca^{2+} 的作用下，一部分突触小泡向突触前膜移动，与突触前膜融合、破裂，并通过出胞作用，将所含的神经递质释放到突触间隙中（如图 9 - 4③所示）。神经递质迅速与突触后膜上的特异性受体结合，使突触后膜上某些离子通道开放，改变了膜对 Na^{+}、K^{+}、Cl^{-} 等离子的通透性，最终使突触后膜电位发生相应变化（去极化或超极化）。突触后膜的这种局部电位变化称为突触后电位。

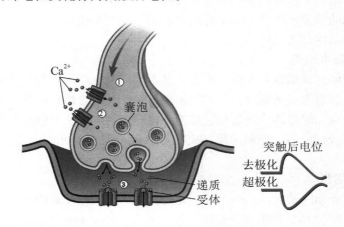

图 9 - 4　突触传递过程示意图

（四）突触后电位

突触前神经元释放的递质不同，造成突触后电位的变化也不同。突触后电位分为兴奋性突触后电位与抑制性突触后电位两种。

1. 兴奋性突触后电位

突触前膜释放的兴奋性递质与突触后膜上的受体结合后，提高了突触后膜对 Na^+、K^+ 等离子的通透性，特别是 Na^+ 的通透性。Na^+ 进入突触后膜，导致突触后膜去极化，产生**兴奋性突触后电位**（Excitatory Postsynaptic Potential，EPSP）。兴奋性突触后电位是局部电位，当突触前神经元活动增强，或参与活动的神经元数目增多时，兴奋性突触后电位可以总和，使电位幅度加大；当达到阈电位水平时，便可引起突触后神经元发生动作电位，即发生兴奋。

2. 抑制性突触后电位

突触前膜释放的抑制性递质与突触后膜上的受体结合后，提高了突触后膜对 K^+、Cl^- 等离子的通透性，尤其是 Cl^- 的通透性。由于 Cl^- 进入突触后膜，膜电位的绝对值增大，导致突触后膜超极化，产生**抑制性突触后电位**（Inhibitory Postsynaptic Potential，IPSP）。抑制性突触后电位也可以总和，它将降低突触后膜的兴奋性，阻止突触后神经元发生兴奋而出现抑制效应。

（五）突触传递的特征

兴奋通过突触的传递要比兴奋在神经纤维上传导复杂得多，它主要有以下特征：

1. 单向传递

兴奋只能由突触前神经元向突触后神经元方向传导，不能逆传，即单向传递。这是因为只有突触前膜才能释放神经递质。

2. 中枢延搁

兴奋经突触传递要耗费一定时间，即中枢延搁。这是因为兴奋通过突触时需要经历递质释放、递质扩散、与突触后膜受体结合、产生突触后电位等一系列过程。

3. 总和

若干次冲动作用叠加起来，产生较大的兴奋性突触后电位，使突触后神经元爆发动作电位，此现象称为总和。

总和可分为时间总和及空间总和两种。**时间总和**是指前一次冲动引起的突触后电位与紧接着传来的冲动引起的突触后电位可以叠加。这种由时间先后产生的突触后电位叠加的现象称为时间总和。**空间总和**是指一个突触后神经元同时接受不同轴突末梢传来的冲动所产生的突触后电位可以叠加。这种由不同部位产生的突触后电位叠加的现象称为空间总和（如图 9-5 所示）。

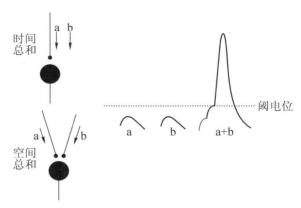

图 9-5 时间总和及空间总和示意图

4. 兴奋节律的改变

在反射活动中，传出神经发出的冲动

频率往往与传入神经上的冲动频率不同。这是因为传出神经元的兴奋节律不仅受传入冲动频率影响，还与其自身功能状态、中间神经元的功能状态和联系方式有关。

5. 后放

在反射活动中，当刺激停止后，传出神经仍可在一定时间内发放神经冲动，这种现象叫**后放**。产生后放的原因是多方面的，神经元之间的环式联系及中间神经元的作用是主要的。

6. 对内环境变化的敏感性和易疲劳性

突触部位最易受内环境变化的影响。缺氧、麻醉剂等因素均可作用于突触部位，影响其兴奋性和传递活动。突触部位也容易发生疲劳。重复快速刺激突触前神经元一段时间后，突触后神经元的放电频率会逐渐减少，即出现疲劳。突触疲劳可能与突触处递质耗竭有关。疲劳的出现可制止过度兴奋，有一定的保护作用。

三、神经递质

由神经末梢释放的参与突触传递的化学物质称为神经递质。

（一）确定神经递质的条件

一种化学物质在中枢神经系统内被确定为神经递质，应符合以下条件：① 在突触前神经元内具有合成递质的前体物质和合成酶系统；② 突触小泡内储存有递质，当神经冲动到达时，能释放递质到突触间隙；③ 递质能与突触后膜上的特异性受体结合，产生生物效应；④ 存在使递质失活的酶和摄取回收环节；⑤ 用递质拟似剂或受体阻断剂可加强或阻断递质的作用。

（二）神经递质的种类

按产生的部位不同，神经递质可分为外周神经递质和中枢神经递质。

1. 外周神经递质

外周神经递质主要包括乙酰胆碱、去甲肾上腺素、嘌呤类和肽类。

释放乙酰胆碱作为递质的神经纤维称为**胆碱能纤维**。其包括交感和副交感神经的节前纤维、副交感神经节后纤维、部分交感神经节后纤维（支配汗腺的交感神经和支配骨骼肌的交感舒血管纤维）及躯体运动神经纤维（如图 9-6 所示）。

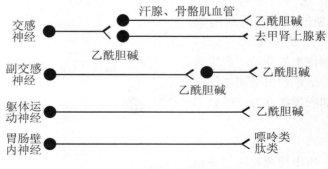

图 9-6　外周神经递质分布示意图

释放去甲肾上腺素的神经纤维称为肾上腺素能纤维。除上述交感胆碱能纤维外，大部分交感神经节后纤维都是肾上腺素能纤维。

胃肠壁内神经中有一些神经纤维末梢释放的递质既不是乙酰胆碱，也不是去甲肾上腺素。它们或释放嘌呤类，或释放肽类，称为嘌呤能纤维或肽能纤维。

2. 中枢神经递质

中枢神经元释放的递质种类较多，主要分为四类。

（1）乙酰胆碱。脊髓前角运动神经元、丘脑后腹核的特异性投射神经元、脑干网状结构上行激动系统、纹状体和边缘系统的某些神经元是以乙酰胆碱为递质的神经元。乙酰胆碱多起兴奋性作用，起抑制性作用的较少见。它参与机体运动、感觉及内脏活动的调节，并参与觉醒、睡眠、学习等多方面的生理活动。

（2）单胺类。单胺类递质包括去甲肾上腺素、多巴胺和5－羟色胺。其中，去甲肾上腺素递质系统主要位于中脑网状结构、脑桥的蓝斑和延髓网状结构的腹外侧部分。脑内去甲肾上腺素既有兴奋作用，又有抑制作用，对调节觉醒、情绪活动、内脏功能和神经内分泌功能起重要作用。多巴胺主要由黑质制造，沿黑质—纹状体投射系统分布，在纹状体内储存。正常情况下，多巴胺与行为觉醒状态有关。它与震颤麻痹的发病有一定关系。5－羟色胺能神经元位于中缝核内，其上行纤维投射到边缘系统和大脑皮质等部位。中枢的5－羟色胺与睡眠、情绪反应有密切关系。

（3）氨基酸类。氨基酸类递质包括 γ-氨基丁酸、谷氨酸、甘氨酸和天门冬氨酸。γ-氨基丁酸在中枢主要作为抑制性递质参与突触抑制。甘氨酸、谷氨酸作为兴奋性递质广泛分布于中枢神经系统。

（4）肽类。肽类递质包括阿片肽（脑啡肽、内啡肽、强啡肽等）、脑肠肽（P 物质、胆囊收缩素、生长抑素等）和下丘脑调节肽三类。它们参与痛觉、摄食、内分泌功能的调节。

四、受体

受体是指细胞膜或细胞内能与某些化学物质（递质、激素等）发生特异性结合并诱发生理效应的特殊生物分子。

（一）胆碱能受体

胆碱能受体是指能与乙酰胆碱发生特异性结合而产生生理效应的受体。胆碱能受体又分两种：M 受体和 N 受体（如图 9－7 所示）。

1. M 受体

由于 M 受体能与毒蕈碱类物质结合产生相似效应，故 M 受体也称毒蕈碱受体。M 受体存在于副交感神经节后纤维所支配的效应器细胞膜上。乙酰胆碱与 M 受体结合后，能产生一系列副交感神经兴奋的效应，如心脏活动抑制、支气管及胃肠道平滑肌收缩、消化腺分泌增加、瞳孔缩小等。阿托品是 M 受体的阻断剂。

2. N 受体

由于 N 受体能与烟碱结合产生相似效应，故 N 受体也称烟碱受体。N 受体存在于交感

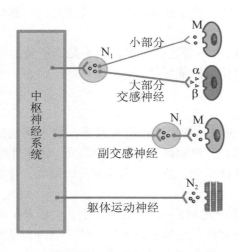

图9-7 外周神经及受体分布示意图

和副交感神经节神经元的突触后膜及神经—骨骼肌接头的终板膜上。N受体有两个亚型，在神经节神经元突触后膜上的为N_1受体，在骨骼肌终板膜上的为N_2受体。筒箭毒能阻断N_1和N_2受体的功能，六烃季铵是N_1受体的阻断剂。

（二）肾上腺素能受体

肾上腺素能受体是指能与儿茶酚胺（肾上腺素和去甲肾上腺素）发生特异性结合而产生生理效应的受体。除交感神经支配的汗腺细胞上为M受体之外，大多数交感神经节后纤维支配的效应器细胞上存在肾上腺素能受体。肾上腺素能受体可分为两种：α受体和β受体（如图9-7所示）。

1. α受体

α受体与儿茶酚胺结合产生的平滑肌效应主要是兴奋性的，如皮肤和内脏血管收缩、子宫和扩瞳肌收缩，但胃肠平滑肌舒张。酚妥拉明是α受体的阻断剂。

2. β受体

β受体又分为β_1和β_2两种。β_1受体与儿茶酚胺结合可使心跳加快、加强，房室传导加快；β_2受体与儿茶酚胺结合可使骨骼肌血管、支气管和胃肠平滑肌舒张。β受体的阻断剂是心得安。

📝 临床联系

普拉洛尔（心得宁）对β_1受体有选择性阻断作用。阿替洛尔（氨酰心安）对β_1受体有选择性阻断作用，对β_2受体作用较弱，故增加呼吸道阻力作用较轻，但对哮喘患者仍需慎用。纳多洛尔主要阻断β_2受体。盐酸普萘洛尔（心得安）则同时具有阻断β_1受体和β_2受体的作用。临床上，用阿替洛尔或盐酸普萘洛尔都可阻断β_1受体，使心脏的代谢和活动降低，从而达到治疗心绞痛和心动过速的目的。但对于伴有呼吸系统疾病的患者，应选用阿替洛尔而不用盐酸普萘洛尔，以免发生支气管痉挛的副作用。

第二节 反射活动的一般规律

中枢神经系统对机体功能调节的基本方式是反射。关于反射的概念和反射弧的基本结构在第一章已论述过，本节主要论述反射中枢活动的一般规律。

一、反射中枢的定义

反射中枢是指中枢神经系统内对某一特定生理功能具有调节作用的神经细胞群，如呼吸中枢、血管运动中枢等。反射中枢接受来自传入神经的信息，经中枢分析综合后，通过传出神经影响效应器。

二、中枢神经元的联系方式

中枢神经系统存在亿万个神经元。这些神经元按其在反射弧中所处的地位不同，分为传入神经元、中间神经元和传出神经元。其中，中间神经元数目最多，相互间有复杂的联系。其联系有以下几种基本方式。

（一）辐散式联系

辐散式联系是指一个神经元的轴突通过分支与许多神经元建立突触联系，使一个神经元的兴奋引起许多神经元的同时兴奋或抑制，多见于感觉传入通路，如图 9 - 8（a）所示。

（二）聚合式联系

聚合式联系是指许多神经元都通过其轴突末梢共同与某一个神经元建立突触联系，可使来自许多不同作用的神经元的兴奋和抑制在同一神经元上发生整合，多见于感觉传出通路，如图 9 - 8（b）所示。

（三）链状联系

链状联系是指中间神经元在扩布冲动时发出的侧支直接或间接地与许多神经元联系，在空间上可以加强或扩大作用范围，如图 9 - 8（c）所示。

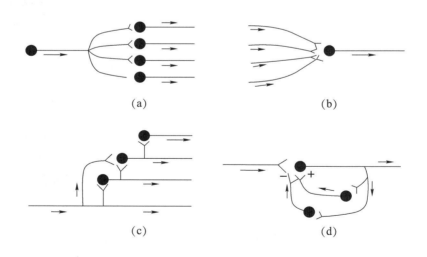

图 9 - 8　神经元之间的联系示意图

（a）辐散式联系；（b）聚合式联系；（c）链状联系；（d）环状联系

（四）环状联系

兴奋冲动通过环状联系，一方面由于反复的兴奋反馈，在时间上加强了作用的持久性，另一方面由于回返的抑制反馈，在时间上使活动及时终止；前者是正反馈，后者是负反馈，如图 9 - 8 （d） 所示。

三、中枢抑制

中枢神经系统的活动包括兴奋和抑制，兴奋和抑制的协调活动是神经系统完成整合功能的基础。中枢抑制分为突触后抑制和突触前抑制两种。

（一）突触后抑制

在反射活动中，由于突触后神经元产生抑制性突触后电位而发生的抑制称为突触后抑制。其是抑制性中间神经元引起的，即一个兴奋性神经元兴奋时，不能直接引起与其联系的神经元产生抑制，而是必须先兴奋抑制性中间神经元，使其释放抑制性递质，再引起后一个神经元产生抑制性突触后电位，出现超极化，因此又称为超极化抑制（如图 9 - 9 所示）。

突触后抑制根据神经元之间联系方式的不同又分为传入侧支性抑制和回返性抑制两种。

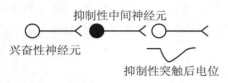

图 9 - 9　突触后抑制示意图

1. 传入侧支性抑制

传入侧支性抑制是指兴奋通过传入神经纤维传入中枢后，又通过该纤维发出的侧支与抑制性中间神经元发生联系，从兴奋该中间神经元转而抑制另一神经元，这种抑制现象又称为交互抑制。其生理意义在于使功能上相互拮抗的中枢活动相互配合、协调，使反射活动更加完善。例如，屈肌反射中的传入纤维进入脊髓后，一方面兴奋支配屈肌的运动神经元，另一方面通过侧支兴奋抑制性中间神经元，使支配伸肌的运动神经元被抑制，从而使伸肌舒张配合屈肌收缩而完成屈肌反射（如图 9 - 10 所示）。

2. 回返性抑制

回返性抑制是指中枢某一神经元兴奋时，其传入冲动沿轴突向外传出的同时，经轴突侧支兴奋抑制性中间神经元，该中间神经元再通过其轴突返回并抑制原先发动兴奋的神经元及同一中枢的其他神经元，形成负反馈调节。其生理意义是防止神经元兴奋过度而及时终止其发动的运动，协调完成反射活动。例如，脊髓前角中的闰绍细胞就是一种抑制性中间神经元。脊髓前角支配骨骼肌的运动神经元兴奋时，传出冲动一方面沿轴突外传，另一方面通过侧支兴奋闰绍细胞，其末梢释放抑制性递质，以负反馈方式作用于运动神经元，使运动神经元的活动终止（如图 9 - 11 所示）。

（二）突触前抑制

突触前抑制是通过两个神经元的轴突—轴突突触的活动而发生的。通过这种联系，突触前神经元末梢兴奋性递质的释放减少，从而使突触后神经元兴奋活动减弱，发生抑制。

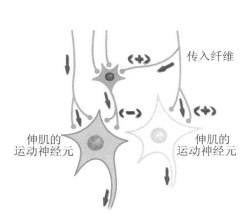

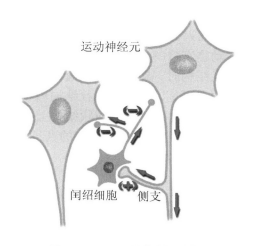

图9-10　传入侧支性抑制示意图　　　　图9-11　回返性抑制示意图

第三节　神经系统的感觉功能

感觉的形成是由各种感受器接受内外环境的刺激并转换成神经冲动，经不同的传入途径至大脑皮质不同的感觉区，引起相应的感觉。躯体感觉的传导通路虽各有不同，但具有共同的特征，即一般由三级神经元构成，第一级位于脊神经节或脑神经节内，第二级位于脊髓后角或脑干内，第三级位于丘脑内。各种感觉的第二级神经元发出的纤维，一般交叉到对侧，经过丘脑和内囊，最后投射到大脑皮质相应区域。

一、丘脑的感觉功能

丘脑是人类感觉传导通路的接替站，除嗅觉外，各种感觉的投射纤维都在丘脑更换神经元，然后投射到大脑皮质。丘脑向大脑皮质的投射分为两大系统，即特异投射系统和非特异投射系统。

（一）特异投射系统

皮肤的浅感觉、深感觉、视、听、味等一些经典的传导束，经脊髓或脑干上升到丘脑感觉接替核（后腹核、外侧膝状体、内侧膝状体等），再向大脑皮质特定感觉区投射，主要终止于大脑皮质的第四层细胞。由于每种感觉的传导投射途径都是专一的，并具有点对点的投射关系，故称为**特异投射系统**。其主要功能是引起特定的感觉，并激发大脑皮质发出传出神经冲动（如图9-12所示）。

（二）非特异投射系统

来自特异投射系统的纤维经过脑干时，发出许多侧支，与脑干网状结构内的神经元发生突触联系，多次更换神经元后，抵达丘脑的髓板内核群，如中央中核，并由这里发出纤维向大脑皮质的广泛区域做弥散性投射。由于这一投射系统与大脑皮质之间不具有点对点的特异联系，故称之为非特异投射系统。非特异投射系统的主要功能是维持大脑皮质的觉醒和改变大脑皮质的兴奋状态（如图 9-12 所示）。

在动物实验中，刺激脑干网状结构可使处于睡眠状态的动物觉醒；而在中脑头端切断脑干网状结构时，动物会呈现睡眠状态。此外，中脑网状结构损伤的患者也会出现昏睡状态。由此可见，在脑干网状结构内存在上行唤醒大脑皮质的功能系统，称为**脑干网状结构上行激动系统**。脑干网状结构上行激动系统与丘脑非特异投射系统在功能上是一个统一的系统，是各种感觉传入的共同通路，其功能是维持和改变大脑皮质的兴奋状态（如图 9-13 所示）。

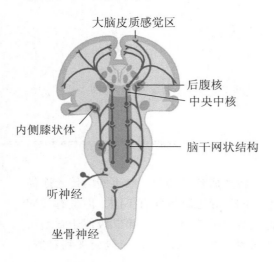

图 9-12　感觉投射系统示意图

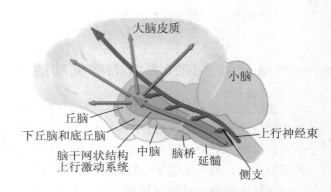

图 9-13　脑干网状结构上行激动系统示意图

📝 **临床联系**

脑干网状结构上行激动系统为多突触接替的上行传导系统，易受药物影响而发生传导阻滞。如巴比妥类药物的催眠作用，可能就是通过阻断该系统的上行激动作用而引起的。又如全身麻醉药乙醚，也是通过抑制上行激动系统和大脑皮质的活动而引起麻醉作用的。

二、大脑皮质的感觉分析功能

大脑皮质是产生感觉的最高级中枢。特异投射系统将各种感受器传入冲动上传至大脑皮质，通过大脑皮质的精细分析与综合而产生特定感觉。体内各种感觉传入冲动还可在大脑皮质的相应区域引起电位变化，这种电位变化称为皮质诱发电位。通过对皮质诱发电位的研究，可得知不同性质的感觉在大脑皮质有不同的代表区。

（一）体表感觉

体表感觉在大脑皮质的投射区主要位于中央后回，又称第一体表感觉区。其投射规律如下：① 一侧体表的感觉传入并交叉投射到对侧大脑中央后回的相应区域，但头面部的感觉投射是双侧性的。② 躯体各部位感觉投射区的分布是倒置的，如下肢的感觉投射区在顶部，上肢的感觉投射区在中间部，头面部的感觉投射区在底部。但头面部感觉在该投射区的排列是正立的。③ 感觉投射区的大小与不同体表部位的感觉灵敏度有关。感觉灵敏度越高，感觉投射区越大。例如，拇指、示指和唇的感觉投射区很大，而躯干的感觉投射区则很小（如图 9 - 14 所示）。

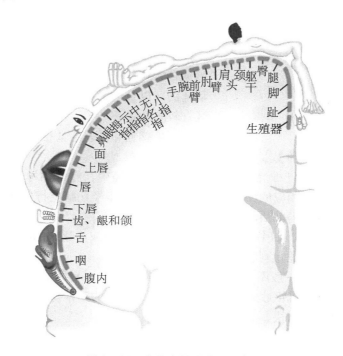

图 9 - 14 大脑皮质感觉区示意图

人脑的中央前回和岛叶之间还有第二体表感觉区（如图 9 - 15 所示）。它能对感觉做比较粗糙的分析。体表感觉在该区的投射是双侧性的，而且它的分布是正立的，但定位不精细。人类在切除该区后，并不产生显著的感觉障碍。

（二）本体感觉

本体感觉是指肌、腱、关节等的运动觉。本体感觉的投射区主要在中央前回。中央前回既是运动区，又接受本体感觉的投射。临床观察发现，中央前回受刺激时，受试者有企图发动运动的主观感觉。

（三）视觉

视觉投射区在大脑皮质枕叶距状裂的上下缘。左侧枕叶皮质接受左眼颞侧和右眼鼻侧视网膜传入纤维的投射；右侧枕叶接受右眼颞侧和左眼鼻侧视网膜传入纤维的投射。

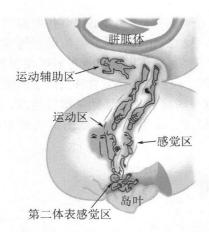

运动辅助区

运动区

感觉区

胼胝体

岛叶

第二体表感觉区

图 9-15 大脑皮质体表感觉与躯体运动示意图

（四）听觉

听觉神经纤维的投射区是颞叶的颞横回。听觉的投射具有双侧性，即一侧听觉可接受双侧耳蜗听觉感受器传来的信息。

（五）嗅觉和味觉

嗅觉在大脑皮质的投射区为大脑边缘叶的前底部。味觉投射区位于中央后回头面部感觉投射区的下侧。

三、内脏感觉

由内脏感受器传入的感觉称为内脏感觉。内脏感觉在大脑皮质的投射分布在第二体表感觉区、运动辅助区以及边缘系统等部位，它与体表感觉投射区有较多的重叠。

内脏感觉和体表感觉相比，具有以下特点：

（1）内脏感觉传入纤维数量比体表感觉传入纤维数量少。

（2）内脏感觉的传入纤维混杂在交感和副交感神经中，经脊髓神经背根进入脊髓或者经脑神经进入脑干，引起相应的反射活动，同时可进一步经丘脑上行到达大脑皮质的感觉区及边缘叶等部位，并调节内脏活动。

（3）一些生理性刺激，如牵张刺激、血压的改变、血浆渗透压的改变以及血浆 pH 的改变等，都是内脏感受器的适宜刺激。

（4）内脏的传入冲动一般不引起有意识的感觉。例如，胃肠的正常活动通常不引起主观的感觉，只有在强烈的饥饿收缩时才引起饥饿感；心脏的正常搏动并不引起感觉，只有在剧烈运动后，才感到心率加快、心肌收缩能力加强。

（5）内脏传入冲动引起的意识感觉一般比较模糊，定位不准确。

四、痛觉

痛觉是人体受到刺激时产生的一种不愉快的感觉，通常伴有情绪变化和防御反应。许多疾病都有疼痛的症状，因此通常认为痛觉是机体遭受损害时的一种报警反应，具有保护意义。

（一）痛觉感受器

痛觉感受器是游离神经末梢，分布于组织细胞之间，直接与组织液接触。机体受到的刺激只要达到对组织产生伤害的强度都可引起痛觉。实验证明，痛觉感受器属于化学感受器，即伤害性刺激引起局部组织释放的组胺、缓激肽、前列腺素以及 H^+、K^+ 等作用于游离神经末梢，都可引起痛觉传入冲动。

（二）皮肤痛

皮肤受到伤害性刺激时，可先后出现快痛和慢痛两种性质的痛觉。快痛在皮肤受到刺激时很快发生，是一种定位清楚而尖锐的刺痛，在撤除刺激后很快消失。慢痛是一种定位不明确而又难以忍耐的烧灼痛，一般在刺激作用 0.5 ~ 1.0 s 后产生，持续时间较长，并伴有心率加快、血压升高、呼吸加快和情绪变化等方面的改变。有外伤时，这两种痛觉相继出现，不易明确区分；皮肤发生炎症时，常以慢痛为主。实验证明，传导快痛的神经纤维为较粗的、有髓鞘的 Aδ 纤维，传导慢痛的神经纤维为较细的、无髓鞘的 C 类纤维。

（三）内脏痛与牵涉痛

内脏感觉冲动主要是通过交感神经中的传入纤维传入中枢；食管及气管的感觉传入神经则混杂在迷走神经内进入中枢；盆腔脏器的感觉传入神经随盆神经传入中枢。所以，内脏痛与皮肤痛相比有如下特点：

（1）痛觉发生缓慢、持续时间长、定位不准确。

（2）对刺激性质分辨能力差。

（3）对机械牵拉、缺血、炎症等刺激敏感，对切割、烧灼等刺激不敏感。

在一些情况下，某些内脏受到刺激时常引起一定的体表部位发生疼痛或痛觉过敏，这种现象称为**牵涉痛**。

> **📝 临床联系**
>
> 　　了解牵涉痛的规律，对临床上诊断某些内脏疾病具有重要意义。例如，心绞痛时，患者常感到心前区和左上臂内侧疼痛；胆结石时，患者则出现右肩部疼痛；阑尾炎时，患者初期会出现脐周围或上腹部疼痛；肾结石时，患者出现腹股沟区的疼痛。

第四节　神经系统对躯体运动的调节

躯体能够完成各种形式的运动，如杂技或舞蹈，这些运动是由多个骨骼肌群相互配合与协调完成的，而这种配合与协调是在神经系统调节下进行的。从脊髓至大脑皮质的各级中枢对躯体运动的调节均发挥重要作用。

一、脊髓对躯体运动的调节

脊髓是躯体运动最基本的反射中枢，可完成一些比较简单的反射活动。

（一）脊髓的运动神经元

在脊髓前角内存在大量运动神经元，分别称为α运动神经元和γ运动神经元。α运动神经元既接受来自皮肤、关节、肌肉等的信息，又接受从脑干到大脑皮质各高级中枢下传的信息。其轴突末梢分支支配骨骼肌内的梭外肌纤维，每一分支支配一根肌纤维；其兴奋时即引起所支配的肌纤维收缩。由一个α运动神经元及其所支配的全部肌纤维组成的功能单位，称为**运动单位**（如图 9 - 16 所示）。γ运动神经元的轴突较细，支配骨骼肌内的梭内肌纤维，可调节肌梭的敏感性。γ运动神经元兴奋性较高，常以较高频率持续放电，使梭内肌保持一定的紧张性。

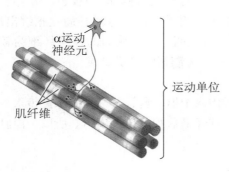

图 9 - 16　运动单位示意图

（二）脊休克

脊髓与高位中枢离断后，断面以下的脊髓暂时丧失反射能力，进入无反应状态的现象称为脊休克。脊休克的主要表现是：断面以下脊髓所支配的骨骼肌紧张性减低甚至消失；外周血管扩张，血压下降，发汗反射不能出现，大小便潴留。脊休克不是因切断损伤的刺激引起的，而是因脊髓突然失去高位中枢的易化调节引起的。脊休克持续一段时间后，脊髓反射可逐渐恢复，动物越高等，脊髓反射恢复时间越长，如蛙需数分钟、犬需数天、人需数周甚至数月。另外，简单的反射恢复快，复杂的反射恢复慢。脊休克的产生和恢复说明：① 脊髓是躯体运动最基本的反射中枢，可单独完成一些简单的反射；② 正常状态下，脊髓是在高位中枢调节下进行活动的。

（三）牵张反射

有神经支配的骨骼肌在受到牵拉而伸长时，反射性地引起受牵拉的同一块肌肉发生收缩，这种反射活动称为牵张反射。根据牵拉的形式和肌肉收缩反应的不同，牵张反射分为两种类型，即腱反射和肌紧张。

1. 腱反射

腱反射是指快速牵拉肌腱时发生的牵张反射，如膝跳反射、跟腱反射等。这些腱反射的感受器是肌梭。腱反射的传入神经直径较粗、传导速度较快；传入神经进入脊髓后与前角运动神经元发生突触联系，所以腱反射为单突触反射；腱反射反应的潜伏期很短，效应器为同一肌肉的肌纤维，主要是快肌纤维（如图 9 - 17 所示）。

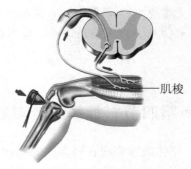

图 9 - 17　腱反射示意图

2. 肌紧张

肌紧张是指缓慢持续牵拉肌腱时发生的牵张反射，表现为受牵拉的肌肉发生紧张性收缩，阻止被拉长。肌紧张是维持躯体姿势的最基本的反射活动，是姿势反射的基础。其反射弧与腱反射基本相似，感受器也是肌梭；但中枢的突触接替可能不止一个，有可能是多突触反射；效应器主要是肌肉内的慢肌纤维成分。

📝 临床联系

在整体内，牵张反射受高位中枢的调节。腱反射的减弱或消失，常提示反射弧的传入、传出通路或脊髓反射中枢的损害或中断；而腱反射的亢进则常提示高位中枢的病变。因此，临床上常通过测定腱反射，了解神经系统的功能状态。

二、低位脑干对躯体运动的调节

正常情况下，脑干网状结构对脊髓运动神经元的调节具有两重性，即既有易化作用，又有抑制作用，这是通过脑干网状结构的易化区和抑制区的活动实现的。

（一）脑干网状结构易化区与抑制区

1. 易化区

易化区分布较广，包括延髓网状结构的背外侧部、脑桥的被盖、中脑中央灰质及中脑被盖等处。其下行纤维沿网状脊髓束下行到达脊髓前角，主要兴奋支配伸肌的 γ 运动神经元，通过提高肌梭的敏感性对肌紧张起易化作用。

2. 抑制区

抑制区范围较小，位于延髓网状结构的腹内侧部分。它经过网状脊髓束下行到达脊髓前角，经常抑制支配伸肌的运动神经元，通过降低肌梭的敏感性发挥抑制作用。

正常情况下，脑干网状结构抑制区的活动需要大脑皮质、尾状核和旧小脑下行抑制系统的始动作用才能完成。通常易化区活动相对较强，抑制区活动相对较弱，两者对立活动，维持躯体正常的肌紧张。

（二）去大脑僵直

在动物实验中，在中脑上、下丘之间横断脑干，动物立即出现四肢伸直、头尾昂起、脊柱挺硬等现象，呈现角弓反张状态，这种现象称为去大脑僵直。人在脑损伤、脑缺血或患脑炎时，有时也会出现去大脑僵直，具体表现为上肢屈曲、下肢伸直，说明病变已侵入脑干（如图 9－18 所示）。

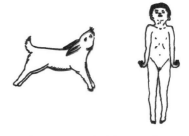

图 9－18　去大脑僵直示意图

去大脑僵直的主要表现是反射性伸肌紧张性亢进。其原因是在中脑上、下丘之间横断脑干后，大脑皮质和尾状核到脑干网状结构的通路被切断，于是削弱了下行抑制活动，使易化作用大于抑制作用，这就出现了肌紧张亢进的现象。

（三）脑干对姿势反射的调节

在中枢神经系统调节下，骨骼肌保持紧张性或产生相应的运动，从而保持或改正身体在空间的姿势，这称为姿势反射。牵张反射是最简单的姿势反射；状态反射、翻正反射等是比较复杂的姿势反射。这些反射都是由机体姿态发生改变时，肌肉、关节、内耳迷路或视觉等部位感受器受到刺激而引起的。通过调节姿势反射，身体可保持一定的姿势。如猫四脚朝天从空中掉下，可清楚地观察到其翻正反射过程：首先是头颈扭转，然后是前肢和躯干扭转，最后是后肢扭转，到地面时四脚着地。

三、小脑对躯体运动的调节

小脑是躯体运动调节的重要中枢之一。它与大脑皮质、丘脑、脑干网状结构、红核及脊髓等保持着广泛的联系，在维持身体平衡、调节肌紧张和协调随意运动等方面具有重要作用。

（一）维持身体平衡

实验证明，切除或破坏古小脑（也称前庭小脑）的动物会出现平衡失调。临床观察可见，当肿瘤压迫或损伤前庭小脑的绒球小结叶时，患者会因平衡失调而站立不稳，但随意运动仍能得到协调。

（二）调节肌紧张

小脑前叶对肌紧张有易化和抑制双重作用，其分别通过脑干网状结构的易化区和抑制区实现。

（三）协调随意运动

小脑协调躯体的随意运动是由新小脑完成的。新小脑主要指小脑半球。新小脑与大脑皮质存在双向性联系，形成大脑与小脑之间的反馈联系。这一反馈联系对大脑皮质发动随意运动具有重要的调节作用，使大脑皮质运动区发出的信息得到及时调整，从而纠正误差，以保证躯体运动的协调、准确和稳定。

> 📝 **临床联系**
>
> 临床上，小脑半球损伤的患者往往在随意运动的力量、速度、方向及稳定性方面较正常人差。患者常出现指物不准、走路摇摆呈蹒跚状等共济失调症状，并会出现肌肉震颤、肌张力减退等症状。

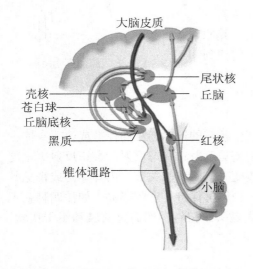

图 9 – 19　基底神经节及其纤维联系示意图

大脑皮质
尾状核
丘脑
壳核
苍白球
丘脑底核
黑质
红核
锥体通路
小脑

四、基底神经节对躯体运动的调节

基底神经节包括尾状核、壳核、苍白球、丘脑底核、黑质和红核。尾状核、壳核和苍白球统称纹状体。纹状体与丘脑底核、黑质在结构和功能上有密切联系。基底神经节与脑干网状结构以及大脑皮质之间还有复杂的纤维联系。基底神经节与随意运动的稳定、肌紧张的控制、本体感觉传入信息的处理有关，对躯体运动有重要的调节作用（如图 9 – 19 所示）。

人基底神经节受损后的症状主要有两类：一类是舞蹈病与手足徐动症；另一类是震颤麻痹，又称帕金森病。

（一）舞蹈病与手足徐动症

舞蹈病与手足徐动症的特点：运动过多、肌紧张过弱。其病变主要在纹状体。在正常人体中，纹状体和黑质之间有两种作用相互对立而又相互协调的神经递质系统。而舞蹈病与手足徐动症患者的纹状体内的胆碱能神经元和 γ-氨基丁酸能神经元的功能减退，导致黑质多巴胺能神经元功能相对亢进。

（二）震颤麻痹（帕金森病）

震颤麻痹（帕金森病）的特点：运动过少、肌紧张过强。患者常伴有静止性震颤，多见于上肢，尤其是手部。震颤麻痹（帕金森病）的病变主要在黑质，即中脑黑质内多巴胺能神经元功能被破坏，导致纹状体内乙酰胆碱递质系统功能亢进。

五、大脑皮质对躯体运动的调节

大脑皮质是调节躯体运动的最高级中枢。如果大脑皮质损伤，随意运动将发生障碍，甚至丧失运动能力，造成瘫痪。人类大脑皮质运动区主要位于中央前回。此外，在大脑皮质内侧面还有辅助运动区和第二运动区。

（一）大脑皮质运动区调节躯体运动的特点

1. 交叉支配

交叉支配是指一侧皮质运动区交叉控制对侧躯体肌肉的运动。但对于头面部肌肉，除了面神经支配的下面部肌肉和舌下神经支配的舌肌受对侧皮质运动区控制之外，其余部分都受双侧皮质运动区控制。

2. 精细的功能定位

大脑皮质运动区所支配的肌肉定位非常精细。其总体安排与体表感觉区相似，也呈倒置的人体投影。但头面部代表区的内部安排仍是正立分布的（如图 9 – 20 所示）。

3. 各运动代表区的大小与运动精细程度的关系

运动越精细复杂的部位，在皮质运动区内所占的范围越大。手与五指所占

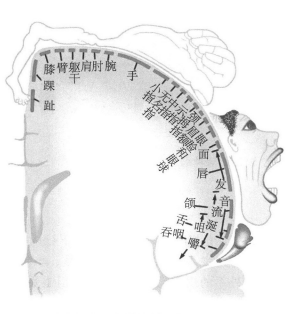

图 9 – 20　大脑皮质运动区示意图

的区域几乎与整个下肢所占的区域大小相等（如图9-20所示）。

（二）锥体系和锥体外系的功能

大脑皮质对躯体运动的调节是通过锥体系和锥体外系完成的。

1. 锥体系及其功能

锥体系是指由中央前回皮质运动区发出，经内囊和延髓锥体，然后下达脊髓前角的传导束（称为皮质脊髓束）以及下达脑干运动神经元的传导束（称为皮质延髓束）。锥体系的主要功能是发动随意运动的指令，直接传送至脑神经运动核和脊髓前角，发动肌肉的精细运动，同时引起γ运动神经元兴奋，大脑皮质通过调节肌梭的敏感性协调肌肉的运动。

📝 **临床联系**

在锥体系中，脊髓前角运动神经元及脑神经运动神经元称为下运动神经元，而在它们以上包括大脑锥体细胞在内的神经元都称为上运动神经元。上、下两级神经元损伤的临床表现不同。下运动神经元损伤如小儿麻痹症（脊髓灰质炎）患者，不仅丧失随意运动的能力，甚至肌紧张也不能维持，肌肉逐渐萎缩，称为弛缓性麻痹，也称软瘫。在脑出血、脑栓塞等引起上运动神经元损伤时，患者也将丧失随意运动能力，但由于下运动神经元的存在，尚可完成脊髓水平的牵张反射，肌紧张仍能维持，甚至亢进，称为痉挛性瘫痪，也称硬瘫。

巴宾斯基（Babinski）征为：患者仰卧，髋、膝关节伸直，检查者左手握踝上部固定小腿，右手持钝尖的金属棒自足底外侧从后向前快速轻划至小指根部，再转向拇趾侧。

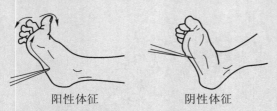

正常者会出现足趾向跖面屈曲，称巴宾斯基征阴性。如果出现拇趾背屈，其余四趾成扇形分开，称巴宾斯基征阳性（如图9-21所示）。上运动神经元损伤后将出现巴宾斯基征阳性。平时脊髓受高位中枢的控制，这一反射被抑制，不表现出来，为巴宾斯基征阴性。临床上，常用此

阳性体征　　　　阴性体征

图9-21　巴宾斯基征示意图

征检查上运动神经元的功能是否正常。

---

2. 锥体外系及其功能

锥体外系是指除锥体系以外所有下行调控躯体运动的传导系统，包括大脑皮质、纹状体、丘脑、红核、黑质、脑桥、前庭核、小脑、脑干网状结构以及其间的联络纤维等。

锥体外系的皮质起源比较广泛，但主要起源于大脑皮质的额叶及顶叶的感觉区和运动区，以及运动辅助区，并与锥体系的起源有一定的重叠；在下行途中与基底神经节、丘脑、脑桥和延髓网状结构发生多次中间神经元接替，部分经反馈回路折返大脑皮质运动

区，主要经皮质—纹状体系和皮质小脑系两条传导通路抵达脊髓。锥体外系的下行通路都不经过延髓锥体，对脊髓运动神经元的控制是双侧性的。锥体外系的主要功能是参与肌紧张的调节，维持一定的姿势和完成肌群之间的协调活动。虽然在下行调节躯体活动中，锥体外系起辅助作用，但它无论在结构上还是在功能上，与锥体系都是密切联系而不能截然分开的。

第五节　神经系统对内脏活动的调节

一、自主神经系统

通常将支配内脏器官功能的传出神经称为自主神经。它包括交感神经和副交感神经两部分。

（一）自主神经的特征

从中枢发出的自主神经在抵达效应器官前必须先进入外周神经节（肾上腺髓质的交感神经支配是一个例外）并终止于节内神经元，由节内神经元再发出纤维支配效应器官。由中枢发出的神经纤维称为节前纤维。由节内神经元发出的纤维称为节后纤维。交感神经节离效应器官较远，因此节前纤维短而节后纤维长；副交感神经节离效应器官较近，有的神经节就在效应器官壁内，因此节前纤维长而节后纤维短。

交感神经起自脊髓胸腰段的外侧柱。副交感神经的起源则比较分散，其一部分起自脑干的缩瞳核、上唾液核、下唾液核、迷走背核、疑核，另一部分起自脊髓骶部相当于侧角的部位。交感神经的分布比较广泛，绝大多数内脏器官都受它支配；而副交感神经的分布比较局限，且某些器官不具有副交感神经。

刺激交感神经的节前纤维，反应比较弥散；刺激副交感神经的节前纤维，反应比较局限。

（二）自主神经系统的功能

交感神经系统的活动一般比较广泛，常以整个系统参与反应。例如，当交感神经系统发生反射性兴奋时，除心血管功能亢进外，还伴有瞳孔散大、支气管扩张、胃肠活动抑制等反应。交感神经系统作为一个完整的系统进行活动时，其主要作用在于促使运动机体适应环境的急剧变化。在剧烈肌肉运动、窒息、失血或极冷等情况下，机体出现心率加速、皮肤与腹腔内脏血管收缩、血液储存库排出血液以增加循环血量、红细胞计数增加、支气管扩张、肝糖原分解加速、血糖浓度上升、肾上腺素分泌增加等现象。这些现象大多是由交感神经系统活动亢进造成的。所以，交感神经系统在环境急剧变化的条件下，可以动员机体许多器官的潜在力量，以适应环境。

副交感神经系统的活动不如交感神经系统的活动那样广泛，而是比较局限的。目的在于保护机体、休整恢复、促进消化、积蓄能量，以及增强排泄和生殖功能等。例如，心脏活动的抑制，瞳孔缩小避免强光的进入，消化道功能增强以促进营养物质吸收和能量补给等，都是副交感神经积蓄能量和保护机体的例子。

二、各级中枢对内脏活动的调节

（一）脊髓

交感神经及部分副交感神经的节前神经元位于脊髓胸腰段侧角或骶段相当于侧角的部位，因此脊髓是完成血管运动、排尿、排便、发汗和勃起等反射活动的初级中枢。这类调节功能可在脊髓与高位中枢离断的患者以及动物脊髓离断实验中得到证明。

（二）脑干

脑干中存在许多调节内脏活动的重要中枢。由于心血管的活动、呼吸运动、消化道运动和消化腺分泌，以及某些物质代谢的调节，其基本反射中枢都位于延髓，因此延髓被看作生命的基本中枢。在临床上可见到不同原因引起脑水肿而导致延髓受到挤压时危及生命的现象。

（三）下丘脑

下丘脑是大脑皮质下调节内脏活动的高级中枢，并能将内脏活动与其他生理活动联系起来，使之得以协调。下丘脑对内脏活动的调节主要有以下几方面。

1. 对体温的调节

体温调节的基本中枢在下丘脑。下丘脑的前部有大量对温度变化敏感的神经元，其是一种温度感受装置；下丘脑后部则通过整合机体各处温度感受装置的传入信息，调节机体的产热与散热过程，使体温保持相对稳定。

2. 对水平衡的调节

人体通过调节水的摄入和排出两方面实现水平衡。水平衡的维持取决于两个机制：引起摄水的渴觉和释放抗利尿激素。血浆渗透压增加可以兴奋口渴中枢，引起饮水活动。下丘脑内存在渗透压感受器，它能按血浆渗透压的变化调节抗利尿激素的分泌，以控制水的排出。

3. 对摄食行为的调节

下丘脑外侧区有摄食中枢，腹内侧核内有饱中枢。通常，摄食中枢与饱中枢存在交互抑制的关系，并对血糖浓度变化敏感。在饥饿状态下，血糖浓度降低，摄食中枢兴奋，饱中枢抑制；进食后，血糖浓度升高，则饱中枢兴奋，摄食中枢抑制。另外，体温的改变对这两个中枢也有影响。例如，在炎热环境中或不同原因引起发热时，饱中枢兴奋而摄食中枢抑制，导致食欲明显下降。

4. 对情绪反应的影响

人类和动物的心理活动（恐惧、发怒等）伴有生理反应。实验证明，下丘脑与情绪反应关系密切。例如，在间脑水平以上切除大脑的猫，可表现出一系列交感神经活动亢进的现象，如张牙舞爪、毛发竖立、瞳孔扩大、呼吸急促、心跳加快、血压上升等，好像发怒一样，称为假怒。平常，下丘脑的这种活动受到大脑皮质及皮质下神经核团的抑制，不易表现出来；切除大脑后，抑制被解除，只需轻微的刺激即可引起假怒。在临床中，有时可见到下丘脑疾病患者伴有不正常的情绪反应。

5. 对生物节律的调控

机体内的各种活动按一定的时间顺序发生变化，这种变化的节律称为生物节律，如心动周期、呼吸周期、月经周期等。下丘脑视交叉上核可能是日周期节律的控制中心。

6. 对垂体及其他内分泌功能的调节

下丘脑内有些神经分泌小细胞能合成调节腺垂体激素的肽类物质，称为下丘脑调节肽。这些肽类物质经垂体门脉系统到达腺垂体，促进或抑制腺垂体激素的分泌。此外，下丘脑内还存在一些神经元，称为监察细胞。它们能感受血液中某些激素浓度的变化，从而反馈调节下丘脑调节肽的分泌。

（四）大脑皮质

大脑皮质对内脏活动的调节主要是指大脑边缘系统和新皮质的某些区域的调节作用。边缘系统对内脏活动的调节包括心血管、消化、呼吸等系统的活动调节，这些调节可能是通过对一些初级调节中枢的兴奋或抑制完成的。

第六节　脑的高级功能

人的大脑除了能产生感觉、支配躯体运动和协调内脏活动外，还有一些更为复杂的高级功能，如完成复杂的条件反射、学习和记忆、思维、语言、睡眠等。

一、条件反射

反射是指在中枢神经系统参与下，机体对内外环境刺激的规律性应答。根据反射形成的过程，反射分为条件反射和非条件反射。**非条件反射**是在出生后无须训练就具有的；**条件反射**是出生后在非条件反射的基础上经过训练建立的。条件反射学说是 20 世纪初俄国生理学家巴甫洛夫首先提出的，这一学说为学习和记忆提供了坚实的科学依据，对神经生理学的发展起了推动作用。

（一）条件反射的形成

条件反射是经过学习、训练而建立的。建立条件反射的基本条件是无关刺激与非条件刺激在时间上的结合，这个过程称为强化。经过多次强化，无关刺激就转化为条件刺激，条件反射也就形成了。

例如，给狗喂食，食物刺激口腔、舌等部位的感受器，引起狗的唾液分泌，这种反射称为非条件反射，食物刺激为非条件刺激。给狗听铃声，不会引起狗的唾液分泌，因为铃声与唾液分泌的反射无关，故称为无关刺激。但每次喂食之前都给狗听铃声，将铃声（无关刺激）在时间上与喂食（非条件刺激）多次结合，那么单独给狗听铃声也能引起狗的唾液分泌。这时，铃声就成为引起唾液分泌的条件刺激，由它引起的唾液分泌的反射即条件反射。条件反射形成后，若反复单独给予条件刺激（铃声）而无非条件刺激（不喂食）的强化，这种条件反射就会逐渐减弱，直至最后完全消失，这种现象称为条件反射的消退。

（二）条件反射的生物学意义

环境中各种各样的条件刺激一旦与非条件刺激相结合，就可成为引起某种条件反射的信号而引起相应的条件反射。在生活中，条件反射的数量远超过非条件反射，从而提高了机体对环境的适应性。例如，动物建立食物性条件反射后，当饲养员的出现成为引起食物性条件反射的信号时，动物的消化系统在进食前就已经开始活动，为下一步的进食和消化做好准备。在一些防御性条件反射中，动物在"危险"的信号出现时，就已做好了防御的准备，以便快速逃避。

（三）第一信号系统和第二信号系统

条件反射都是由信号刺激引起的。而信号可分为两类：第一信号是具体信号，如光、声、食物形象等；第二信号是抽象信号，即语言、文字。巴甫洛夫认为，能对第一信号发生反应的大脑皮质功能系统称为第一信号系统，是人类和动物都具备的；能对第二信号发生反应的大脑皮质功能系统称为第二信号系统，是人类所特有的，也是人类区别于动物的主要标志。第二信号系统是个体在发育过程中，在第一信号系统活动的基础上建立的。人类由于有了第二信号系统活动，就能借助语言和文字来表达思维、进行推理，从而大大扩展了认知的范围。

二、脑电图

人在安静状态下，在没有任何特定的刺激时，在大脑皮质上能记录到持续和节律性的电变化，这种电变化称为脑电自发电位。将引导电极放置在头皮上，通过脑电图机所记录的皮质自发电位变化的图形称为脑电图。

脑电图的波形按频率不同分为4种：α波、β波、θ波和δ波。通常，频率慢的波，波幅较大；频率快的波，波幅较小（如图9-22所示）。

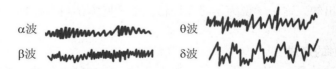

图9-22　正常脑电图的波形

α波：频率为8~13次/s，振幅为20~100 μV。α波在大脑皮质各区普遍存在，在枕叶皮质最明显。正常成人在安静、清醒并闭目时可出现α波。

β波：频率为14~30次/s，振幅为5~20 μV。β波是一种不规则的低振幅快波，在额叶部分最易引出。当兴奋、觉醒时，能观察到这类去同步化的波。

θ波：频率为4~7次/s，振幅为100~150 μV。θ波在额叶部分最明显。当受试者困倦时可记录到θ波。幼儿时期的脑电图频率比成人慢，一般常出现θ波。θ波多见于精神病患者和癫痫患者。

δ波：频率为0.5~3次/s，振幅为20~200 μV。正常成人在清醒状态下，几乎没有δ波，但在睡眠过程中可出现。婴儿时期常见到δ波。

癫痫俗称"羊角风",其患者的脑电图可出现棘波、尖波、棘慢综合波等。棘波的时程在 80 ms 以下,幅度为 50～150 μV。尖波的时程为 80～200 ms,幅度为 100～200 μV。棘慢综合波指的是棘波后跟随出现的一个慢波,此慢波时程达 200～500 ms。一般棘慢综合波出现时,多数为每秒 3 次左右。在皮质具有占位性病变(肿瘤等)的区域,即使患者处于清醒状态,亦可引出 θ 波或 δ 波。因此,临床上可以凭借这些波形改变的特点,并结合临床资料,诊断癫痫或探索肿瘤所在的部位。

小 结

神经系统是人体内最重要的调节系统,一般分为中枢神经系统和周围神经系统。神经元是神经系统的基本结构和功能单位。神经元的轴突也称神经纤维,其基本功能是传导神经冲动。

兴奋在单根神经纤维上的传导特征为:生理完整性、双向性、绝缘性和相对不疲劳性。

两个神经元相接触处所形成的特殊结构称为突触。突触传递的特征为:单向传递、中枢延搁、总和、兴奋节律的改变、后放、对内环境变化的敏感性和易疲劳性。

由神经末梢释放的参与突触传递的化学物质称为神经递质。按产生的部位不同,神经递质可分为外周神经递质和中枢神经递质。

受体是指细胞膜或细胞内能与某些化学物质(递质、激素等)发生特异性结合并诱发生理效应的特殊生物分子。胆碱能受体是指能与乙酰胆碱发生特异性结合而产生生理效应的受体。胆碱能受体分为两种,M 受体和 N 受体,其中 N 受体又分为 N_1 受体和 N_2 受体。

中枢神经元的联系方式为:辐散式联系、聚合式联系、链状联系和环状联系。

中枢抑制分为突触后抑制和突触前抑制。

丘脑向大脑皮质的投射分为两大系统,即特异投射系统和非特异投射系统。特异投射系统的主要功能是引起特定的感觉,并激发大脑皮质发出传出神经冲动。非特异投射系统的主要功能是维持大脑皮质的觉醒和改变大脑皮质的兴奋状态。

内脏痛与皮肤痛相比有如下特点:痛觉发生缓慢、持续时间长、定位不准确;对刺激性质分辨能力差;对机械牵拉、缺血、炎症等刺激敏感,对切割、烧灼等刺激不敏感。在一些情况下,某些内脏受到刺激时常引起一定的体表部位发生疼痛或痛觉过敏,这种现象称为牵涉痛。了解牵涉痛的规律,对临床上诊断某些内脏疾病具有重要意义。

在脊髓前角内存在大量运动神经元,分别称为 α 运动神经元和 γ 运动神经元。由一个 α 运动神经元及其所支配的全部肌纤维组成的功能单位,称为运动单位。脊髓与高位中枢离断后,断面以下的脊髓暂时丧失反射能力,进入无反应状态的现象称为脊休克。有神经支配的骨骼肌在受到牵拉而伸长时，反射性地引起受牵拉的同一块肌肉发生收缩，这种反射活动称为牵张反射，牵张反射分为腱反射和肌紧张。在动物实验中，在中脑上、下丘之间横断脑干，动物立即出现四肢伸直、头尾昂起、脊柱挺硬等现象，呈现角弓反张状态，这种现象称为去大脑僵直。在锥体系中，脊髓前角运动神经元及脑神经运动神经元称为下运动神经元，而在它们以上包括大脑锥体细胞在内的神经元都称为上运动神经元。上、下两级神经元损伤的临床症状表现不同。

通常将支配内脏器官功能的传出神经称为自主神经。它包括交感神经和副交感神经两部分。

脊髓是完成血管运动、排尿、排便、发汗和勃起等反射活动的初级中枢。脑干中存在许多调节内脏活动的重要中枢。由于心血管的活动、呼吸运动、消化道运动和消化腺分泌，以及某些物质代谢的调节，其基本反射中枢都位于延髓，因此延髓被看作生命的基本中枢。下丘脑对内脏活动的调节主要有以下几方面：对体温的调节、对水平衡的调节、对摄食行为的调节、对情绪反应的影响、对生物节律的调控以及对垂体及其他内分泌功能的调节。大脑皮质对内脏活动的调节主要是指大脑边缘系统和新皮质的某些区域的调节作用。

反射分为条件反射和非条件反射。非条件反射是在出生后无须训练就具有的，条件反射是出生后在非条件反射的基础上经过训练建立的。

将引导电极放置在头皮上，通过脑电图机所记录的皮质自发电位变化的图形称为脑电图。脑电图的波形按频率不同分为 4 种：α 波、β 波、θ 波和 δ 波。

学习活动

学习活动1　临床病例生理学分析

病例简介：患者，男性，18 岁。因交通事故被紧急送入医院。体检发现其呼吸、心跳正常；双下肢运动和感觉消失，反射消失。核磁共振成像检查提示脊髓损伤。

生理学分析：该病例患者为外伤引起脊髓损伤导致的下肢瘫痪。在高位切断脊髓的动物实验中，脊髓内上行与下行的神经束中断，造成感觉传入冲动不能上达大脑皮质，而大脑皮质的传出冲动也不能下达脊髓，以致离断水平以下的脊髓所支配的骨骼肌紧张性减低或消失；血压下降，外周血管扩张，发汗反射不出现，直肠和膀胱中粪尿积聚，说明动物躯体与内脏反射活动均减退以致消失，这种现象称为脊休克。脊休克的产生是由于离断的脊髓突然失去了高位中枢对脊髓的易化作用的调节。该患者表现为双下肢瘫痪，松弛而无反射，正处于弛缓性瘫痪的休克期，此时期在人体持续 2~4 周，以后在损伤平面下出现痉挛性瘫痪。进一步的恢复取决于病情和治疗措施。

学习活动2　问题讨论

1. 比较神经纤维传导及突触传递的特征。
2. 什么是胆碱能纤维和肾上腺素能纤维？哪些外周神经纤维分别属于这两类？

3. 什么是胆碱能受体？在外周，它们分布在哪些部位？有何作用？

4. 什么是肾上腺素能受体？在外周，它们分布在哪些部位？有何作用？

5. 什么是特异投射系统和非特异投射系统？

6. 什么是牵涉痛？发生牵涉痛的原因是什么？临床意义是什么？

7. 何谓脊休克？它的主要表现和发生原因是什么？

8. 何谓骨骼肌的牵张反射？有哪几种类型？

9. 什么是自主神经系统？它的结构和功能有何特征？

第十章

感 觉 器 官

学习目标

熟悉：
1. 概念：近点、瞳孔对光反射、近视、老视。
2. 感受器的一般生理特性；眼的调节方式；正视眼看近物时晶状体的调节活动；屈光不正的类型、原因及矫正方法。

了解：
1. 概念：视力、视野。
2. 眼折光系统的组成；折光能力与折射面的曲率半径的关系；传音系统的功能和内耳耳蜗的感音功能；前庭器官的组成及功能。

第一节　感受器概述

感觉是内、外环境的客观事物在大脑中的主观反应。感受器是指分布在体表和体内的专门感受机体内、外环境变化的特殊感受装置。根据所在部位的不同，感受器可分为外感受器（感受机体外环境的变化）和内感受器（感受机体内环境的变化）；根据所接受的刺激性质的不同，感受器可分为光感受器、机械感受器、温度感受器、化学感受器和伤害感受器等。

视、听、平衡、嗅、味等的感觉器官分布在头部，称为特殊感觉器官，如眼、耳、前庭、鼻、舌等。本章重点讨论感受器的一般生理特性和特殊感觉器官的功能。

感受器的一般生理特性如下。

1. 感受器的适宜刺激

一种感受器通常只对一种形式的刺激最敏感，即只需要极小的刺激强度就能引起感受器兴奋并产生相应的感觉，这种刺激就是该感受器的**适宜刺激**。例如，光波是感光细胞的适宜刺激，声波是耳蜗毛细胞的适宜刺激。

2. 感受器的换能作用

声、光、热、机械、化学等不同形式的能量作用于相应的感受器后，最终转换为沿神经传播的动作电位（神经冲动），这种能量形式的转换称为感受器的**换能作用**。

3. 感受器的编码作用

感受器接受刺激后，不仅发生换能作用，而且把刺激所包含的环境变化的信息转移到传入神经动作电位的序列之中，这一作用称为感受器的编码作用。适宜刺激作用在特异感受器上，即由某一专用路线（传入神经）传到特定终端部位（神经中枢），会引起某种性质的主观感觉。而在同一感觉系统内，不同强度的刺激作用于感受器时，通过兴奋的神经纤维的数目多少和产生的动作电位的频率高低来进行编码（如图 10 - 1 所示）。

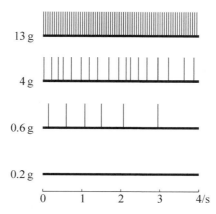

图 10 - 1 不同质量的触压刺激在单一传入神经纤维上引起
的动作电位频率的改变

📝 **临床联系**

　　电刺激患者的视神经产生动作电位传向枕叶皮质，或者直接刺激枕叶皮质使之兴奋，都会引起光亮的感觉，患者可以描述这些感觉是发生在视野的某一部位；肿瘤或炎症等病变刺激听神经时，患者会产生耳鸣的症状，这是由于病变刺激相邻神经纤维产生的动作电位传到了皮质听觉中枢。所以，在病理情况下患者可能出现"非真实"的感觉。对此要注意排除器质性病变。

　　4. 感受器的适应现象

　　当某一恒定强度的刺激持续作用于感受器时，传入神经纤维上动作电位的频率会逐渐下降，称为感受器的**适应现象**。"入芝兰之室，久而不闻其香"就是典型的嗅觉适应现象。适应出现的快慢对于不同感受器有很大的差别（如图 10 - 2 所示）。快适应感受器以皮肤触觉感受器为代表，触觉的快适应有利于感受器再接受新事物的刺激；慢适应感受器以肌梭、颈动脉窦压力感受器为代表，触觉的慢适应有利于机体对某些功能状态如姿势、血压等进行长期持续的监测。

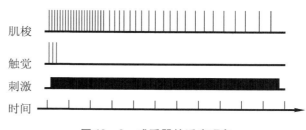

图 10 - 2 感受器的适应现象

第二节 视觉器官

人脑获得的全部信息中，至少有 70% 以上来自视觉系统。人的视觉器官是眼。眼球的结构如图 10-3 所示。眼球内容物有房水、晶状体和玻璃体，它们与角膜一起，构成眼的折光系统。视网膜中有感光细胞，构成眼的感光换能系统。感光细胞能感受可见光（波长为 370～740 nm 的电磁波）的刺激，并将光能转变成视神经上的动作电位，由视神经传入视觉中枢，产生视觉。

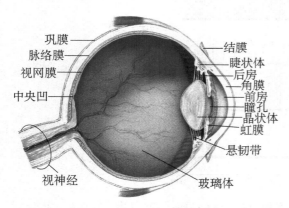

图 10-3 眼球的水平切面图

眼对光线折射成像的原理类似凸透镜，但比之复杂得多。

一、眼的折光系统及其调节

（一）折光系统的组成

眼的折光系统是由角膜、房水、晶状体和玻璃体构成的一个复杂的光学系统。

（二）眼的调节

6 m 以外物体发出的光线进入眼球后可认为是平行光线，对正常眼来说，无须做任何调节即可在视网膜上清晰成像；6 m 以内的物体发出的光线会不同程度地辐散，如果眼不做调节，辐散光线将聚焦于视网膜之后，而视网膜上只能形成模糊的物像，由此产生一个模糊的视觉。正常眼能看清近物，是因为看近物时，眼进行适当调节，进入眼内的光线经过较强的折射，使物体能清晰地成像于视网膜上。眼的调节包括晶状体调节、瞳孔调节和双眼会聚。其中，晶状体调节最为重要。

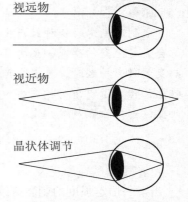

图 10-4 视近物时晶状体
调节示意图

1. 晶状体调节

人眼的调节即折光能力的改变，主要是靠晶状体形状的改变（如图 10-4 所示）完成的。视远物时，晶状体呈相对扁平状。而视近物时，晶状体前后凸出，曲率增加，折光能力增强，从而使近物光线聚焦前移，清晰成像于视网膜上。晶状体的最大调节能力可以用近点表示。近点是指眼做最大调节时所能看清物体的最近距离。

📝 **临床联系**

近点越近，说明晶状体的弹性越好。随着年龄的增长，晶状体的弹性逐渐减退，近点也逐渐移远。例如，10 岁儿童的近点约为 9 cm，20 岁青年人的近点约为 12 cm。60 岁老年人的晶状体弹性显著减退，近点可达 83 cm，称为老视。老视眼视远物与正常眼无异，但视近物时调节能力减弱，需佩戴适度的凸透镜才能看清。

2. 瞳孔调节

瞳孔指虹膜中间的开孔，可以控制进入眼内的光量。瞳孔的调节包括两种反射。一种是瞳孔近反射，即视近物时，瞳孔缩小，使视网膜成像更加清晰。另一种是瞳孔对光反射，即强光照射时瞳孔反射性缩小，光线变弱时瞳孔反射性扩大，其意义是调节入眼的光量，使视网膜在强光下不至于受到损害，而在弱光下不至于影响视觉成像。瞳孔对光反射具有双侧效应，即光照单眼时，双眼瞳孔同时缩小，称为对侧对光反射。

📝 **临床联系**

瞳孔对光反射的中枢位于中脑。临床上，常通过检查瞳孔对光反射来判断中枢神经系统病变的部位、病情危重的程度以及麻醉的深度等。临床上有时可见的瞳孔对光反射消失、瞳孔左右不等、对侧对光反射消失等异常情况，常常是由于与这些反射有关的反射弧的某一部分受损，因而可以通过瞳孔反应的异常协助进行神经病变的定位诊断。

3. 双眼会聚

当双眼注视近物，或者被注视物由远处逐渐向眼球移近时，两眼视轴向鼻侧会聚的现象称为双眼会聚，也称辐辏反射，俗称斗鸡眼。其意义是在双眼同时视一近物时，物像能始终形成于两眼视网膜的对称点上，以产生清晰的单一视觉。

（三）眼的折光能力和调节能力异常

正常眼的折光系统在无须进行调节的情况下，就可使平行光线聚焦在视网膜上，因而可看清远处的物体；视近物时，只要物体的距离不小于近点的距离，对于能进行正常调节的眼也能在视网膜上形成清晰的像，因而可以看清近处的物体，此称为正视眼。如果眼的折光能力异常或眼球形态异常，使物体发出的光线不能在视网膜上清晰成像，则称为非正视眼，包括近视、远视和散光。有些眼在视远物时折光能力正常，但由于晶状体的弹性减弱或丧失，看近物时的调节能力减弱，近点变长，此称为老视。

1. 近视

近视是指眼睛看近处清楚而看远处不清楚的一种病理状态。近视多数是由于折光系统的折光能力过强，使平行光线成像在位置正常的视网膜之前，所以这种近视特称为屈光近视。纠正近视的方法是佩戴一个适当焦度的凹透镜，如图 10-5（a）所示。

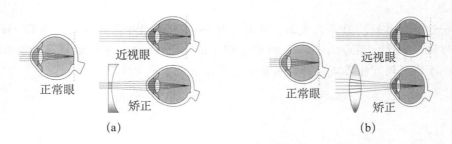

图 10-5 眼的几种折光能力异常
（a）近视；（b）远视

2. 远视

远视是指眼睛看不清近物但能看清远物的一种病理状态。远视是由于眼球前后径过短，入眼的平行光线聚焦在视网膜后，使视网膜上形成一个模糊的像，引起模糊的视觉，所以患者在看远物时就需要动用眼的调节能力；而看近物时，晶状体的凸出已达到它的最大限度，故近点距离较正常人远，视近物能力下降。纠正远视的方法是佩戴一个适当焦度的凸透镜，如图 10-5（b）所示。

3. 老视

老视是一种生理现象，而不是病理状态，也不属于屈光不正。随着年龄的增长，晶状体弹性减弱，眼调节能力逐渐下降，近点远移，从而引起患者视近物困难。与远视不同的是，老视看远物不受影响。在近距离工作中，必须佩戴适当焦度的凸透镜加以矫正。

二、眼的感光换能作用

（一）视网膜的结构特点

视网膜的结构由外向内大致分为 4 层：色素细胞层、感光细胞层、双极细胞层和神经节细胞层。其中，感光细胞层中有视杆和视锥两种感光细胞，是真正的光感受细胞，在感光换能中起重要作用。由神经节细胞层发出的神经轴突聚合成一整束视神经，穿透视网膜并在视网膜表面形成视神经乳头，此处没有感光细胞，为视野中的盲点。

（二）视网膜的两种感光换能系统

1. 视杆系统

视杆细胞和与之相联系的双极细胞、神经节细胞组成视杆系统，也称暗视觉系统。视杆细胞主要分布在视网膜周边，它们对光的敏感度较高，能在昏暗的环境中感受弱光刺激而引起视觉；但只能区别明暗，对物体微细结构的分辨能力差，也无色觉。

2. 视锥系统

视锥细胞和与之相联系的双极细胞、神经节细胞组成视锥系统，也称明视觉系统。视锥细胞主要分布在视网膜的中央凹，对光的敏感度较低，只能感受强光的刺激，但可分辨物体的细微结构和颜色。

（三）视觉基本现象

1. 视力

视力又称**视敏度**，是指眼对物体细微结构的辨别能力。视力通常以眼所能分辨的最小视角为衡量指标，眼能分辨的视角越小，表示视力越好。正常人眼能辨别的最小视角为 1 分。

2. 视野

单眼固定注视正前方所能看到的空间范围，称为视野。在同一光照条件下，用不同颜色的目标物测量的视野大小不同，白色视野最大，其次为蓝色、红色，绿色视野最小（如图 10－6 所示）。

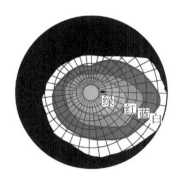

图 10－6　人右眼的视野图

第三节　听觉器官

听觉器官是耳，由外耳、中耳和内耳组成。外耳、中耳构成传音装置，而内耳构成感音换能装置。耳的适宜刺激是一定频率范围内（20～20 000 Hz）的声波振动。

一、外耳和中耳的传音作用

（一）耳郭和外耳道的集音作用和共鸣腔作用

外耳由耳郭和外耳道组成。耳郭具有收集声波的作用，外耳道是声波传导的通路。外耳道长约 2.5 cm，它作为一个共鸣腔，最佳共振频率在 3 500 Hz 左右。这种频率的声音由外耳道传到鼓膜时，其强度可以增强 10 倍。

（二）中耳的增压效应

中耳包括鼓膜、鼓室、听骨链、中耳小肌和咽鼓管等主要结构，其中鼓膜、听骨链和内耳卵圆窗之间的联系构成了声音由外耳传向耳蜗的最有效通路。由于鼓膜到卵圆窗膜之间的传递系统的特殊力学特性，振动经中耳传递时会发生增压效应，从而补偿能量耗损。

咽鼓管是连通鼓室和鼻咽部的通道。在正常情况下，咽鼓管的鼻咽部开口常处于闭合状态，在吞咽、打呵欠或喷嚏时管口可暂时开放，平衡鼓室内空气和大气压之间有可能出现的压力差，这对于维持鼓膜的正常位置、形状和振动性能有重要意义。

中耳炎又称"耳朵底子"，是由中耳内发生细菌感染所致，故在医学上其全称是急性化脓性中耳炎，常发生于 8 岁以下儿童。发病时，人头脑胀痛，有时还从耳内流出脓水。中耳炎经常是普通感冒或咽喉感染等上呼吸道感染所引发的并发症。感冒后咽部、鼻部的炎症向咽鼓管蔓延，咽鼓管咽口及管腔黏膜出现充血、肿胀，纤毛运动发生障碍，致使病菌乘虚侵入中耳，引起中耳炎。例如，擤鼻涕时，用两手指捏住两侧鼻翼，用力将鼻涕擤出，则压力迫使鼻涕向鼻后孔挤出，到达咽鼓管，引发中耳炎。另外，游泳时将水咽入口中、婴幼儿仰卧位吃奶、外伤所致的鼓膜穿孔、长时间用耳机听摇滚类大分贝的音乐等都可能引起中耳炎，要尽量避免。

（三）声音的传导

正常情况下，声波传入内耳的途径有两条：气传导和骨传导。声波经外耳道引起鼓膜的振动，再经听骨链和卵圆窗膜进入内耳，这一声音传递的途径，称为**气传导**，是声波传入内耳的主要途径。鼓膜振动也可通过鼓室内空气的振动经圆窗膜传入内耳。这一途径在正常情况下不重要，但在听骨链损伤或运动障碍时，可起一定的代偿作用。声波还可以直接引起颅骨的振动，再引起位于颞骨骨质中的耳蜗内淋巴的振动，称为**骨传导**。骨传导敏感性低，正常时几乎不能感到它的存在；但当鼓膜或中耳发生病变，气传导明显受损时，骨传导不受影响，甚至相对加强。

二、内耳的感音换能作用

内耳可分为耳蜗和前庭器官两部分。耳蜗与听觉有关，前庭器官与位置觉有关。耳蜗的作用是把传到耳蜗的机械振动转变成听神经纤维的神经冲动。

（一）耳蜗的结构

耳蜗形似蜗牛壳，是一条骨质的管道围绕一个骨质轴盘旋 $2\frac{1}{2} \sim 2\frac{3}{4}$ 周而形成的。耳蜗管被前庭膜和基底膜分为三个腔：前庭阶、鼓阶和蜗管（如图 10 - 7 所示）。前庭阶在耳蜗底部与卵圆窗膜相接，鼓阶在耳蜗底部与圆窗膜相接，两者在耳蜗相通，内充外淋巴；蜗管是一个盲管，内充内淋巴。声波感受器，又称螺旋器或柯蒂器，位于基底膜上，由毛细胞和支持细胞等组成，每一个毛细胞的顶部表面都有上百条排列整齐的听纤毛，其中较长的一些埋植在盖膜中。

（二）耳蜗的感音换能作用

当声波振动通过听骨链到达卵圆窗膜时，如果卵圆窗膜内移，前庭阶中的外淋巴压力升高，前庭膜和基底膜也将下移，鼓阶的外淋巴压迫圆窗膜外移；相反，当卵圆窗膜外移时，整个耳蜗内结构又做反方向的移动，于是形成基底膜振动，基底膜与盖膜之间发生切向运

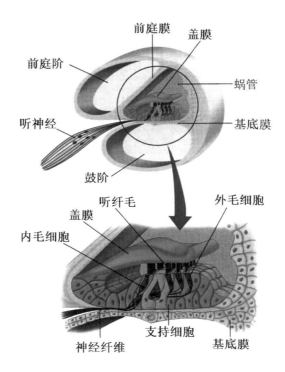

图 10 - 7　耳蜗的横断面和螺旋器示意图

动，使毛细胞顶部的听纤毛弯曲，从而引起毛细胞兴奋，使机械振动转变成生物电变化，传入听觉中枢，引起听觉。

第四节　前庭器官

前庭器官包括椭圆囊、球囊和三个半规管，是人体对自身运动状态和头的空间位置的感受器。

一、前庭器官的感受细胞

前庭器官的感受细胞都称为毛细胞。每个毛细胞的顶部都有一撮长的动纤毛和数量较多的静纤毛，底部有感觉神经纤维末梢分布。当外力使静纤毛向动纤毛一侧偏转时，毛细胞膜发生去极化，传入纤维的冲动发放频率增加；相反，当外力使动纤毛向静纤毛一侧偏转时，则毛细胞膜发生超极化，传入纤维的冲动发放频率减少（如图 10 - 8 所示）。

二、前庭器官的适宜刺激和生理功能

（一）椭圆囊和球囊

椭圆囊和球囊的毛细胞位于囊斑中，适宜刺激是直线加速度运动。当人体直立时，椭圆

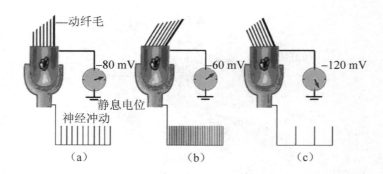

图 10 - 8　前庭器官中毛细胞纤毛受力侧弯时对静息电位和传入神经冲动频率的影响

（a）静息时；（b）频率增加（兴奋）；（c）频率减少（抑制）

囊的囊斑呈水平位，可以感受水平方向的直线加速度运动；而球囊的囊斑呈垂直位，可以感受垂直方向的直线加速度运动。

（二）半规管

人体两侧内耳各有三个相互垂直的半规管，形状大致相同，分别处于三维空间的三个平面，称为外半规管、前半规管和后半规管。每个半规管与椭圆囊的连接处都有一个膨大的部分，称为壶腹，壶腹内有壶腹嵴，壶腹嵴中有一排毛细胞。半规管的适宜刺激是旋转加速度运动。

小　结

本章主要介绍感受器的一般生理特性和特殊感觉器官。

感受器的一般生理特性包括适宜刺激、换能作用、编码作用和适应现象。

眼睛是人体的视觉器官，外界物体发出的光线经角膜、房水、晶状体和玻璃体构成的折光系统折射到达视网膜，视网膜上的两种感光细胞构成感光换能系统分别接受不同光线的刺激，经感光换能形成视神经上的动作电位，传递到视觉中枢，产生视觉。人眼在视近物时，需要通过晶状体调节、瞳孔调节及双眼会聚。常见的折光异常有近视、远视和老视，需要佩戴不同的镜片加以矫正。视网膜中的视杆细胞和视锥细胞分别参与暗视觉系统和明视觉系统。前者对光的敏感度较高，能感受弱光而引起视觉；后者对光的敏感度较低，只感受强光而引起视觉，产生的视觉有颜色，并且对物体表面的细节能看得很清楚，分辨能力高。与视觉有关的现象还有视野、视力。

耳是机体的听觉器官，由外耳、中耳和内耳三部分组成，外耳采集声音，中耳传递声音，内耳是感受声波刺激的感受器。

内耳前庭器官由椭圆囊、球囊和三个半规管组成，能感受躯体的运动状态以及头的空间位置，在保持躯体的平衡方面起重要作用。

学习活动

学习活动1　临床病例生理学分析

病例简介：患者，男性，8岁，小学生，长时间看电视、玩 iPad 游戏。近期诉说看东西越来越吃力，有重影。散瞳检查左眼视力0.8，右眼视力0.5。

生理学分析：睡眠不足，户外活动时间太少，长期看电视、看电脑，尤其是青少年长期玩 iPad，睫状肌处于紧张状态，容易造成调节痉挛，出现假性近视。初期注意休息，尚可以恢复。但对18岁以前的青少年来说，这种长时间的假性近视如果没有及时发现并予以干预，往往会发展为真性近视。另外，长时间视近物使内直肌集合过度，易形成"斗鸡眼"，若是没有及时得到改善，可以形成复视。

学习活动2　问题讨论

1. 简述感受器的一般生理特性。
2. 视近物时晶状体是如何进行调节的？
3. 非正视眼有几种类型？产生原因、特点及其矫正方法各是什么？

第十一章

内 分 泌

第一节 内分泌概述

内分泌是指机体分泌激素，激素经组织液或血液传递到靶细胞并对细胞活动状态发挥调节作用。**激素**是内分泌细胞所分泌的能在细胞间传递信息并发挥调节作用的高效能的生物活性物质。内分泌细胞集中的腺体称为内分泌腺。**内分泌系统**是由内分泌腺和分散存在于某些组织器官中的内分泌细胞组成的，与神经系统一起维持机体内环境稳态。神经系统产生迅速调节效应，而内分泌系统则主要调节机体的长期性活动。人体内主要的内分泌腺有垂体、甲状腺、甲状旁腺、肾上腺、胰岛、性腺、松果体和胸腺；人体内的许多组织中还存在一些散在的内分泌细胞，如消化道黏膜、心、肾、肺、皮肤、胎盘等部位均存在各种各样的内分泌细胞；此外，在中枢神经系统内，特别是下丘脑，还存在兼有内分泌功能的神经细胞。

激素传递信息的方式可以归纳为 4 种（如图 11－1 所示）：① 大多数激素经血液运输至远距离的靶细胞而发挥作用，这种方式称为远距分泌，也就是通常所说的内分泌。② 某些激素可不经血液运输，仅由组织液扩散而作用于邻近细胞，这种方式称为**旁分泌**。③ 某些内分泌细胞所分泌的激素可以原位作用于产生该激素的细胞，称为**自分泌**。④ 下丘脑有许多具有内分泌功能的神经细胞，这类细胞既能产生和传导神经冲动，又能合成和释放激素，称为神经分泌。

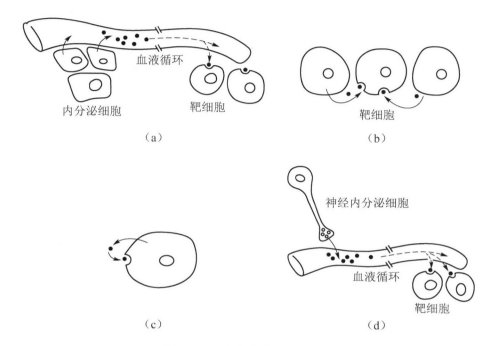

图 11 - 1 激素传递信息的方式

（a）远距分泌；（b）旁分泌；（c）自分泌；（d）神经分泌

一、激素的分类

激素的种类繁多，按其化学性质可分为含氮激素和类固醇激素两大类。机体中的主要激素及其化学性质见表 11 - 1。

表 11 - 1　机体中的主要激素及其化学性质

主要来源	激素名称	英文缩写	化学性质
下丘脑	促甲状腺激素释放激素	TRH	肽
	促肾上腺皮质激素释放激素	CRH	肽
	促性腺激素释放激素	GnRH	肽
	生长激素释放激素	GHRH	肽
	生长激素释放抑制激素（生长抑素）	GHRIH（SS）	肽

主要来源	激素名称	英文缩写	化学性质
下丘脑	催乳素释放激素	PRH	肽
	催乳素释放抑制激素	PIH	胺
	促黑素细胞激素释放因子	MRF	肽
下丘脑	促黑素细胞激素释放抑制因子	MIF	肽
	血管升压素（抗利尿激素）	VP（ADH）	肽
	催产素	OXT	肽
腺垂体	促甲状腺激素	TSH	糖蛋白
	促肾上腺皮质激素	ACTH	肽
	卵泡刺激素	FSH	糖蛋白
	黄体生成素	LH（ICSH）	糖蛋白
	生长激素	GH	蛋白质
	催乳素	PRL	蛋白质
	促黑素细胞激素	MSH	肽
甲状腺	甲状腺素（四碘甲腺原氨酸）	T_4	胺类
	三碘甲腺原氨酸	T_3	胺类
	降钙素	CT	肽
甲状旁腺	甲状旁腺激素	PTH	蛋白质
胰岛	胰岛素		蛋白质
	胰高血糖素		肽
肾上腺皮质	糖皮质激素（如皮质醇）		类固醇类
	盐皮质激素（如醛固酮）		类固醇类
肾上腺髓质	肾上腺素	E	胺类
	去甲肾上腺素	NE	胺类
松果体	褪黑素		胺
胸腺	胸腺激素		肽

二、激素作用的一般特性

（一）激素的信息传递作用

内分泌系统依靠激素在细胞与细胞之间进行信息传递。激素只能对靶细胞的原有理化过程进行调节，加强或减弱其功能活动，起"信使"的作用。

（二） 激素作用的特异性

分泌进入血液的激素被运送到全身各个部位，但只选择性地作用于特定的器官、组织和细胞，这称为激素作用的特异性。被激素选择作用的器官、组织和细胞，分别称为靶器官、靶组织和靶细胞。激素作用的特异性取决于靶细胞上的特异性受体。

（三） 激素的高效能生物放大作用

激素在血液中的浓度都很低，一般在纳摩（nmol/L）甚至在皮摩（pmol/L）数量级，但作用显著。这是由于激素与受体结合后，在细胞内发生一系列酶促放大作用，形成一个效能极高的生物放大系统。

（四） 激素间的相互作用

机体内某一生理活动往往受到多种激素的调节，激素与激素之间可以相互影响。

1. 协同作用

协同作用表现为多个激素所产生的总效应大于各个激素单独作用时的总和。例如，生长激素和胰岛素对机体生长过程的协同作用远大于它们各自的单独效应。

2. 拮抗作用

拮抗作用表现为不同激素对同一生理活动产生相反的调节效应。例如，胰高血糖素升高血糖，而胰岛素却降低血糖，两者相反相成，共同维持血糖浓度的相对稳定。

3. 允许作用

有的激素本身对特定器官、组织和细胞的生理活动并无直接作用，但它的存在是另一种激素发挥作用的基础或使其作用明显增强，这一现象称为允许作用。例如，糖皮质激素本身不能直接引起血管平滑肌收缩，但是只有当它存在时，去甲肾上腺素才能充分发挥缩血管作用。

三、激素作用的机制

激素作为信息物质与靶细胞上的受体结合后，经过错综复杂的反应过程，把信息传递到细胞内，最终产生细胞生物效应。但是，含氮激素和类固醇激素的作用机制完全不同。

（一） 含氮激素作用机制——第二信使学说

含氮激素的分子量较大，为水溶性物质。其本身不能通过细胞膜，而是首先与细胞膜上的特异性受体结合，进而激活细胞内信息传递的系列反应，最终引起细胞的各种理化反应。含氮激素在实现上述反应过程中，本身只作为一种信使把调节的信息传递给靶细胞，而细胞的反应则取决于胞质内 cAMP 含量的变化。因此，习惯上把激素称为第一信使，而把 cAMP 称为第二信使，含氮激素的这种作用机制则称为第二信使学说。cGMP、三磷酸肌醇（IP_3）、二酰甘油（DG）和 Ca^{2+} 等都可以作为第二信使起作用。

（二） 类固醇激素作用机制——基因调节学说

类固醇激素的分子小且呈脂溶性，可以穿过细胞膜进入细胞内与胞质中的相应受体结合，形成的激素—胞质受体复合物能够穿过核膜进入细胞核内，再与核内受体结合形成激素—核受体复合物，进而调节 DNA 的转录和表达过程，此机制称为基因调节学说。

第二节 下丘脑与垂体

下丘脑的一些神经元既能分泌激素（神经激素），具有内分泌细胞的作用，又可保持典型神经细胞的功能。它们可将从大脑或中枢神经系统其他部位传来的神经信息转变为激素的信息，把神经调节与体液调节紧密联系起来。下丘脑与神经垂体和腺垂体的联系非常密切，共同组成下丘脑—垂体功能单位（如图 11 - 2 所示）。

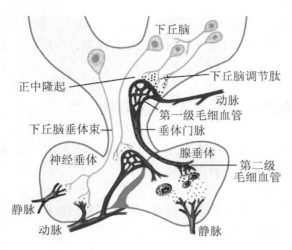

图 11 - 2 下丘脑—垂体功能单位示意图

一、下丘脑—腺垂体系统

下丘脑促垂体区核团位于下丘脑的内侧基底部，其轴突投射到正中隆起，轴突末梢与垂体门脉系统的第一级毛细血管接触，可将下丘脑调节肽释放进入门脉系统，从而调节腺垂体的分泌活动，形成下丘脑—腺垂体系统。这些神经元所在的下丘脑区域称为下丘脑促垂体区，其能分泌 9 种肽类激素：促甲状腺激素释放激素（Thyrotropin Releasing Hormone，TRH）、促肾上腺皮质激素释放激素（Corticotropin Releasing Hormone，CRH）、促性腺激素释放激素（Gonadotropin Releasing Hormone，GnRH）、生长激素释放激素（Growth Hormone Releasing Hormone，GHRH）、生长激素释放抑制激素（Growth Hormone Releasing Inhibitory Hormone，GHRIH，也称生长抑素，SS）、催乳素释放激素（Prolactin Releasing Hormone，PRH）、催乳素释放抑制激素（Prolactin release Inhibitory Hormone，PIH）、促黑素细胞激素释放因子（Melanocyte stimulating hormone Releasing Factor，MRF）、促黑素细胞激素释放抑制因子（Melanocyte stimulating hormone releasing Inhibitory Factor，MIF）。由于这些激素都通过垂体门脉作用于腺垂体，调节腺垂体的内分泌活动，所以通常将这些激素合称为下丘脑调节肽。

二、腺垂体激素

腺垂体是体内最重要的内分泌腺，分泌 7 种激素：促甲状腺激素（Thyroid Stimulating Hormone，TSH）、促肾上腺皮质激素（Adrenocorticotropic Hormone，ACTH）、卵泡刺激素（Follicle Stimulating Hormone，FSH）、黄体生成素（Luteinizing Hormone，LH）、生长激素（Growth Hormone，GH）、催乳素（Prolactin，PRL）和促黑素细胞激素（Melanocyte Stimulating Hormone，MSH）。其中，促甲状腺激素、促肾上腺皮质激素、卵泡刺激素、黄体生成素均有各自的靶腺，分别形成：①下丘脑—垂体—甲状腺轴；②下丘脑—垂体—肾上腺皮质轴；③下丘脑—垂体—性腺轴。腺垂体的这些激素是通过调节靶腺的活动而发挥作用的。

而生长激素、催乳素和促黑素细胞激素则不通过靶腺，分别直接调节个体生长、乳腺发育与泌乳、黑素细胞活动等。

（一）生长激素

生长激素是腺垂体中分泌量最大的一种激素。

1. 生长激素的生理作用

生长激素的主要生理作用是促进全身生长发育和调节物质代谢，对机体各个器官与各种组织均有影响，尤其是对骨骼、肌肉及内脏器官的作用更为显著。因此，生长激素也称为躯体刺激素。

（1）促进生长作用。机体生长受多种激素的影响，而生长激素是起关键作用的调节因素。正常成年男子在空腹安静状态下，血浆中生长激素浓度不超过 5 μg/L，成年女子不超过 10 μg/L。

如果人幼年时期缺乏生长激素，将出现生长停滞，身材矮小，但智力正常，称为**侏儒症**；如果幼年时生长激素分泌过多，则会患巨人症。如果人成年后生长激素过多，由于长骨骨骺已经钙化，长骨不再生长，只能使软骨成分较多的手脚肢端短骨、面骨及其软组织生长而发生异常，以致出现手足粗大、鼻大唇厚、下颌突出等症状，称为肢端肥大症。

（2）对代谢的作用。生长激素的另一作用是参与调节物质代谢和能量代谢，加速 DNA、RNA 的合成，加速蛋白质合成，促进脂肪分解，增强脂肪酸氧化，使组织脂肪含量减少。生长激素对糖代谢的影响较为复杂，生理水平的生长激素可刺激胰岛素分泌，加强糖的利用，过量的生长激素则抑制外周组织对糖的摄取和利用，减少葡萄糖消耗，使血糖水平升高。

2. 生长激素的调节

生长激素的分泌受下丘脑生长激素释放激素和生长激素释放抑制激素的双重调节，前者促进其分泌，后者抑制其分泌。血中的生长激素介质及生长激素水平升高可对生长激素分泌有负反馈调节作用。此外，睡眠、代谢等因素也影响生长激素的分泌。人在觉醒状态下，生长激素分泌较少；进入慢波睡眠后，生长激素分泌明显增加，对促进生长和体力恢复有利。低血糖以及饥饿、运动和应激刺激下，生长激素分泌量增多。

（二）催乳素

催乳素的生理作用主要如下：

（1）对乳腺的作用。催乳素的主要作用是促进乳腺生长发育，启动并维持乳腺分泌。

（2）对性腺的作用。对于女性，少量的催乳素能促进卵巢排卵和黄体生成，并刺激雌激素和孕激素分泌。对于男性，催乳素可促进前列腺及精囊的生长，促进睾酮合成与分泌。

（3）参与应激反应。应激时，血中促肾上腺皮质激素、生长激素和催乳素的浓度同时升高，应激停止数小时后才恢复正常。

（4）调节免疫活动。很多免疫细胞上都有催乳素受体。催乳素可协同一些细胞因子共同促进淋巴细胞的增殖，参与免疫调节。

三、下丘脑—神经垂体系统

下丘脑视上核和室旁核的神经分泌细胞发出的轴突终止于神经垂体，构成下丘脑—垂体束。视上核和室旁核合成的抗利尿激素和催产素通过轴浆运输至神经垂体，由此释放入血，形成下丘脑—神经垂体系统。

血管升压素又称抗利尿激素，在生理浓度下，主要调节肾远曲小管和集合管上皮细胞对水的通透性；在大失血情况下，其能引起全身小动脉收缩，对维持血压有一定的作用。

催产素（oxytocin，OXT）又称缩宫素，主要作用是哺乳期促进乳汁排放和分娩时刺激子宫收缩。

第三节　甲状腺

甲状腺是人体内最大的内分泌腺。甲状腺激素是体内唯一能在细胞外储存的激素，此激素的储备量可以保证机体长时间（50～120 天）的代谢需求。

一、甲状腺激素的生物合成

甲状腺的主要功能是合成甲状腺激素，人体内的甲状腺激素有两种形式，分别为四碘甲腺原氨酸（T_4，甲状腺素）和三碘甲腺原氨酸（T_3）。它们都是以碘和甲状腺球蛋白为原料，在甲状腺的腺泡细胞内合成的酪氨酸的碘化物，故其合成过程称为碘化。甲状腺激素是在甲状腺球蛋白的酪氨酸残基上发生碘化的，其合成过程可分为甲状腺滤泡聚碘、酪氨酸碘化和碘化酪氨酸缩合（或耦联）三个基本环节。

硫脲类药物可以抑制甲状腺激素的合成，临床上常用于治疗甲状腺功能亢进。

二、甲状腺激素的生理作用

甲状腺激素的作用极为广泛，几乎对全身各组织器官都有影响，主要作用是促进物质与能量代谢，促进生长和发育过程。T_4、T_3 都具有生理作用，T_3 作用较强。

（一）对代谢的影响

1. 产热效应

甲状腺激素可提高绝大多数组织的耗氧率，增加产热量。1 mg T_4 可使组织产热增加 4 000 kJ，提高基础代谢率 28%。甲状腺功能亢进时，产热量增加，基础代谢率可增高 35% 左右，患者喜凉怕热，极易出汗；而甲状腺功能减退时，产热量减少，基础代谢率可降低 15% 左右，患者喜热恶寒。因此，两种情况均不能适应环境温度的变化。

2. 对物质代谢的影响

（1）蛋白质代谢。甲状腺激素会加速蛋白质与各种酶的生成，特别是肌肉、肝与肾的蛋白质合成明显增加，细胞数量增多，体积增大，尿氮减少，表现为正氮平衡。这对幼年时的生长、发育具有重要意义。当甲状腺激素分泌不足时，蛋白质合成减少，肌肉收缩无力，但组织间的黏蛋白增多，可结合大量的正离子和水分子，引起黏液性水肿。

（2）糖代谢。一方面，甲状腺激素促进小肠黏膜对糖的吸收，增强糖原分解，抑制糖原合成，并增强肾上腺素、胰高血糖素、皮质醇和生长激素的生糖作用，使血糖升高；另一方面，甲状腺激素还可加强外周组织对糖的利用，促进糖的氧化分解，为产热提供物质基础，但会导致血糖降低。当甲状腺功能亢进时，血糖常升高，甚至出现糖尿。

（3）脂肪代谢。甲状腺激素会促进脂肪分解和脂肪酸氧化，增强儿茶酚胺与胰高血糖素对脂肪的分解作用。T_4 与 T_3 既促进胆固醇的合成，又可通过肝加速胆固醇的降解，而且分解的速度超过合成。所以，甲状腺功能亢进患者血的胆固醇含量低于正常，而甲状腺功能减退患者血的胆固醇含量高于正常，甚至成为动脉粥样硬化的病因。

（二）对生长发育的影响

甲状腺激素具有促进组织细胞分化、生长、发育与成熟的作用。实验中，切除甲状腺的蝌蚪，其生长与发育停滞，不能变态成蛙；若及时给予甲状腺激素，其又可恢复生长发育，包括长出肢体、尾巴消失、躯体长大、发育成蛙。对于人类和其他哺乳动物，甲状腺激素是维持正常生长发育不可缺少的激素，对骨和脑的发育尤其重要。甲状腺功能低下的儿童，表现为以智力迟钝、身体矮小为特征的呆小症，又称克汀病。若在胚胎期缺碘造成甲状腺激素合成不足，或出生后甲状腺功能低下，会导致脑的发育出现明显障碍。甲状腺激素还会刺激骨化中心发育，使软骨骨化，促进长骨和牙齿的生长。甲状腺激素除本身对长骨的生长发育有促进作用外，还可促进腺垂体分泌生长激素。

> 📝 **临床联系**
>
> 呆小症又称克汀病，发生于甲状腺肿流行的地区，是胚胎期缺乏碘引起的。胎儿生长发育 11 周之前的甲状腺不具备浓集碘和合成甲状腺激素的作用。在胚胎期 11～12 周，胎儿甲状腺开始有合成甲状腺激素的能力；到 13～14 周在胎儿 TSH 的刺激下，甲状腺加强激素的分泌，这对胎儿脑的发育起着关键作用。母亲缺碘，供给胎儿的碘不足，势必使胎儿期甲状腺激素合成不足，严重影响胎儿中枢神经系统，尤其是大脑的发育。在胚胎期，骨的生长并不必需甲状腺激素，所以患先天性甲状腺发育不全的胎儿，出生后身长可以基本正常，但脑的发育已经受到不同程度的影响，在出生后数周至 3～4 个月后，就会表现出明显的智力迟钝和长骨生长停滞。所以，在缺碘地区预防呆小症的发生，应在妊娠期注意补充碘。治疗呆小症必须抓准时机，应在出生后 3 个月以内补给甲状腺激素，过迟难以奏效。

（三）对器官系统的影响

甲状腺激素的允许作用较广泛，几乎对全身所有器官系统的功能都有不同程度的影响。甲状腺激素的生理作用及分泌异常时产生的效应见表 11 – 2。

表 11 –2 甲状腺激素的生理作用和分泌异常时产生的效应

项目		生理作用	分泌过多效应	分泌不足效应
代 谢		组织能量代谢↑，基础代谢率↑	产热↑，基础代谢率↑，耐热力↓	产热↓，基础代谢率↓，耐寒力↓
		肝、肾及肌肉蛋白质合成↑	蛋白分解↑，骨骼肌蛋白质分解，肌肉无力；体重↓	蛋白合成↓，肌肉无力；组织黏蛋白↑，出现黏液性水肿，体重↑
		小肠黏膜吸收糖↑，糖原分解↑，糖异生↑，血糖↑；外周组织利用糖↑，糖氧化↑，血糖↓	餐后血糖↑，糖尿	血糖↓
		脂肪分解↑，脂肪酸氧化↑；胆固醇降解↑＞胆固醇合成↑	血胆血固醇↓	血胆血固醇↑
生长发育		胚胎生长发育尤其是脑组织及骨↑骨质吸收和骨质形成↑		出生后生长发育障碍，痴呆（呆小症）
心血管系统		心率↑，心肌收缩能力↑	脉搏↓，心输出量↑	脉搏↓
		血管平滑肌舒张↑，舒张压↓	外周阻力↓，脉压↑	血压↓
消化系统		肠蠕动↑，食欲↑	食欲↑，进食量↑	食欲↓，进食量↓
神经系统与肌肉		中枢神经系统的兴奋性↑，细胞对儿茶酚胺反应（拟交感作用）↑	易激动，多汗，皮肤湿润；烦躁不安，多言多动，喜怒无常，失眠多梦，注意力分散及肌肉颤动等	少汗，皮肤干燥；言行迟钝，记忆力减退，表情淡漠，少动嗜睡等
		肌肉活动速度↑	腱反射↑	腱反射↓
内分泌		允许作用，激素分泌↑，激素代谢↑		
生殖系统		维持正常性欲和性功能	月经稀少，闭经	性腺↓，月经失调，生殖力↓

注：↑表示促进或增强；↓表示抑制或减弱。

人体生理学（第3版）

1. 对神经系统的影响

甲状腺激素不但影响中枢系统的发育，对已分化成熟的神经系统活动也有作用，能提高其兴奋性。甲状腺功能亢进时，中枢神经系统的兴奋性增高，主要表现为注意力分散、喜怒无常、烦躁不安、失眠多梦以及肌肉纤颤等。相反，甲状腺功能减退时，中枢神经系统兴奋性降低，出现记忆力减退、言行迟缓、表情淡漠与少动嗜睡。

2. 对心血管系统的影响

T_4 与 T_3 可使心率增快，心缩力增强，心输出量与心脏做功增加。甲状腺功能亢进患者会出现心动过速、心肌肥大，甚至因心肌过劳导致心力衰竭。此外，甲状腺激素还可直接或间接地引起血管平滑肌舒张，导致外周阻力降低。甲状腺功能亢进患者的脉压常增大。

三、甲状腺功能的调节

甲状腺功能活动主要受下丘脑与垂体的调节。下丘脑、垂体和甲状腺三个水平紧密联系，组成下丘脑—垂体—甲状腺轴（如图 11-3 所示）。

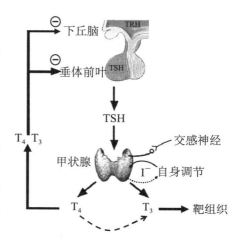

图 11-3 甲状腺激素分泌
调节示意图

下丘脑分泌的促甲状腺激素释放激素（TRH）可促进腺垂体促甲状腺激素（TSH）的合成和释放，TSH 是促进甲状腺激素分泌的主要激素。血中游离的 T_4 与 T_3 浓度的升降，经常性地对腺垂体 TSH 的分泌起反馈调节作用。当血中游离的 T_4 与 T_3 浓度增高时，抑制 TSH 分泌，并降低腺垂体对 TRH 的反应性。甲状腺激素对下丘脑 TRH 神经元的活动也有负反馈调节作用。这是维持血中 T_4、T_3 浓度相对稳定的重要机制。甲状腺本身还具有根据血碘水平，调节自身对碘的摄取以及合成与释放甲状腺激素的能力。此外，甲状腺还受自主神经活动的影响。

📝 **临床联系**

地方性甲状腺肿与缺碘有密切关系。土壤、水和食物中含碘量极少，碘长期摄入不足可导致血中 T_4、T_3 含量降低，对腺垂体的负反馈减弱，TSH 分泌增加。血中 TSH 持续升高，可刺激甲状腺滤泡增生肥大，甚至肿大，甲状腺上皮摄碘能力也会发生代偿性增强。地方性甲状腺肿本质上是甲状腺因摄碘不足所发生的代偿，而采用碘盐可预防地方性甲状腺肿。

高碘同低碘一样会危害人体健康。摄入碘过多，也会阻碍甲状腺内碘的有机化过程，抑制 T_4 的合成，促使 TSH 分泌增加而产生甲状腺肿，称为高碘性地方性甲状腺肿。

第四节　肾上腺

肾上腺包括皮质和髓质两部分。肾上腺皮质分泌类固醇类激素，而肾上腺髓质分泌儿茶酚胺类激素。肾上腺皮质的功能受下丘脑和腺垂体的调节，因而形成下丘脑—腺垂体—肾上腺皮质轴；而肾上腺髓质受交感神经节前纤维的支配，从而组成交感—肾上腺髓质系统。

一、肾上腺皮质

肾上腺皮质的组织结构可以分为三层，自外向内分为球状带、束状带和网状带。肾上腺皮质分泌的激素分为三类，即盐皮质激素、糖皮质激素和性激素。

（一）肾上腺皮质激素的生物学作用

动物摘除双侧肾上腺后，如不适当处理，1～2周即死去，如仅切除肾上腺髓质，动物可以存活较长时间，这说明肾上腺皮质是维持生命所必需的。分析可知，动物死亡的原因主要有两方面：其一是机体水盐损失严重，导致血压降低，最终因循环衰竭而死，这主要是缺乏盐皮质激素所致；其二是糖、蛋白质、脂肪等物质代谢发生严重紊乱，对各种有害刺激的抵抗力降低，导致功能活动失常，这是由于缺乏糖皮质激素。若及时补充肾上腺皮质激素，动物的生命可以维持。

1. 糖皮质激素的作用

（1）对物质代谢的影响。糖皮质激素对糖、蛋白质和脂肪代谢均有作用。① 糖代谢：糖皮质激素是调节机体糖代谢的重要激素之一，它对糖代谢既"开源"又"节流"。它一方面促进蛋白质分解，使较多的氨基酸进入肝，同时增强肝内与糖异生有关酶的活性，致使糖异生过程大大加强，血糖升高；另一方面对抗胰岛素的作用，抑制外周组织对葡萄糖的利用，促进血糖升高。如果糖皮质激素分泌过多或服用此类激素药物过多，可引起血糖升高，甚至出现类固醇性糖尿病；相反，肾上腺皮质功能低下患者，如阿狄森病患者，则可出现低血糖。② 蛋白质代谢：糖皮质激素促进肝外组织，特别是肌肉组织的蛋白质分解，加速氨基酸转移至肝生成肝糖原。糖皮质激素分泌过多时，由于蛋白质分解增强，合成减少，将出现肌肉消瘦、骨质疏松、皮肤变薄、淋巴组织萎缩等。③ 脂肪代谢：糖皮质激素促进脂肪分解，增强脂肪酸在肝内氧化过程，有利于糖异生作用。糖皮质激素对身体不同部位的脂肪作用不同，对四肢的脂肪组织分解增强，而使腹、面、肩及背的脂肪合成有所增加。肾上腺皮质功能亢进时，可以呈现面圆、背厚、躯干部发胖而四肢消瘦的特殊体形，称为满月脸、水牛背和"向心性肥胖"。

（2）对水盐代谢的影响。皮质醇有较弱的保钠排钾作用，即对肾远曲小管及集合管钠离子的重吸收和钾离子的排出有轻微的促进作用。此外，皮质醇还可以降低肾小球入球血管的阻力，增加肾小球血浆流量而使肾小球滤过率增加，有利于水的排出。皮质醇对水负荷时水的快速排出有一定的作用，肾上腺皮质功能不足患者，排水能力明显降低，严重时可出现"水中毒"，如补充适量的糖皮质激素，症状可得到缓解，补充盐皮质激素则无效。

（3）对血细胞的影响。糖皮质激素可增强骨髓造血功能，使血中红细胞、血小板增加；促进中性粒细胞进入血液循环，使中性粒细胞的数量增加；抑制淋巴组织增生，使淋巴细胞减少；促进网状内皮系统吞噬嗜酸性粒细胞，使嗜酸性粒细胞减少。

（4）对循环系统的影响。糖皮质激素对维持正常血压是十分重要的，这是由于糖皮质激素对血管有多方面的作用：① 增强血管平滑肌对儿茶酚胺的敏感性（允许作用），维持正常血管的紧张性。② 抑制具有血管舒张作用的前列腺素的合成。③ 降低毛细血管的通透性，减少血浆滤过，有利于维持循环血量。

（5）在应激反应中的作用。当机体受到各种有害刺激（如缺氧、创伤、手术、饥饿、疼痛、寒冷以及精神紧张和焦虑不安等）时，血中促肾上腺皮质激素浓度急剧增加，糖皮质激素也相应增多，引起机体一系列生理功能变化，以适应上述种种有害刺激，称为**应激反应**。应激反应能提高机体对有害刺激的耐受和抵抗能力，对维持生存至关重要。引起应激反应的各种刺激统称为应激原。而在这一反应中，除垂体—肾上腺皮质系统参加外，交感—肾上腺髓质系统也参加。所以，在应激反应中，血中儿茶酚胺含量也相应增加。切除肾上腺皮质时，机体应激反应减弱，对有害刺激的抵抗力大大降低，严重时可危及生命。

（6）对神经系统的作用。糖皮质激素可提高中枢神经系统的兴奋性。作为药物使用时，小剂量可引起欣快感，大剂量则会导致思维不集中、烦躁不安和失眠等。

（7）其他作用。糖皮质激素的作用广泛而复杂（见表 11 - 3），除上述主要作用外，还能抑制纤维细胞增生和胶原合成，使皮肤变薄，血管脆性增加；提高胃腺细胞对迷走神经及促胃液素的反应性，增加胃酸及胃蛋白酶原的分泌；促进胎儿肺泡的发育及肺泡表面活性物质的生成；增强骨骼肌的收缩力；抑制骨的形成而促进其分解；等等。临床上使用大剂量的糖皮质激素及其类似物，可以抗炎、抗过敏、抗毒和抗休克。

表 11 - 3　糖皮质激素的作用及分泌异常时产生的效应

项目	生理作用	分泌过多效应	分泌不足效应
代谢	肝外组织蛋白质分解↑；蛋白质合成↓	皮肤变薄、肌肉消瘦无力、骨质疏松	肌肉瘦弱，无力
	外周组织利用糖↓，糖原分解↑，糖异生↑，血糖↑	血糖↑，糖尿	血糖↓
	肢体脂肪分解↑，躯干面部累积	圆脸，牛背，四肢瘦弱（向中性分布）	脂肪分解↓，糖异生↓
	保钠排钾作用↑，肾小球滤过率↑，排水↑	血钠↑，血钾↓；慢性心力衰竭	血钠↓，血钾↑；血量减少，循环衰竭；水中毒
	小肠钙吸收↓，骨钙吸收↑，肾排钙↑	骨质疏松，血钙↓	血钙↑

项目	生理作用	分泌过多效应	分泌不足效应
心血管系统	离体心肌收缩力↑，血管平滑肌对儿茶酚胺的反应（允许作用）↓，血管内皮细胞通透性↑	血压↑	血压↓
血液系统	骨髓造血↑，淋巴组织↓	红细胞↑，Hb↑；淋巴细胞、嗜酸性粒细胞等↓	红细胞、血小板和中性粒细胞↓
呼吸系统	胎儿肺泡表面活性物质生成↑		新生儿呼吸窘迫综合征
神经系统	中枢神经系统兴奋性↑，细胞对儿茶酚胺反应（拟交感作用）↑	思维分散，烦躁不安，失眠	萎靡无力，昏睡淡漠
骨骼与肌肉系统	骨质溶解↑，PTH及维生素D_3对骨的作用↑	骨质疏松	
	肌肉兴奋性↑	肌肉萎缩，乏力	松弛无力
内分泌系统	垂体激素的分泌↓，组织对胰岛素敏感性↓	睾丸萎缩，月经失调	ACTH↑
免疫系统	抗体生成↓，淋巴组织生长↓	对感染的易感性↑，淋巴组织萎缩	
	应激反应↓	药理作用：抗炎症、抗毒素、抗休克、抗过敏	应激反应↓，整体对伤害刺激耐受力↓

注：↑表示促进或增强；↓表示抑制或减弱。

2. 盐皮质激素的作用

盐皮质激素主要为醛固酮，是调节机体水盐代谢的重要激素，它促进肾远曲小管及集合管重吸收钠、水和排出钾，即产生保钠、保水和排钾作用。醛固酮分泌过多，将使钠和水潴留，引起高血钠、高血压和血钾降低。相反，醛固酮缺乏时则钠与水的排出过多，血钠减少，血压降低；而尿钾排出减少，血钾升高。另外，盐皮质激素与糖皮质激素一样，能增强血管平滑肌对儿茶酚胺的敏感性，且作用比糖皮质激素更强。

（二）肾上腺皮质激素分泌的调节

1. 糖皮质激素分泌的调节

糖皮质激素的分泌主要受下丘脑—腺垂体—肾上腺皮质轴的调节。

（1）下丘脑—腺垂体对肾上腺皮质的调节。无论是糖皮质激素的基础分泌，还是在应激状态下的分泌，肾上腺皮质主要受腺垂体分泌的 ACTH 的调控。ACTH 具有促进肾上腺组织生长和糖皮质激素分泌的作用。切除动物的垂体后，束状带与网状带萎缩，糖皮质激素分泌显著减少，如及时补充 ACTH，可使已发生萎缩的束状带与网状带基本恢复，糖皮质激素分泌回升。腺垂体 ACTH 的分泌受下丘脑 CRH 的调节。应激刺激通过神经系统将信息传至下丘脑促垂体区，使 CRH 释放增加，进一步促进 ACTH 分泌，最终使糖皮质激素分泌增多。

ACTH 的分泌呈现日节律波动，入睡后 ACTH 分泌逐渐减少，午夜最低，随后又逐渐增多，至觉醒起床前进入分泌高峰，白天维持在较低水平，入睡时再减少。由于 ACTH 分泌的日节律波动，促糖皮质激素的分泌也会出现相应的波动。ACTH 分泌的这种日节律波动，是由下丘脑 CRH 节律性释放所决定的。

（2）糖皮质激素及 ACTH 的反馈作用。当血中糖皮质激素浓度升高时，腺垂体释放 ACTH 减少，ACTH 的合成也受到抑制，腺垂体对 CRH 的反应性也减弱。糖皮质激素的负反馈调节主要作用于垂体，也可作用于下丘脑，称为长反馈。ACTH 可反馈抑制 CRH 神经元，称为短反馈。

📝 **临床联系**

临床上，长期大剂量使用糖皮质激素会使血中外源性糖皮质激素浓度增高，可反馈抑制腺垂体分泌 ACTH，致使肾上腺皮质逐渐萎缩、功能减退，内源性糖皮质激素分泌减少。若此时突然停药，有引起急性肾上腺功能不全的危险。因此，须在停药前一段时间内逐渐减量。最好在用药期间间断补充 ACTH，以免肾上腺皮质萎缩，引起严重后果。

---

2. 盐皮质激素分泌的调节

醛固酮的分泌主要受肾素—血管紧张素系统的调节。另外，血钾、血钠浓度可以直接作用于球状带，影响醛固酮的分泌。

二、肾上腺髓质

肾上腺髓质嗜铬细胞分泌肾上腺素（Epinephrine，E）和去甲肾上腺素（Norepinephrine，NE）。肾上腺素能受体分布十分广泛，故肾上腺素和去甲肾上腺素对机体各器官、系统、组织的作用也十分复杂。

1. 对器官的作用

肾上腺素能提高心脏的兴奋性和心肌的收缩能力，并使心率加快，通过增加心输出量而使动脉血压升高。去甲肾上腺素对心脏的作用较弱，但能使骨骼肌、皮肤、内脏的血管收缩，通过增加外周阻力使血压升高。临床上常把肾上腺素作为强心剂使用，把去甲肾上腺素作为升压剂使用。肾上腺素能使胃肠及支气管平滑肌明显舒张。

2. 调节物质代谢

肾上腺素和去甲肾上腺素对代谢的调节因对不同受体亲和力的差异而有所不同。对于糖代谢，肾上腺素主要促进肝糖原和肌糖原的分解，减少组织利用葡萄糖；去甲肾上腺素则主要促进糖异生，并使胰岛素分泌减少，结果均引起血糖升高。两者都能促进脂肪组织中的脂肪分解，增加组织耗氧量和产热量，升高基础代谢率。

3. 参与应急反应

肾上腺髓质受交感神经节前纤维的支配，两者共同组成交感—肾上腺髓质系统。机体遭遇紧急情况时，如恐惧、剧痛、失血、脱水、乏氧、暴冷暴热以及剧烈运动等，交感—肾上腺髓质系统立即被动员，儿茶酚胺（去肾上腺素、肾上腺素）的分泌量大大增加。儿茶酚胺可以提高中枢神经系统兴奋性，使机体处于警觉状态，反应灵敏；呼吸加强加快，肺通气量增加；心跳加快，心肌收缩能力增强，心输出量增加，血压升高，血液循环加快，内脏血管收缩，骨骼肌血管舒张，同时血流量增多，全身血液重新分配，以利于应急时心、脑等重要器官得到更多的血液供应；肝糖原分解增加，血糖升高，脂肪分解加强，血中游离脂肪酸增多，葡萄糖与脂肪酸氧化过程增强，以适应在应急情况下对能量的需要。总之，上述一切变化都是在紧急情况下，通过交感—肾上腺髓质系统发生的适应性反应，称为应急反应。实际上，引起应急反应的各种刺激，也是引起应激反应的刺激。当机体受到应激刺激时，同时引起应急反应与应激反应，两者相辅相成，共同维持机体的适应能力。

第五节　胰岛

胰岛是散在分布于胰腺内的内分泌组织，主要分泌胰岛素和胰高血糖素。

一、胰岛素

胰岛素是含有 51 个氨基酸的小分子蛋白质，分子量为 6 000。胰岛素在血中的半衰期只有 5 min，主要为肝灭活，肌肉与肾等组织也能使胰岛素失活。1965 年，我国生化学家首先人工合成了具有高度生物活性的胰岛素，成为人类历史上第一次人工合成生命物质（蛋白质）的创举。

（一）胰岛素的生物学作用

胰岛素是全面促进合成代谢的激素，有利于能源物质的储存和机体生长，也是维持血糖稳态的主要激素。

1. 对糖代谢的调节

胰岛素促进组织、细胞对葡萄糖的摄取和利用，加速葡萄糖合成为糖原并储存于肝和肌肉中，抑制糖异生，促进葡萄糖转变为脂肪酸并储存于脂肪组织，导致血糖水平下降。胰岛素缺乏时，血糖浓度升高，如超过肾糖阈，尿中将出现糖，引起糖尿病。

2. 对脂肪代谢的调节

胰岛素能促进脂肪的合成与储存，抑制脂肪的分解，降低血中脂肪酸的浓度。当胰岛素缺乏时，脂肪代谢发生紊乱，脂肪分解增强、储存减少，血脂升高，易引起动脉硬化；同时，由于作为能源的葡萄糖利用障碍，脂肪酸分解增强，生成大量的中间产物酮体，引起酮血症和酸中毒。

3. 对蛋白质代谢的调节

胰岛素促进蛋白质的合成，对机体的生长有促进作用；但单独作用时，对生长的促进作用并不很强，只有与生长激素共同作用时，才发挥明显的效应。

（二）胰岛素分泌的调节

血糖浓度是调节胰岛素分泌的最重要因素。进餐后血糖浓度升高，胰岛素分泌明显增加，可达基础水平的 $10 \sim 20$ 倍，从而使血糖降低。当血糖浓度下降至正常水平时，胰岛素分泌也迅速恢复。

二、胰高血糖素

（一）胰高血糖素的主要生物学作用

与胰岛素的作用相反，胰高血糖素是一种促进分解代谢的激素。胰高血糖素具有很强的促进糖原分解和糖异生作用，使血糖明显升高。胰高血糖素还可激活脂肪酶，促进脂肪分解，同时加强脂肪酸氧化，使酮体生成增多。胰高血糖素促进蛋白质的分解并抑制其合成，促进氨基酸异生为糖。胰高血糖素产生上述代谢效应的靶器官是肝，切除肝或阻断肝血流后，这些作用便消失。

（二）胰高血糖素分泌的调节

影响胰高血糖素分泌的因素很多，血糖浓度是重要因素之一。血糖水平降低时，胰高血糖素分泌增加，反之则分泌减少。

📝 临床联系

　　1 型糖尿病患者的体内因胰腺产生胰岛素的细胞已经彻底损坏，从而完全失去了产生胰岛素的功能，治疗依赖于胰岛素。2 型糖尿病又名非胰岛素依赖型糖尿病。其特点是人体自身能够产生胰岛素，但细胞无法对其做出反应，使胰岛素的效果大打折扣，可应用磺脲类药物使血糖得到控制。胰岛素抵抗就是指各种原因使胰岛素促进葡萄糖摄取和利用的效率下降。机体代偿性分泌过多的胰岛素会产生高胰岛素血症，以维持血糖的稳定。胰岛素抵抗尚无行之有效的治疗方法，但对一些具有发生胰岛素抵抗的高危人群，如有糖尿病家族史，有高血压、高血脂家族史，出生时体重低或存在宫内营养不良史的人群，尤应注意在后天生命过程中避免肥胖，以尽可能预防胰岛素抵抗的发生。

第六节　甲状旁腺激素、降钙素和维生素 D_3

由甲状旁腺合成与分泌的甲状旁腺激素（Parathyroid Hormone，PTH）和由甲状腺 C

细胞合成与分泌的降钙素（Calcitonin，CT），以及在肾脏活化的 1,25 - 二羟维生素 D_3，是机体调节钙、磷代谢的三种重要激素。血钙和血磷水平与机体许多重要的生理功能密切相关。

一、甲状旁腺激素

甲状旁腺激素是调节血钙水平的最重要激素，它有升高血钙和降低血磷含量的作用。在人类，若外科切除甲状腺时不慎将甲状旁腺摘除，可引起严重的低血钙。钙离子对维持神经和肌肉组织正常兴奋性起重要作用，血钙浓度降低时，神经和肌肉的兴奋性异常增高，可发生低血钙性手足搐搦，严重时可引起呼吸肌痉挛而造成窒息。

1. 对骨的作用

骨是体内最大的钙储存库，甲状旁腺激素动员骨钙入血，使血钙浓度升高。

2. 对肾的作用

甲状旁腺激素促进远球小管对钙的重吸收，同时抑制近球小管对磷的重吸收，使尿钙减少、血钙升高，增加尿磷酸盐的排出，使血磷降低。

3. 促进维生素 D_3 活化

甲状旁腺激素可激活存在于肾组织中的 1α 羟化酶，后者能催化活性较弱的 25 - 羟维生素 D_3 转变为活性较强的 1,25 - 二羟维生素 D_3，参与钙、磷代谢的调节。

二、降钙素

降钙素的主要作用是降低血钙和血磷，其主要靶器官是骨，对肾也有一定的作用。

1. 对骨的作用

降钙素能促进成骨细胞的活动，增强成骨过程，增加骨组织中钙、磷的沉积；同时能抑制破骨细胞的活动，减弱溶骨过程，减少钙、磷释放。

2. 对肾的作用

降钙素能抑制肾小管对钙、磷、钠及氯的重吸收，使这些离子从尿中排出增多，从而使血钙、血磷降低。

三、维生素 D_3

维生素 D_3 也称胆钙化醇，体内的维生素 D_3 主要由皮肤中 7 - 脱氢胆固醇经日光中紫外线照射转化而来，也可从动物性食物中获取。维生素 D_3 无生物活性，它首先需在肝脏转化成 25 - 羟维生素 D_3，然后在肾脏进一步转化成有活性的 1,25 - 二羟维生素 D_3。

1. 对小肠的作用

维生素 D_3 促进小肠黏膜上皮细胞对钙的吸收，也能促进小肠吸收磷，使血钙和血磷都升高。

2. 对骨的作用

1,25 - 二羟维生素 D_3 具有动员骨钙和沉积骨盐的双重作用，还与甲状旁腺激素有协同作用。缺乏 1,25 - 二羟维生素 D_3 时,甲状旁腺激素的作用明显减弱。

3. 对肾的作用

1,25 - 二羟维生素 D_3 可促进肾小管重吸收钙和磷,减少尿中钙、磷的排出量。

小 结

内分泌系统是一个维持机体内环境稳态的功能调节系统,其合成的高效能生物活性物质称为激素。激素按其化学性质,可分为含氮激素和类固醇激素。激素作用的一般特性有:信息传递作用、高效能生物放大作用、特异性、相互作用。

下丘脑与垂体在结构和功能上的联系非常密切,组成下丘脑—垂体功能单位。视上核和室旁核的神经元轴突延伸到神经垂体,形成下丘脑—神经垂体系统。在下丘脑与腺垂体之间通过垂体门脉系统发生功能联系,形成下丘脑—腺垂体系统。下丘脑促垂体区肽能神经元分泌的肽类激素,主要作用是调节腺垂体的内分泌活动,称为下丘脑调节肽。下丘脑调节肽共有 9 种,包括促甲状腺激素释放激素、促性腺激素释放激素、促肾上腺皮质激素释放激素、生长激素释放抑制激素、生长激素释放激素、催乳素释放激素、催乳素释放抑制激素、促黑素细胞激素释放因子、促黑素细胞激素释放抑制因子。

垂体分为腺垂体和神经垂体两部分。腺垂体分泌 7 种激素:促甲状腺激素、促肾上腺皮质激素、卵泡刺激素、黄体生成素、促黑素细胞激素、生长激素、催乳素。在腺垂体分泌的这 7 种激素中,促甲状腺激素、促肾上腺皮质激素、卵泡刺激素与黄体生成素均有各自的靶腺(内分泌腺),分别形成:① 下丘脑—垂体—甲状腺轴;② 下丘脑—垂体—肾上腺皮质轴;③ 下丘脑—垂体—性腺轴。腺垂体的这些激素是通过调节靶腺的活动而发挥作用的。腺垂体分泌的其他三种激素——生长激素、催乳素与促黑素细胞激素则没有下位的内分泌靶腺,而是直接作用在各自的靶组织和靶细胞上。

生长激素的作用是促进各个器官与各种组织生长发育,还促进物质代谢。催乳素可促进乳腺发育。

下丘脑视上核、室旁核产生血管升压素(抗利尿激素)与催产素这两种激素,储存于神经垂体。血管升压素(抗利尿激素)在生理浓度下主要表现抗利尿作用。催产素促进乳汁排放、刺激子宫肌收缩。

甲状腺是人体内最大的内分泌腺,甲状腺激素主要有两种:四碘甲腺原氨酸(T_4)和三碘甲腺原氨酸(T_3)。甲状腺激素的生理作用有促进物质和能量代谢,促进生长发育等。甲状腺激素的合成和分泌主要受下丘脑—垂体—甲状腺轴调节。

肾上腺皮质分泌的激素分为三类,即盐皮质激素、糖皮质激素和性激素。糖皮质激素的生理作用主要是影响物质代谢,对水盐代谢的影响较弱,对循环系统有广泛影响。糖皮质激素在基础分泌和应激状态下的分泌都受下丘脑—腺垂体—肾上腺皮质轴的调节。盐皮质激素主要为醛固酮,对水盐代谢的作用最强。

肾上腺髓质分泌两种儿茶酚胺激素:肾上腺素和去甲肾上腺素。肾上腺髓质激素的生物作用与交感神经紧密相关。

人类的胰岛细胞是散在分布于胰腺内的内分泌组织。胰岛素的主要作用是调节代谢、维持血糖稳态，其分泌主要受血糖水平的调节。胰高血糖素具有促进糖原分解和糖异生作用，升高血糖。血糖浓度是影响胰高血糖素分泌的重要因素。

　　甲状旁腺激素的主要作用是升高血钙、降低血磷。降钙素的主要生理作用是降低血钙和血磷。$1,25-$二羟维生素D_3的主要作用是促进小肠钙、磷的吸收，调节骨钙动员和骨盐沉积。

学习活动

学习活动1　临床病例生理学分析

　　病例简介：患者，男性，40岁，农民，多食、多饮、多尿、消瘦半年。实验室检查发现尿糖（+++），空腹血糖（11 mmol/L）。

　　生理学分析：2型糖尿病多发生于40岁以上的人。多食：机体对糖的利用发生障碍，机体处于半饥饿状态，能量缺乏引起食欲亢进，食量增加，血糖升高，而高血糖刺激胰岛素分泌，因而患者易产生饥饿感，食欲亢进。多尿：血糖浓度增高超过肾糖阈，形成渗透性利尿，血糖越高，排出的尿糖越多，尿量也越多。多饮：由于多尿，水分流失过多，发生细胞内脱水，刺激口渴中枢，出现烦渴多饮，饮水量和饮水次数都增多，以此补充水分。排尿越多，饮水也越多。体重减少：由于胰岛素不足等，机体不能充分利用葡萄糖，便通过加速分解脂肪和蛋白质来补充能量和热量，其结果是体内糖类、脂肪及蛋白质被大量消耗，再加上水分的丢失，患者体重减轻、形体消瘦，严重者体重可下降数十斤[①]，以致疲乏无力、精神不振。

学习活动2　问题讨论

1. 比较甲状腺激素和生长激素作用的异同点。
2. 糖皮质激素的生物学作用是什么？
3. 地方性甲状腺肿患者甲状腺肿大的原因是什么？
4. 用甲状腺激素的作用解释甲状腺功能亢进的临床表现。

---

① 斤表示质量，非国际标准计量单位，1斤 =0.5 kg。

第十二章

生　殖

学习目标

掌握:

　　卵巢和睾丸的功能;雌激素和孕激素的生理作用;月经周期与垂体激素及卵巢激素的关系。

熟悉:

　　卵泡的发育、成熟与排卵;下丘脑—垂体—卵巢轴及其活动的调节。

了解:

　　雄激素的生理作用。

　　生物体生长发育成熟后,能够产生与自己相似的子代个体,这种功能称为**生殖**。它是维持生物绵延和繁殖种系的重要生命活动。男性生殖功能主要包括睾丸的生精作用和内分泌功能;女性生殖功能主要包括卵巢的产卵作用和内分泌功能。

第一节　男性生殖

一、睾丸的生精作用

(一) 精子的生成过程

　　睾丸主要由曲细精管和间质细胞组成。曲细精管是雄性生殖细胞发生和发育成熟的场所。原始的生精细胞为精原细胞,紧贴于曲细精管的基膜上。到青春期后,精原细胞开始发育、分化,经历初级精母细胞、次级精母细胞、精子细胞等几个阶段,最后形成精子。整个生精过程大致历时两个半月,经历如下阶段:

　　　　精原细胞 → 初级精母细胞 → 次级精母细胞 → 精子细胞 → 精子

精子生成需要适宜的温度。阴囊内温度较腹腔内温度低 2 ℃ ~ 3 ℃,适于精子的生成。

　　在胚胎发育时期,出于某种原因,睾丸不降入阴囊而停留在腹腔内或腹股沟内,称为隐睾症。隐睾症患者的曲细精管不能正常发育,也无精子产生,但睾酮分泌不受影响。

(二) 精子的运输和射精

　　精子在曲细精管生成后,可储存于附睾、输精管等处,在数月内仍可保持使卵细胞受精的能力。在附睾内,精子进一步成熟,并获得运动能力。在男性性活动的过程中,精子连同附睾和输精管内的液体一起被移送到阴茎根部的尿道内,在此处与精囊腺、前列腺和尿道球腺所分泌的液体混合在一起,形成精液,在性高潮时排出体外。正常男子每次排出精液 3~6 ml。每毫升精液含 2 000 万至 4 亿个精子，少于 2 000 万个精子的精液不易使卵细胞受精。

二、睾丸的内分泌功能

（一）睾丸的内分泌

睾丸的内分泌功能是由间质细胞完成的，分泌的雄激素主要为睾酮。除睾丸外，肾上腺皮质和卵巢也分泌少量睾酮。正常男子的睾丸每天分泌睾酮 4~9 mg。绝大部分睾酮在血液中与蛋白质结合，只有约 2% 处于游离状态。睾酮主要在肝中被灭活，其产物主要由尿液排出。

（二）睾酮的主要生理作用

睾酮的生理作用广泛，主要是刺激雄性器官的发育并维持其功能，以及刺激雄性性征的出现，并维持它们的正常状态。此外，睾酮对中枢神经系统、代谢等存在明显影响，主要如下：

（1）刺激附性器官的发育，并维持它们于成熟状态：在 20 岁左右，睾酮使阴茎、阴囊等增大，切除睾丸后，前列腺、精囊、阴茎都萎缩，注射睾酮可恢复。

（2）促进副性征的出现：进入青春期后，男性的外表开始出现一系列区别于女性的特征，称为男性第二性征，如长出胡须、嗓音低沉、喉结突出、毛发呈男性型分布等。这些都是在睾酮刺激下产生并依靠它维持的。

（3）维持正常的性活动，调节性行为。

（4）刺激生精细胞生成精子，并维持精子的成熟和活动。

（5）促进蛋白质的合成：睾酮可增进食欲，促进蛋白质的合成，特别是肌肉和骨骼，以及生殖器官蛋白质的合成。因此，男性青春期肌肉发达、骨骼粗壮。

（6）水钠潴留：睾酮还具有促进水钠潴留的作用。

（7）其他作用：刺激红细胞生成。睾酮增进了促红细胞生成素的生成，并直接促进骨髓造血。此外，男性在青春期，由于睾酮与垂体分泌的生长激素协同，身体出现一次显著的生长过程。

三、睾丸功能的调节

睾丸的生精作用和内分泌功能均受下丘脑—垂体的调节，而睾丸分泌的激素又能反馈调节下丘脑—垂体的分泌活动。它们在功能上相互联系、相互影响，称为下丘脑—垂体—睾丸轴（如图 12-1 所示）。此外，睾丸还存在复杂的局部调节机制。下丘脑分泌的 GnRH 经垂体门脉系统到达腺垂体，促进腺垂体合成和分泌促性腺激素，促性腺激素包括 FSH 和 LH。其中，FSH 主要作用于曲细精管，包括各级生精细胞和支持细胞；LH 主要作用于睾丸的间质细胞。

（一）下丘脑—垂体对睾丸活动的调节

1. 加速睾酮合成

LH 刺激间质细胞合成分泌睾酮。LH 与间质细胞膜 LH 受体结合后，刺激腺苷酸环化酶，加速睾酮的合成。

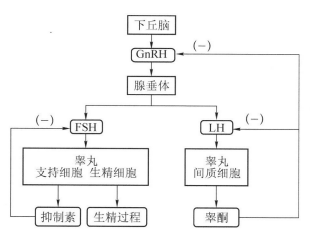

图 12 - 1　下丘脑—垂体—睾丸轴活动的调节

2. 对精子生成的调控

LH 与 FSH 对生精过程都有调节作用，其中 LH 的作用通过睾酮实现。大鼠实验表明，如果生精过程开始，只要给予适量睾酮，生精可维持；如果生精尚未开始或中断，仅有睾酮，生精难以启动或恢复。所以，此过程必须有 FSH 的参与，FSH 对生精过程有始动作用，而睾酮则有维持生精作用。

📝 临床联系

睾丸功能与男性不育

睾丸有两种主要功能，即睾丸曲细精管产生精子和睾丸间质细胞分泌雄激素——睾酮。曲细精管功能障碍导致精子生成障碍或不能生成，以致精液检查表现为少精子症、弱精子症、畸形精子增多症甚至无精子症，可直接影响男性生育。睾丸间质细胞功能障碍临床上表现为促性腺激素水平偏高，睾酮水平低，并伴有性发育较差、外生殖器较小、第二性征不明显；而且由于雄激素低下造成的性功能障碍及生精功能障碍和精子成熟障碍，使精子质量下降，又是直接造成不育的因素。睾丸功能障碍往往同时出现雄激素低下及生精功能障碍两种表现，但由于引起睾丸功能障碍的因素不同，致病时间的长短不同，这两种表现也不完全一致，很多情况下，只表现为生精功能障碍，而分泌雄激素功能依然正常。临床遇到的睾丸功能障碍绝大多数属于原发性，而且这些患者的致病因素往往不明，仅在精液检查中发现精子质量异常，这些病例只能归属于原发性睾丸功能障碍。继发性睾丸功能障碍虽然发病率较低，但其发病机制较明确，是由促性腺素降低造成的，因此治疗具有针对性，采用人绒毛膜促性腺激素（Human Chorionic Gonadotropin，HCG）和绝经期促性腺激素（Human Menopausal Gonadotrophin，HMG）治疗往往可取得满意效果。

（二） 睾丸分泌的激素对下丘脑—垂体的反馈调节

血中睾酮达到一定浓度后，可作用于下丘脑和垂体，抑制 GnRH 和 LH 的分泌。FSH 促进支持细胞分泌抑制素，抑制素对垂体 FSH 的分泌有负反馈调节作用。

（三） 睾丸内的局部调节

近年来的实验研究显示，在支持细胞与生精细胞之间、间质细胞与生精细胞之间，存在错综复杂的局部调节机制。例如，睾丸可产生多种肽类、GnRH、白细胞介素及胰岛素样生长因子等，这些物质可能以自分泌或旁分泌等方式，局部调节影响睾丸的功能。此外，FSH可激活支持细胞内的芳香化酶，促进睾酮转变为雌二醇，其可降低腺垂体对 GnRH 的反应性，并能直接抑制间质细胞睾酮的合成等。

第二节　女性生殖

一、卵巢的产卵作用

（一） 卵泡的发育过程

卵泡由卵母细胞和卵泡细胞组成。女性新生儿的卵巢中有 60 万个原始卵泡，青春期减少至 30 万～40 万个。自青春期起，一般每月有 15～20 个卵泡开始生长发育，但通常只有1～2 个卵泡发育成优势卵泡并成熟，然后排出其中的卵细胞，其余卵泡退化为闭锁卵泡。

（二） 排卵与黄体的形成

卵泡成熟后破裂，卵细胞和它周围的放射冠等一起排入腹腔，这个过程称为排卵。排出的卵细胞即被输卵管伞捕捉，送入输卵管中。排卵后，参与的卵细胞壁内陷，血液进入卵泡腔，发生凝固，形成血体。随着血液被吸收，残留的颗粒细胞与卵泡膜细胞黄体化，逐渐形成黄体，此称为月经黄体。黄体细胞能分泌大量的孕激素，同时也能分泌雌激素。排卵后的 7～8 天黄体发育到顶峰，若排出的卵未受精，则黄体在排卵后第 10 天开始退化，最后细胞被结缔组织代替，变成白体（如图 12－2 所示）。月经黄体的寿命一般为 14 天。若排出的卵细胞受精成功，在人绒毛膜促性腺激素的作用下，黄体继续长大并维持一定时间，以适应妊娠的需要，此称为妊娠黄体。

二、卵巢的内分泌功能

（一） 卵巢的内分泌

卵巢是一个重要的内分泌腺，可以分泌多种激素，主要有雌激素、孕激素和少量雄激素。卵巢在排卵前，由卵泡分泌雌激素；在排卵后，由黄体分泌孕激素和雌激素。另外，卵巢的颗粒细胞也能分泌抑制素。

（二） 雌激素和孕激素的生理作用

1. 雌激素

机体内的雌激素主要由卵巢分泌，在妊娠期，胎盘也可分泌雌激素。

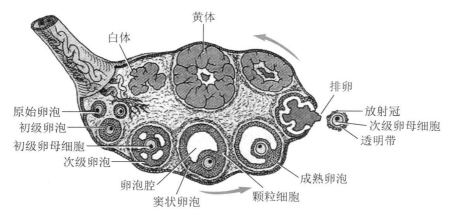

图 12 - 2 卵泡发育成熟过程

雌激素的主要生理作用是促进女性附性器官的生长发育和激发副性征的出现，具体作用表现在：

（1）促进女性附性器官的生长发育。雌激素对女性生殖器官的作用是多方面的，其中以对子宫的作用最明显。它可以促进子宫肌的增生，提高子宫肌对催产素的敏感性；可促使子宫内膜发生增殖期变化，内膜逐渐增厚，血管和腺体增生，但不分泌；还可使子宫颈分泌稀薄的黏液，以利于精子的通过。此外，雌激素还具有促进输卵管的运动、刺激阴道上皮细胞分化、增强阴道抵抗细菌的能力等作用。

（2）激发副性征的出现。雌激素可促进乳房发育，刺激乳腺导管系统增生，产生乳晕；使脂肪和毛发分布具有女性特征、音调变高、骨盆宽大等，表现出一系列女性副性征，并使之维持于成熟状态。

（3）广泛影响代谢过程。雌激素对蛋白质代谢、脂肪代谢、骨骼代谢及水盐代谢等都能产生影响，还可促进生殖器官的细胞增殖和分化，加速蛋白质的合成，促进生长发育，降低血浆低密度脂蛋白、增加高密度脂蛋白的含量，增加成骨细胞的活动和钙、磷沉积，促进骨骼的成熟及骨骺愈合。

2. 孕激素

人体内分泌的孕激素主要是孕酮。在卵巢内主要由黄体产生，也称黄体酮。肾上腺皮质和胎盘也可产生孕酮。

孕激素的生理作用主要是使子宫内膜和子宫平滑肌为受精卵着床做准备，并维持妊娠。

（1）对子宫的作用。孕激素使子宫内膜在增殖期的基础上出现分泌期的改变，即进一步增生变厚，且有腺体分泌，为受精卵的着床提供良好的条件。与此同时，它能使子宫平滑肌的兴奋性降低，从而减少子宫平滑肌的活动，保证胚胎有一个适宜的生长发育环境。另外，孕激素还可减少子宫颈黏液的分泌量，使黏液变稠，不利于精子穿透。

（2）对乳腺的作用。在雌激素作用的基础上，孕酮可促进乳腺腺泡的发育和成熟，并与催产素等激素一起，为分娩后泌乳做准备。

（3）使基础体温升高。女性的基础体温在卵泡期较低，排卵日最低，排卵后可升高0.5 ℃左右，直至下次月经来临。临床上常将基础体温的变化作为判断有无排卵的标志之一。在女性绝经期后或卵巢摘除后，基础体温的特征性变化消失。排卵影响基础体温的机制可能与孕酮和去甲肾上腺素对体温中枢的协同作用有关。

3. 雄激素

女性体内有少量雄激素，其是由卵泡内膜细胞和肾上腺皮质网状带细胞产生的。适量的雄激素配合雌激素可刺激阴毛及腋毛的生长，并能增强女性的性欲，维持快感。女性体内雄激素过多时，可引起男性化与多毛症。

三、卵巢功能的调节

卵巢的周期性活动受到下丘脑—腺垂体的调控。而卵巢分泌激素的周期性变化一方面使子宫内膜发生周期性的变化，另一方面对下丘脑—腺垂体进行反馈调节。

女性在青春期前期，卵巢激素的分泌量比较少，腺垂体促性腺激素和卵巢激素分泌处于低水平状态。至青春期，下丘脑的 GnRH 神经元已经发育成熟，对卵巢激素反馈作用的敏感度降低，GnRH 的分泌增加，FSH 和 LH 分泌也逐渐增加，卵巢呈现周期性变化，建立周期性正反馈和负反馈机制，形成下丘脑—垂体—卵巢轴，三者的相互调节和制约使正常女性的月经周期和生殖器官形态功能表现出周期性变化。

（一）月经周期

在青春期，随着卵巢功能周期性的变化，在卵巢激素的影响下，子宫内膜发生周期性剥落，产生流血现象，称为月经，因此女性的生殖周期也称为月经周期，又称子宫周期。人类的月经周期一般为 28 天左右，月经持续 3～5 天，第 6～14 天为增生期，大概第 14天为排卵期，第 15～28 天为分泌期。前两期处于卵巢的卵泡期，分泌期对应卵巢周期的黄体期。

（二）卵巢周期与月经周期的激素调节

习惯上将卵巢周期分为卵泡期和黄体期。在一个月经周期中，血液中的 GnRH、FSH、LH 以及卵巢激素的水平发生周期性变化（如图 12－3 所示）。

1. 卵泡期

卵泡期是指从卵泡开始生长发育到成熟卵泡形成的时期，相当于子宫内膜的月经期和增生期。

卵泡期开始时，血中雌激素和孕激素浓度很低，所以两者对下丘脑和腺垂体的负反馈作用减弱或消除，使下丘脑 GnRH 分泌增加，进而使腺垂体 FSH 和 LH 的分泌也增加。FSH 促使卵泡生长发育成熟，并在 LH 的协同作用下，使成熟卵泡分泌雌激素。在雌激素的作用下，子宫内膜出现增生期的变化。至排卵前一天左右，血中雌激素浓度达到顶峰。通过中枢性正反馈作用，下丘脑 GnRH 分泌增多，刺激腺垂体分泌 LH 和 FSH，特别是 LH 的分泌明显增多，形成 LH 分泌高峰。在高浓度 LH 的作用下，已发育成熟的卵泡破裂排卵。

2. 黄体期

黄体期是指排卵后由残存卵泡变为黄体及黄体退化的时期，相当于子宫内膜的分泌期。

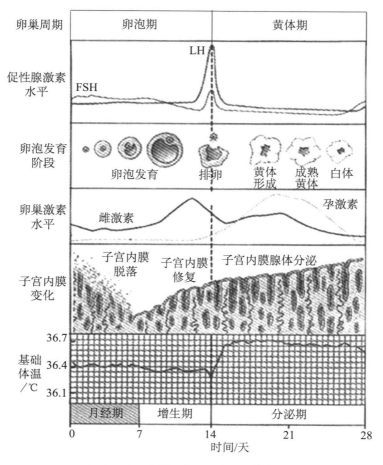

卵巢周期　　卵泡期　　　　　　黄体期

促性腺激素水平　　FSH　　　LH

卵泡发育阶段　　卵泡发育　　排卵　　黄体形成　成熟黄体　白体

卵巢激素水平　　雌激素　　　　孕激素

子宫内膜变化　　子宫内膜脱落　子宫内膜修复　子宫内膜腺体分泌

基础体温/℃　36.7　36.4　36.1

月经期　增生期　分泌期

0　　7　　14　　21　　28
时间/天

图 12-3　月经周期中相关激素的变化

　　排卵后的残存卵泡，在 LH 的作用下形成黄体。同时 LH 促进黄体分泌雌激素和大量的孕激素，使血中雌激素水平出现第二次高峰及孕激素分泌高峰。子宫内膜在雌激素作用的基础上又接受孕激素的刺激，出现分泌期的变化。高浓度的雌激素和孕激素，通过负反馈作用使 FSH 和 LH 的分泌减少。如未受精，黄体得不到 LH 的支持，逐渐退化，在排卵后 2 周左右变为白体。于是血中雌激素和孕激素水平明显下降，子宫内膜血管发生痉挛性收缩，随后子宫内膜脱落与流血，出现月经。

　　雌激素和孕激素分泌减少，对下丘脑、腺垂体的负反馈作用减弱或消除，使 GnRH、FSH 和 LH 的分泌又开始增加，重复另一个周期。

小　结

　　睾丸的生精作用包括精子的生成过程、精子的运输和射精。睾丸的内分泌功能是由间质细胞完成的，分泌的雄激素主要为睾酮。睾酮的生物学作用广泛，主要是刺激雄性器官的发育并维持其功能，以及刺激雄性性征的出现，并维持它们的正常状态。睾丸功能的调节包括下丘脑—垂体对睾丸活动的调节、睾丸分泌的激素对下丘脑—垂体的反馈调节以及睾丸内的局部调节。

卵巢的产卵作用包括卵泡的发育过程和排卵与黄体的形成。卵巢是一个重要的内分泌腺，可以分泌多种激素，主要有雌激素、孕激素和少量雄激素。另外，卵巢的颗粒细胞也能分泌抑制素。卵巢的周期性活动受到下丘脑—腺垂体的调控，而卵巢分泌激素的周期性变化一方面使子宫内膜发生周期性的变化，另一方面对下丘脑—腺垂体进行反馈调节。

学习活动

学习活动1　临床病例生理学分析

病例简介：患者，女性，已婚，49岁。近2年来月经紊乱，近半年经常感到头晕，情绪烦躁，失眠，时常出现皮肤发烫、发红、出汗等现象，性生活时阴道有干涩和疼痛感，来院诊治。患者既往健康，月经规律，量中等。25岁结婚，婚后孕3产1。全身检查未见明显异常，妇科检查阴道黏膜苍白、皱襞减少，宫颈及宫体略小。诊断为"围绝经期综合征"。

生理学分析：围绝经期综合征主要是由围绝经期妇女的卵巢功能衰退，雌激素分泌减少所致。卵巢功能衰退，排卵不规律，影响子宫内膜的周期性变化，导致患者月经不规律；雌激素水平降低，可使生殖器官及全身其他靶器官受到影响，患者阴道黏膜皱襞减少，黏液分泌量减少，出现性交不适，查体宫颈和子宫变小。另外，雌激素减少时，血管舒缩功能不稳定，出现潮热、出汗等症状；并可引起一些精神和神经症状，比如情绪烦躁、失眠等。

由于围绝经期妇女卵巢功能衰退是一个生理过程，在临床护理工作中应做好健康教育工作，帮助患者消除顾虑和恐惧心理，遵医嘱调整生活方式，进行必要的药物治疗。

学习活动2　问题讨论

1. 雌激素和孕激素的作用是什么？
2. 简述月经周期及其调控。
3. 用生理学知识解释功能失调性子宫出血和围绝经期综合征的临床表现。

第十三章

实 验

实验一　出血时间和凝血时间的测定

【实验目的】

（1）学习测定出血时间和凝血时间的方法。

（2）通过测定出血时间了解毛细血管及血小板功能是否正常。

（3）通过测定凝血时间推测血液本身的凝固过程是否正常。

【实验原理】

　　出血时间是指从针刺使皮肤毛细血管破损开始，血液自行流出到自行停止所需的时间。当毛细血管受伤时，受伤血管可立即收缩，局部血流减慢，促使血小板黏附于血管的损伤处；同时，血小板释放出血管活性物质，使毛细血管发生较广泛而持久的收缩，最终出血停止。因此，出血时间可反映血小板和毛细血管的功能。正常人的出血时间为 1～3 min。出血时间延长常见于血小板数量减少或毛细血管功能缺损等情况。凝血时间是指血液流出体外至凝固所需时间。凝血时间只反映血液本身的凝固过程是否正常，而与血小板的数量及毛细血管的脆性关系较小。采用玻片法测定时，正常人的凝血时间为 2～8 min。凝血时间延长常见于某些凝血因子缺乏或异常的疾病。

【实验用品】

　　采血针、75% 酒精棉球、干棉球、秒表、滤纸、玻片及大头针等，如图 13 - 1 - 1 ～图 13 - 1 - 6 所示。

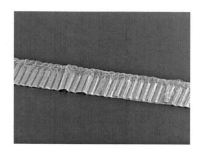

图 13 - 1 - 1　采血针

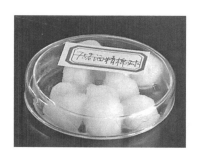

图 13 - 1 - 2　75% 酒精棉球

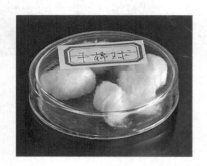

图 13 - 1 - 3　干棉球

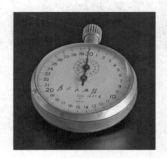

图 13 - 1 - 4　秒表

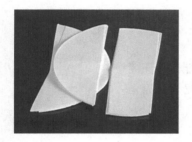

图 13 - 1 - 5　滤纸

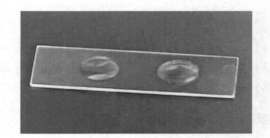

图 13 - 1 - 6　玻片

【实验步骤及结果】

1. 出血时间测定

（1）实验步骤。以 75% 酒精棉球消毒耳垂或指端后，用消毒采血针刺入 2 ~ 3 mm 深（如图 13 - 1 - 7 所示），让血液自然流出，从血液开始流出时记录时间；每隔 30 s 用滤纸轻触血滴，吸干流出的血液（如图 13 - 1 - 8 所示），每次吸血要更换滤纸的位置，使滤纸上的血点依次排列，直到无血可吸。计算开始出血到止血的时间，或将滤纸上的血点数除以 2 即得到出血时间。

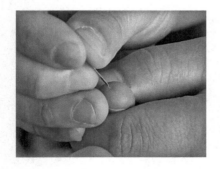

图 13 - 1 - 7　用采血针刺入指端

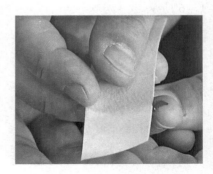

图 13 - 1 - 8　用滤纸吸血

（2）实验结果示例。

受试者姓名：××

性别：女

室温：28 ℃

出血时间：2 min

2. 凝血时间测定

（1）实验步骤。同上操作，刺破耳垂或指端，用玻片接下自然流出的第一滴血，记录时间；每隔 30 s 用大头针的针尖挑血一次（如图13 – 1 – 9所示），直至挑起纤维状血丝，即表示凝血开始。计算开始流血至挑起纤维状血丝的时间，即凝血时间。

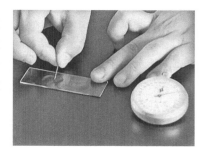

图 13 – 1 – 9　用大头针的针尖挑血

（2）实验结果示例。

受试者姓名：××

性别：女

室温：28 ℃

凝血时间：5 min

【实验结果分析】

1. 出血时间测定

正常人的出血时间为 1 ~ 3 min，本实验的出血时间为 2 min，属正常范围。

2. 凝血时间测定

正常人的凝血时间为 2 ~ 8 min，本实验的凝血时间为 5 min，属正常范围。

【注意事项】

（1）采血针应锐利，刺入深度适宜，勿使组织损伤较严重，否则会使血中混入的组织液较多，凝血时间缩短。

（2）用针尖挑血时应朝一个方向横穿直挑，勿过多挑动，否则易破坏纤维蛋白网状结构，造成不凝的假象。

（3）应选伤口流出的第一滴血测定凝血时间，不能挤压伤口，否则血中易混入组织液，使凝血时间缩短。

【习题练习】

一、单项选择题

1. 血小板减少时会出现（　　　）。

A. 出血时间缩短　　　　　　　　B. 出血时间延长

C. 出血时间正常，凝血时间延长

D. 出血时间延长，凝血时间缩短

E. 出血时间延长，毛细血管通透性降低

2. 血液中多种凝血因子的合成均在（　　）。

A. 肝脏   B. 小肠   C. 血细胞

D. 骨髓   E. 心肌

3. 某男，45 岁，肝硬化，常有牙龈出血、皮肤紫癜等出血倾向，其原因主要是（　　）。

A. 某些凝血因子缺乏   B. 维生素 K 缺乏

C. 凝血因子不能被激活   D. 血小板减少

E. 凝血因子活性降低

4. 参与生理性止血的血细胞是（　　）。

A. 红细胞   B. 巨噬细胞   C. 淋巴细胞

D. 血小板   E. 嗜酸性粒细胞

5. 甲状腺手术容易出血的原因是甲状腺含有较多的（　　）。

A. 血浆激活物   B. 组织激活物   C. 纤溶酶

D. 抗凝血酶   E. 肝素

6. 出血时间正常值为（　　）。

A. 1 ~ 3 min   B. 2 ~ 5 min   C. 5 ~ 10 min

D. 10 ~ 15 min   E. 15 ~ 30 min

7. 支持血友病诊断的检查结果是（　　）。

A. 血小板计数减少

B. 红细胞计数减少

C. 出血时间延长，凝血时间缩短

D. 凝血时间延长，凝血因子Ⅷ活性极低

E. 凝血因子Ⅷ活性增强

8. 在出血时间测定的实验中，若在滤纸上印出 5 个血点，则该受试者出血时间为（　　）。

A. 2 min   B. 2. 5 min   C. 3 min

D. 3. 5 min   E. 5 min

9. 在出血时间和凝血时间测定的实验中，采血时混有组织液会使凝血时间缩短的原因是（　　）。

A. 组织液促进血管收缩   B. 激活凝血因子Ⅻ，加速凝血

C. 激活凝血因子Ⅲ，加速凝血   D. 促进血小板大量聚集

E. 降低抗凝血因子的抗凝作用

10. 在凝血时间测定的实验中，凝血时出现的血丝的主要成分是（　　）。

A. 纤维蛋白原   B. 凝血因子团块   C. 微细血栓

D. 纤维蛋白   E. 抗凝蛋白

参考答案：

1. B 2. A 3. A 4. D 5. B 6. A 7. D 8. B 9. C 10. D

二、问题讨论

1. 出血时间延长常见于哪些疾病？
2. 凝血时间延长常见于哪些疾病？
3. 为什么血中混入组织液较多会使凝血时间缩短？

实验二　影响血液凝固的因素

【实验目的】

（1）以血液凝固时间为指标，了解血液凝固的基本过程及影响血液凝固的因素。
（2）加深对生理性止血过程的理解以及对临床护理工作相关问题的理解。

【实验原理】

血液凝固过程分为凝血酶原激活物形成、凝血酶形成、纤维蛋白形成三步。凝血过程有多种凝血因子参与。

根据凝血过程启动时激活因子来源的不同，可将血液凝固过程分为内源性凝血系统与外源性凝血系统。

本实验直接从动物动脉放血，由于血液几乎没有与组织因子接触，其凝固过程主要由内源性凝血系统发动。

血液凝固受许多因素的影响，各种凝血因子可直接影响血液凝固过程。另外，温度、接触面的光滑程度等也会影响血液凝固过程。

【实验对象】

家兔。

【实验用品】

手术台、哺乳类手术器械一套、滴管、吸管、试管架及试管、小烧杯、秒表、水浴装置一套、冰块、棉花、液体石蜡；30%氨基甲酸乙酯（乌拉坦）溶液、肝素（8 U/ml）、2%草酸钾溶液、生理盐水、肺组织浸液、3%$CaCl_2$溶液等，如图 13 - 2 - 1 和图 13 - 2 - 2 所示。

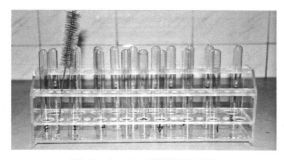

图 13 - 2 - 1　试管架及试管

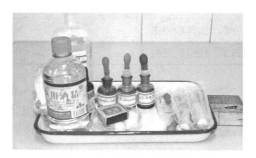

图 13 - 2 - 2　滴管、实验药品等

【实验步骤及结果】

1. 实验步骤

（1）动物的准备。用30%氨基甲酸乙酯溶液，按每千克体重3 ml的标准从耳缘静脉注射，对动物进行麻醉。然后使动物仰卧并固定于手术台上，正中切开颈部，分离一侧颈总动脉，远心端用线结扎阻断血流，近心端夹上动脉夹。在动脉当中斜向剪一小切口，插入动脉插管（或细塑料导管）（如图13 - 2 - 3所示），结扎导管以备取血。

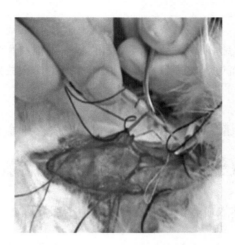

图13 - 2 - 3   颈总动脉插管

（2）试管的准备。取7支干净的小试管，按表13 - 2 - 1准备各种不同的实验条件。

表13 - 2 - 1   影响血液凝固因素的实验条件

实验项目	实验结果（凝血时间）
试管1 空白管（对照管）	
试管2 放棉花少许	
试管3 保温于37 ℃水浴槽中	
试管4 置于有冰块的小烧杯中	
试管5 加肝素8 U	
试管6 加草酸钾1～2 mg	
试管7 肺组织浸液0.1 ml	

（3）放开动脉夹，向每支试管加入血液2 ml。

（4）记录凝血时间。每支试管加血2 ml后，即刻开始计时；每隔15 s倾斜一次，观察血液是否凝固，至血液成为凝胶状不再流动为止，记录所经历的时间。

2. 实验结果

观察结果见表 13 – 2 – 2。

表 13 – 2 – 2　影响血液凝固因素的实验结果

实验项目	实验结果（凝血时间）
试管 1　空白管（对照管）	6 min
试管 2　放棉花少许	2 min
试管 3　保温于 37 ℃水浴槽中	320 s
试管 4　置于有冰块的小烧杯中	8 min
试管 5　加肝素 8 U	不凝固
试管 6　加草酸钾 1～2 mg	不凝固
试管 7　肺组织浸液 0.1 ml	30 s

以上结果显示：试管 5（加肝素）和试管 6（加草酸钾）没有出现血液凝固，再分别向两管内加入 $CaCl_2$ 溶液 2～3 滴，结果见表 13 – 2 – 3。

表 13 – 2 – 3　影响血液凝固因素的实验结果（续）

实验项目	实验结果（凝血时间）
试管 5　加肝素 8 U	不凝固 + $CaCl_2$→不凝固
试管 6　加草酸钾 1～2 mg	不凝固 + $CaCl_2$→凝固

【实验结果分析】

（1）试管 1、2：观察试管壁光滑及粗糙程度对血液凝固过程的影响。一般情况下，管壁光滑，凝血因子Ⅻ不易发生表面激活，而粗糙面能激活凝血因子Ⅻ并促进血小板黏附，使血液凝固加速。试管 2 因放入少许棉花，增加了粗糙面，加速激活凝血因子Ⅻ，使血液凝固过程加速，凝血时间由 6 min 缩减为 2 min。

（2）试管 3、4：观察温度高低对血液凝固过程的影响。血液凝固过程是一种酶促反应，与温度有密切关系。温热可加速酶促反应，加速血液凝固；而低温抑制酶促反应，延缓血液凝固。

（3）试管 5、6：观察抗凝剂肝素及草酸钾对血液凝固的延缓作用。肝素通过增强抗凝血酶的作用延缓血液凝固；草酸钾则与血浆中的 Ca^{2+} 结合而形成不易溶解的草酸钙，使血浆中 Ca^{2+} 显著减少或消失，达到抗凝作用。分别再向两管内加入 $CaCl_2$ 溶液，试管 5 还是不凝固，说明 Ca^{2+} 不影响肝素的作用；试管 6 出现凝固，这是因为 Ca^{2+} 浓度增加促进血液凝固过程。

（4）试管 7：通过产生大量组织因子Ⅲ激活外源性凝血过程。由于外源性激活途径启动的凝血反应涉及的凝血因子较少，所以耗时较短。

【注意事项】

（1）每支试管加入的血液量力求一致。

（2）5号、6号、7号试管加入血液后，用拇指盖住试管口将试管颠倒两次，使血液与药物混合。

（3）计时须及时、准确。最好由一位同学负责将血液加入试管，其他同学各负责1~2支试管，每隔15 s观察一次。

（4）判断血液凝固的标准力求一致。一般以倾斜试管达45°时，试管内血液不流动为准。

【习题练习】

一、单项选择题

1. 正常情况下，血液在血管内不凝固的原因不包括（　　）。

A. 血液流动快　　　　　　　　B. 血管内膜光滑完整

C. 有抗凝物质存在　　　　　　D. XII因子激活缓慢

E. 纤维蛋白溶解系统的作用

2. 关于本实验目的的描述，错误的是（　　）。

A. 以发生血液凝固的时间为指标　　B. 向血液中加入或去除某些因素

C. 改变血液某些条件　　　　　　　D. 观察某些因素对血液凝固的影响

E. 观察某些因素对止血过程的影响

3. 关于本实验原理的描述，正确的是（　　）。

A. 血液凝固分为内源性凝血系统与外源性凝血系统

B. 血液凝固过程分为凝血酶原激活物形成、凝血酶形成、纤维蛋白原形成

C. 实验直接从动物动脉放血，其血液凝固过程主要由外源性凝血系统发动

D. 各种凝血因子可间接影响血液凝固过程

E. 温度不会影响血液凝固过程

4. 取干净的小试管，准备各种不同的实验条件，然后加入血液2 ml，经观察，凝血时间最短的是（　　）。

A. 空白管　　　　　　　　　　B. 试管内放棉花少许

C. 试管置于有冰块的小烧杯中　　D. 试管保温于37 ℃水浴槽中

E. 试管内加入肺组织浸液0.1 ml

5. 本实验步骤依次为动物准备、试管准备、放开动脉夹、记录凝血时间等。以下为记录凝血时间的具体要求，其中错误的是（　　）。

A. 每个试管加血2 ml后，即刻开始计时

B. 每隔15 s倾斜一次，观察血液是否凝固

C. 血液成为凝胶状不再流动为止，记录所经历的时间

D. 加肝素8 U、草酸钾1~2 mg的试管加入血液后不得摇动

E. 加肺组织浸液 0.1 ml 的试管加入血液后，用拇指盖住试管口将试管颠倒两次

6. 加入肝素的实验结果是血液不凝固，其原理是（   ）。

A. 抑制酶促反应

B. 增强抗凝血酶的作用

C. 使血浆中 Ca^{2+} 显著减少

D. 使血浆中 K^+ 显著减少

E. 凝血因子Ⅻ不易激活

参考答案：

1. D   2. E   3. A   4. E   5. D   6. B

二、问题讨论

1. 纤维蛋白原在凝血过程中发挥怎样的作用？

2. 正常人体为什么不发生血液凝固？

3. 结合临床护理工作实际，举例说明如何加速和延缓血液凝固。

实验三　血型的鉴定和交叉配血

【实验目的】

（1）学习用标准血清测定 ABO 血型的方法。

（2）观察红细胞凝集现象，解释实验结果。

（3）说明血型鉴定在输血中的意义。

（4）学习交叉配血试验的方法。

【实验原理】

1. 血型鉴定

血型是由红细胞上特异抗原的类型决定的。在 ABO 血型系统中，根据红细胞上所含凝集原（抗原）的种类，可将血型分为 A、B、AB、O 4 型（见表 3 - 4）。

血型鉴定是将受试者的红细胞加入抗 A 血清与抗 B 血清中，观察有无凝集现象，从而判断红细胞上有无 A 抗原或 B 抗原，由此推理得出受试者的血型（见表 13 - 3 - 1）。

表 13 - 3 - 1　玻片法鉴定 ABO 血型

标准 A 型（抗 B 血清）	标准 B 型（抗 A 血清）	受试者血型
-	+	A 型
+	-	B 型
+	+	AB 型
-	-	O 型

注：+ 表示有凝集，- 表示未凝集。

2. 交叉配血试验

为确保输血安全，不论同型或异型输血，均应在输血前做交叉配血试验，即把供血者的红细胞与受血者的血清相混合，称为直接配血（主侧）；再把受血者的红细胞与供血者的血清相混合，称为间接配血（次侧）（如图3-10所示）。如果两侧均无凝集反应，则可输血。如果主侧凝集，不能输血。如果仅次侧凝集，可谨慎地少量输血，且要密切观察有无输血反应的发生。

【实验用品】

抗A血清和抗B血清、75%酒精棉球、采血针、双凹玻片、小试管、吸管、火柴棒、干棉签及生理盐水等，如图13-3-1~图13-3-6所示。

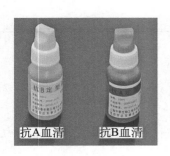

图13-3-1　血清

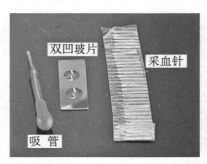

图13-3-2　采血针、
双凹玻片、吸管

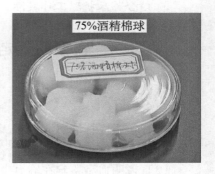

图13-3-3　75%酒精棉球

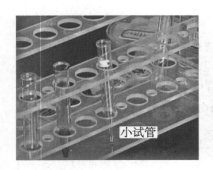

图13-3-4　小试管

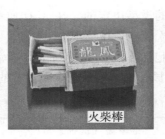

图13-3-5　火柴棒

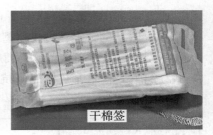

图13-3-6　干棉签

【实验步骤及结果】

1. 血型鉴定

（1）将抗A血清与抗B血清各1滴滴于玻片的两侧，分别标明"抗A"和"抗B"字样，如图13-3-7所示。

（2）用75%酒精棉球消毒左手无名指指端，用消毒后的采血针刺破皮肤，如图13-3-8所示。

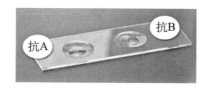

图13-3-7　将抗A血清与抗B血清
各1滴滴于玻片的两侧

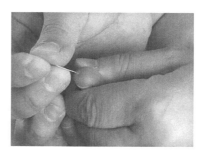

图13-3-8　用消毒后的采血针刺破皮肤

（3）滴1滴血于盛有1 ml 生理盐水的小试管中，混匀，制成红细胞悬液（浓度约为5%）。

（4）用吸管各吸取红细胞混悬液1滴，分别加入抗A血清和抗B血清中（如图13-3-9所示），并用两根火柴棒或牙签将其分别混匀（如图13-3-10所示）。

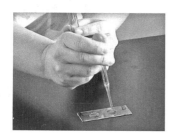

图13-3-9　将红细胞混悬液分别
加入两种血清中

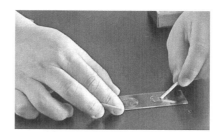

图13-3-10　用两根火柴棒分别混匀

（5）放置10 min 后，用肉眼观察有无凝集反应发生。如果发生凝集反应，可见红细胞集聚成大小不等的团块，其余液体无色透明，且摇动玻片或搅拌均不能使细胞分散。如果无凝集反应，则液体呈均匀粉红色。

在低倍显微镜下，没有凝集反应时，可见分散均匀的完整红细胞；有凝集反应时，则可见红细胞集聚成块并破裂，失去红细胞的结构特点，如图13-3-11所示。

（6）根据双侧标准血清内是否有凝集反应发生，可鉴别受试者的血型。结果为抗A血清侧未发生凝集，抗B血清侧发生凝集。

2. 交叉配血试验

（1）以碘酒、酒精消毒皮肤后，用消过毒的干燥注射器抽取受试者的静脉血2 ml（如图13-3-12所示）。取1滴加入装有1 ml 生理盐水的小试管中，制成红细胞悬液；将其余血液装入另一支小试管中，待其凝固后离心析出血清备用（如图13-3-13所示）。

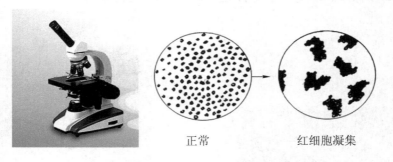

正常　　　　　　红细胞凝集

图 13 - 3 - 11　显微镜下红细胞凝集现象

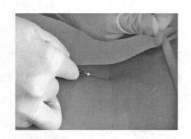

图 13 - 3 - 12　用注射器抽取静脉血

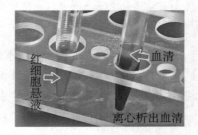

血清

红细胞悬液

离心析出血清

图 13 - 3 - 13　制作红细胞悬液和血清

（2）以同样的方法制成供血者的红细胞悬液与血清。

（3）在玻片的两端分别注明"主""次"字样。于"主"侧分别滴加受血者的血清及供血者的红细胞悬液各 1 滴；于"次"侧分别滴加受血者红细胞悬液及供血者的血清各 1 滴。分别用牙签将其混匀，15 min 后观察结果。

（4）实验结果为两侧均无凝集现象。

【实验结果分析】

1. 血型鉴定

观察可见，抗 A 血清侧未发生凝集，说明被鉴定者的红细胞膜表面无 A 凝集原；抗 B 血清侧发生了凝集，说明被鉴定者的红细胞膜表面存在 B 凝集原。由此可推测被鉴定者的血型是 B 型。

2. 交叉配血试验

两侧均无凝集现象，表示血型配合，可以输血，如图 13 - 3 - 14（a）所示。若供血者的红细胞与受血者的血清（主侧）发生凝集，则为配血不合，应禁止输血，如图 13 - 3 - 14（b）和图 13 - 3 - 14（c）所示。若主侧不发生凝集，次侧发生凝集，可适当少量输血（不宜超过 200 ml）；而且，输血时不宜太快、太多，并密切观察，如发生输血反应，应立即停止输血，如图 13 - 3 - 14（d）所示。

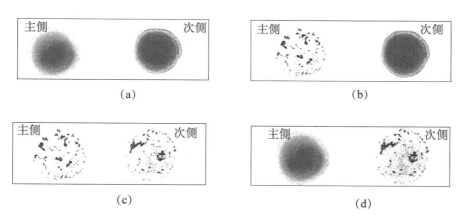

图 13 - 3 - 14　交叉配血结果

（a）主侧、次侧均无凝集反应；（b）主侧、次侧均有凝集反应；

（c）主侧有凝集反应而次侧没有；（d）次侧有凝集反应而主侧没有

【注意事项】

（1）用牙签混匀时，严防两种血清接触。

（2）肉眼不能确定有无凝集反应时，应在低倍显微镜下观察。

（3）红细胞悬液和标准血清均应新鲜，否则可产生假凝集。

（4）红细胞悬液不能太浓或太淡，否则可出现假阳性或假阴性反应。

【习题练习】

一、单项选择题

1. B 型血的红细胞膜上含有（　　　）。

A. A 抗原　　　　　　　　　　B. B 抗原　　　　　　　　　　C. O 抗原

D. H 抗原　　　　　　　　　　E. C 抗原

2. 通常所说的血型是指（　　　）。

A. 红细胞膜上受体的类型　　　B. 红细胞膜上抗原的类型

C. 红细胞膜上抗体的类型　　　D. 血浆中抗体的类型

E. 血浆中抗原的类型

3. 关于 ABO 血型系统，错误的是（　　　）。

A. AB 型人的血浆中无抗 A 抗体和抗 B 抗体

B. 有哪种抗原则无该种抗体

C. 无哪种抗原则必有该种抗体

D. 同型人之间抗原类型一般不同

E. O 型人的血浆中有抗 A、抗 B 两种

4. 某人的红细胞与 A 型血的血清发生凝集，其血清与 A 型血的红细胞也发生凝集，此人的血型是（   ）。

    A. A 型   B. B 型   C. AB 型

    D. O 型   E. Rh 型

5. A 型血的人可以接受（   ）。

    A. A 型血、B 型血   B. AB 型血、O 型血   C. B 型血、O 型血

    D. A 型血、O 型血   E. O 型血

6. AB 型血的人可以接受（   ）。

    A. A 型血、B 型血   B. AB 型血、O 型血   C. B 型血、O 型血

    D. A 型血、O 型血   E. O 型血

7. B 型血的人可以接受（   ）。

    A. A 型血、B 型血   B. AB 型血、O 型血   C. B 型血、O 型血

    D. A 型血、O 型血   E. O 型血

8. 关于输血错误的是（   ）。

A. 临床上首选同型血液输血

B. 即使 ABO 同型输血，输血前也要做交叉配血试验

C. 异型输血要保证供血者的红细胞不被受血者的血清所凝集

D. O 型血可以输给其他三种血型的人

E. 如果主侧有凝集反应，而次侧无凝集反应，可以进行输血

参考答案

1. B   2. B   3. D   4. B   5. D   6. B   7. C   8. E

二、问题讨论

1. 某女，A 型血，可接受和输血给何种血型的人？为什么？

2. 为什么输血前必须鉴定血型？

3. 什么是交叉配血试验？为什么输血前必须做交叉配血试验？

实验四　影响心输出量的因素

【实验目的】

（1）观察蛙心标本制备过程。

（2）观察心室前负荷、后负荷及心肌收缩性能对心输出量的影响。

（3）解释高血压导致心力衰竭的机制，说明高血压患者遵医嘱进行治疗的必要性。

【实验原理】

心输出量为每分钟由一侧心室射出的血量，即

$$心输出量＝每搏输出量×心率$$

每搏输出量与前负荷（心室舒张末期容积）、后负荷（动脉血压）和心肌收缩能力有关。所以，影响心输出量的主要因素是前负荷（心室舒张末期容积）、后负荷（动脉血压）、心肌收缩能力和心率。

在一定范围内，前负荷增加，心肌收缩能力增强，心输出量增加；超过一定范围后，前负荷增加，心输出量反而减少。在一定范围内，后负荷增加可引起前负荷相应增加，从而使心输出量保持不变；但超过一定范围后心输出量会减少。心肌收缩能力增加，则心输出量增加。心率在一定范围内加快，心输出量增加；但超过一定范围后，因心舒期充盈不足，可引起前负荷减少，心输出量减少。

【实验对象】

蟾蜍（如图 13 - 4 - 1 所示）。

【实验用品】

储液瓶，生理盐水和葡萄糖溶液，蛙类手术器械（如图 13 - 4 - 2 所示），细塑料管，任氏液（如图 13 - 4 - 3 所示），直尺，1 ml 注射器，烧杯（如图 13 - 4 - 4 所示），20 ml 量筒，乙酰胆碱（如图 13 - 4 - 5 所示），肾上腺素（如图 13 - 4 - 6 所示），铁支架，刺激器及刺激电极等。

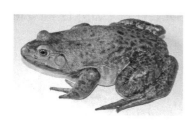

图 13 - 4 - 1　蟾蜍

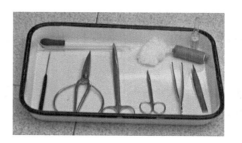

图 13 - 4 - 2　蛙类手术器械

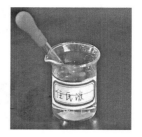

图 13 - 4 - 3　任氏液

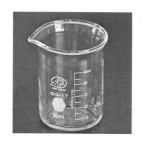

图 13 - 4 - 4　烧杯

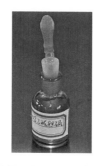

图 13 - 4 - 5　乙酰胆碱

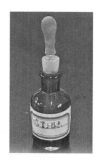

图 13 - 4 - 6　肾上腺素

【实验步骤及结果】

1. 破坏脑脊髓

取蟾蜍一只，左手握住蟾蜍，用示指压住其头部前端使头前俯，右手持刺蛙针从枕骨大孔向前刺入颅腔（如图13-4-7所示），捣毁脑组织；然后将刺蛙针退到枕骨大孔，不拔出而是将其尖转向后插入脊柱管中，捣毁脊髓。脑脊髓破坏完全，可见蟾蜍四肢松弛（如图13-4-8所示），呼吸消失。

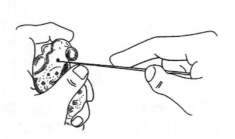
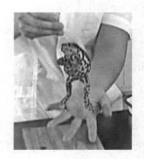

图13-4-7　刺入颅腔　　　　　　　　图13-4-8　蟾蜍四肢松弛

2. 暴露蛙心

使蟾蜍仰卧并固定在蛙板上（如图13-4-9所示）。从剑突下将胸部皮肤向上剪开或剪掉，然后剪掉胸骨，可以看到搏动的心脏。用眼科剪打开心包膜，暴露蛙心（如图13-4-10所示）。

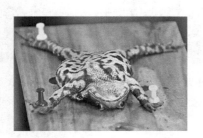
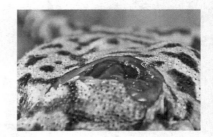

图13-4-9　仰卧固定　　　　　　　　图13-4-10　暴露蛙心

3. 心脏插管

用蛙心夹在心舒期夹住心尖（如图13-4-11所示）。将蛙心反转，用玻璃分针在静脉窦下穿一根线备用。找到左、右主动脉，分别在其下穿线备用（如图13-4-12所示）。用丝线结扎一侧主动脉；在另一侧主动脉上向心剪一斜口，把装有任氏液的蛙心插管向心室中央方向插入（如图13-4-13所示），结扎固定。

在腔静脉上做一小切口，把与储液瓶相连的细塑料管由切口向心脏方向插入，并用另一根线结扎固定。

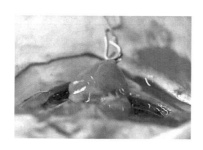

图 13 - 4 - 11　用蛙心夹夹住心尖

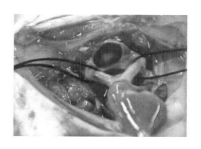

图 13 - 4 - 12　在左、右主动脉下穿线

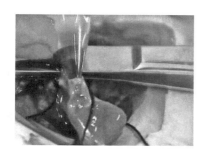

图 13 - 4 - 13　蛙心插管向心室方向插入

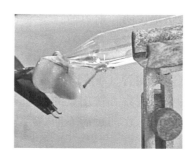

图 13 - 4 - 14　将心脏完整连接到实验装置上

小心提起插管和心脏，在上述血管结扎处的下方剪去血管和所有的牵连组织，将心脏完整游离，并连接到在体心输出量测定装置上（如图 13 - 4 - 14 所示）。

4. 连接实验装置

静脉插管与储液瓶相接，储液瓶中心管口为零点，零点与心脏水平之间的垂直距离决定了心脏的灌流压（如图 13 - 4 - 15 所示）。所以，它的高低表示前负荷的大小。提高储液瓶，从储液瓶流出的液体滴数增多，回心血量增加，心室舒张末期容积增大，即前负荷增大。

水柱压力计上侧管的高度与蛙心之间的距离，决定了心脏收缩所需克服的静水压，它的高度代表心脏的后负荷。侧管依次增高，表示心输出阻力依次增大，即后负荷依次增大。

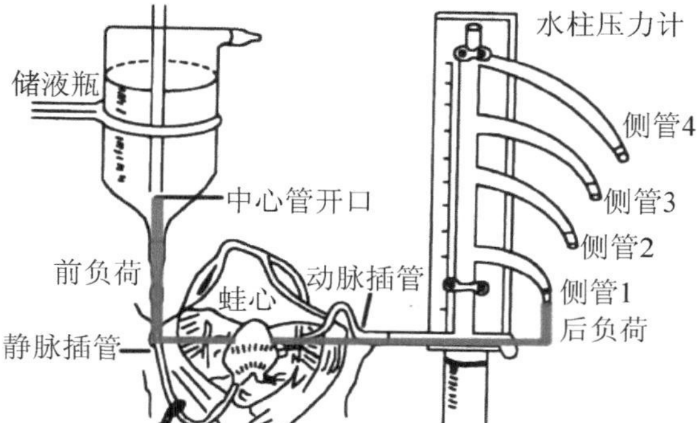

图 13 - 4 - 15　实验装置示意图

5. 增加前负荷对心输出量的影响

储液瓶提高，回心血量增多，前负荷增大，观察心输出量的变化。实验结果如表 13 - 4 - 1 所示。

表 13 – 4 – 1　增加前负荷对心输出量的影响

影响因素	储液瓶中心管开口至蛙心距离/cm	水柱压力计侧管	心输出量/ml
前负荷	3	侧管2	4.5
	5	侧管2	5.8
	7	侧管2	5.6
	9	侧管2	5.4

实验结果说明，前负荷在一定范围增大，心输出量增加；超过一定范围，心输出量不再增加且有轻度减少。

6. 增加后负荷对心输出量的影响

依次阻塞侧管（侧管1～侧管4），使液体从依次增高的侧管流出，心输出阻力增加，后负荷加大，观察心输出量的变化。

实验结果：在前负荷不变的情况下，加大后负荷，心输出量将减少，到第4个侧管时，心输出量接近0。

7. 观察心肌收缩能力改变时心输出量的变化

固定前负荷为3 cm，后负荷为侧管2。

（1）从恒压管侧管加入1∶10 000肾上腺素1～2滴后，收集每分心输出量，记录心率。

（2）持续灌流一会儿。待心脏活动恢复正常后，加入1∶10 000乙酰胆碱1～2滴，观察心输出量和心率有何变化。

（3）实验结果：在前、后负荷不变的情况下，肾上腺素导致心率加快，心肌收缩能力增强，心输出量增加；乙酰胆碱导致心率减慢，心肌收缩能力减弱，心输出量减少。

【实验结果分析】

1. 增加前负荷对心输出量的影响

提高储液瓶高度就是增加前负荷，在一定范围内，有：前负荷↑（心室舒张末期容积↑）→心肌初长度加长→心肌收缩能力增强→每搏输出量↑→心输出量↑。

但超过最适前负荷后，粗、细肌丝重合状态偏离最佳重合状态，每搏输出量不再增加，心输出量也不再增加。

2. 增加后负荷对心输出量的影响

依次阻塞侧管就是逐渐增加后负荷，即动脉血压，有：动脉血压↑（后负荷↑）→心室射血所遇阻力↑→心室等容收缩期延长→射血期缩短→每搏输出量↓→心输出量↓。

3. 心肌收缩能力改变时心输出量的变化

加入肾上腺素后，心肌收缩能力增强，心率加快，心输出量增加。而加入乙酰胆碱后，心肌收缩能力减弱，心率减慢，心输出量减少。

【注意事项】

（1）实验过程中，切勿损伤静脉窦。

（2）心脏表面应经常滴加任氏液，保持湿润。

（3）输液皮管内的气泡一定要排尽，才能向心脏输液。

（4）整个实验过程中，管道不要扭曲。

【习题练习】

一、单项选择题

1. 每分输出量（心输出量）指的是（   ）。

A. 每侧心室一次射出的血量   B. 双侧心室一次射出的血量

C. 每分钟由一侧心室射出的血量   D. 每分钟由双侧心室射出的血量

E. 每分钟由一侧心室射出的血量与体表面积之比

2. 每搏输出量的多少取决于（   ）。

A. 前负荷、后负荷、心率   B. 前负荷、心室舒张末期压力、后负荷

C. 前负荷、后负荷、心肌收缩能力   D. 心肌收缩能力、心率

E. 前负荷、后负荷

3. 影响心输出量的因素不包括（   ）。

A. 前负荷   B. 后负荷

C. 心肌收缩能力   D. 心律

E. 心率

4. 前负荷在一定范围增大，心输出量增加；超过一定范围，心输出量（   ）。

A. 继续增加   B. 不再增加

C. 不再增加且有轻度减少   D. 明显减少

E. 不变

5. 左心室收缩功能减弱或容量负荷过度，可使（   ）。

A. 左心室舒张末期压力增高   B. 右心室舒张末期压力增高

C. 左心室舒张末期压力降低   D. 右心室舒张末期压力降低

E. 左心室收缩期压力降低

6. 可导致心脏后负荷过重的是（   ）。

A. 心肌病   B. 心肌梗死

C. 二尖瓣关闭不全   D. 输液过快过多

E. 高血压

7. 心功能不全与下列因素有关，除了（   ）。

A. 心肌损害   B. 前负荷减小

C. 心脏舒张末期压力增大   D. 动脉血压持续增高

E. 过快过量输液

8. 肾上腺素的作用不包括（　　）。

A. 使心肌收缩能力增强　　　　　　　B. 使心率加快

C. 使每搏输出量增加　　　　　　　　D. 使心输出量增加

E. 使房室传导减慢

9. 急性肺水肿可以采用坐位，两腿下垂，减少静脉回流，（　　）。

A. 降低心脏前负荷　　　　　　　　　B. 降低心脏后负荷

C. 增加心脏前负荷　　　　　　　　　D. 增加心脏后负荷

E. 增加心跳次数

10. 关于本实验的描述，错误的是（　　）。

A. 暴露蛙心，分别做后腔静脉及左主动脉插管

B. 静脉插管与在体心输出量测定装置的储液瓶相接

C. 静脉插管口至储液瓶中心玻璃管下口的垂直距离反映了心脏前负荷

D. 动脉插管与侧管相连，侧管口至心脏水平的垂直距离反映了心脏后负荷

E. 侧管依次增高，表示心输出阻力依次增大，后负荷依次减小

参考答案：

1. C　2. C　3. D　4. C　5. A　6. E　7. B　8. E　9. A　10. E

二、问题讨论

1. 结合实验结果讨论改变前、后负荷对心输出量有何影响，其机制如何。

2. 简述肾上腺素、乙酰胆碱对心输出量的影响及其机制。

3. 长期高血压患者为什么会出现慢性心功能不全？

实验五　心电图测量

【实验目的】

（1）观察心电图机的使用方法和心电图波形的测量方法。

（2）辨认正常心电图的波段，了解波段的生理意义。

【实验原理】

心脏在收缩之前，先发生生物电变化。生物电由窦房结开始，经传导系统至心肌。生物电可通过心脏周围组织和体液传至体表，所以将心电图机的引导电极置于人体体表一定部位即可测得此生物电变化（如图 13 - 5 - 1 所示）。心电图机所描记的生物电变化波形即心电图，它反映心脏兴奋的产生、传导和恢复过程的电位变化。

正常心电活动始于窦房结，兴奋心房的同时经结间束传导至房室结，然后沿房室束→左、右束支→浦肯野纤维传导（如图 13 - 5 - 2 所示），最后兴奋心室。这种先后有序的电兴奋的传播，引起一系列电位变化，形成了心电图上相应的波段。

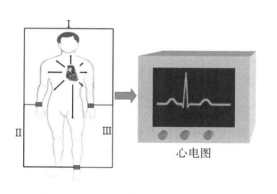

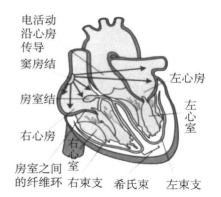

| 图 13 – 5 – 1　心电图形成原理示意图 | 图 13 – 5 – 2　心脏特殊传导系统示意图 |

心电图在临床上应用很广，它对心律失常、心肌梗死、房室肥大及心肌损伤等有重要的临床意义。

【实验用品】

心电图机（如图 13 – 5 – 3 所示）、生理盐水或导电膏等。

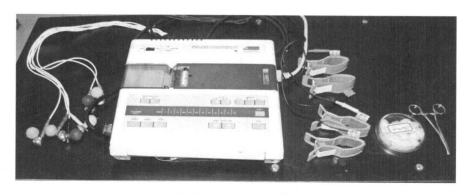

图 13 – 5 – 3　心电图机

【实验步骤及结果】

1. 记录正常心电图

受检者静卧诊察床上，在手腕、足踝和胸前安放好导联线。导联线连接方法见表 13 – 5 – 1。

表 13 – 5 – 1　导联线连接方法

电极位置	符号	插头颜色或标记
右臂	RA	红色 I 或 1
左臂	LA	黄色 II 或 2

电极位置	符号	插头颜色或标记
左下肢	LF 或 LL	蓝或绿色Ⅲ或3
右下肢（接地）	RF 或 R	黑色V或5
胸前	L 或 C	白色N或4

调整心电图机的放大倍数，使 1 mV 标准电压推动描笔向上移动 10 mm。依次记录Ⅰ、Ⅱ、Ⅲ、aVR、aVL、aVF、V₁~V₆导联心电图。记录完毕后，松解电极，将各控制旋钮转回原处，取下心电图纸，标明导联和受检者的姓名、性别、年龄及检查日期。

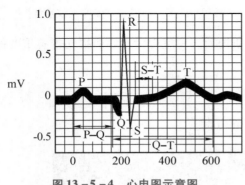

图 13-5-4　心电图示意图

2. 分析心电图

（1）辨认波形（如图 13-5-4 所示）：区分P波、QRS波群、T波、P-R（或P-Q）间期和Q-T间期。

（2）测量波幅和时间：用分规测量 P 波、QRS 波群、T 波的时间和电压，心电图纸上纵坐标每一小格（1 mm）代表 0.1 mV；测定 P-R 间期和 Q-T 间期的时间，通常心电图纸上横坐标的每一小格（1 mm）代表 0.04 s。

（3）测定心率的方法：测量相邻的两个心动周期中 P 波与 P 波间隔时间。相差在 0.12 s 以上称为心律失常。

3. 实验结果

（1）标准导联Ⅰ的心电图如图 13-5-5 所示。

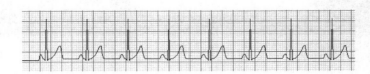

图 13-5-5　标准导联Ⅰ的心电图示意图

（2）标准导联Ⅱ的心电图如图 13-5-6 所示。

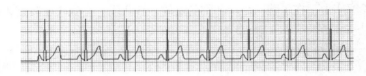

图 13-5-6　标准导联Ⅱ的心电图示意图

（3）标准导联Ⅲ的心电图如图 13 – 5 – 7 所示。

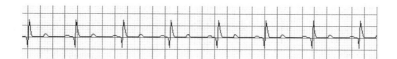

图 13 – 5 – 7　标准导联Ⅲ的心电图示意图

（4）aVR 导联的心电图如图 13 – 5 – 8 所示。

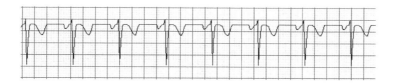

图 13 – 5 – 8　aVR 导联的心电图示意图

（5）aVL 导联的心电图如图 13 – 5 – 9 所示。

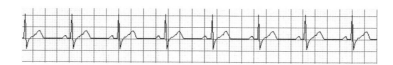

图 13 – 5 – 9　aVL 导联的心电图示意图

（6）aVF 导联的心电图如图 13 – 5 – 10 所示。

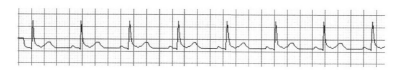

图 13 – 5 – 10　aVF 导联的心电图示意图

（7）V_1 导联的心电图如图 13 – 5 – 11 所示。

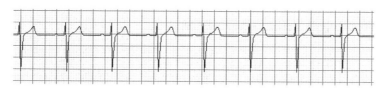

图 13 – 5 – 11　V_1 导联的心电图示意图

（8）V_2 导联的心电图如图 13 – 5 – 12 所示。

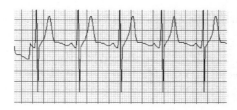

图 13 - 5 - 12 V_2 导联的心电图示意图

（9）V_3 导联的心电图如图 13 - 5 - 13 所示。

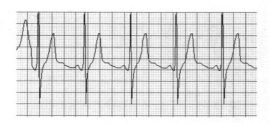

图 13 - 5 - 13 V_3 导联的心电图示意图

（10）V_4 导联的心电图如图 13 - 5 - 14 所示。

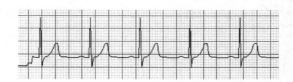

图 13 - 5 - 14 V_4 导联的心电图示意图

（11）V_5 导联的心电图如图 13 - 5 - 15 所示。

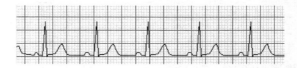

图 13 - 5 - 15 V_5 导联的心电图示意图

（12）V_6 导联的心电图如图 13 - 5 - 16 所示。

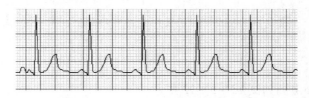

图 13 - 5 - 16 V_6 导联的心电图示意图

【实验结果分析】

测量电极安放位置和导联方式不同，所记录到的心电图在波形上也有所不同，正常典型心电图基本上都包括一个 P 波、一个 QRS 波群和一个 T 波。

（1）P 波：P 波是左、右心房的去极波，反映兴奋在心房传导过程的电位变化。P 波的起点标志心房兴奋的开始，终点标志左、右心房已全部兴奋。P 波波形小而圆钝，历时 0.08～0.11 s，波幅不超过 0.25 mV。

（2）QRS 波群：QRS 波群反映左、右两心室去极化过程的电位变化。典型的 QRS 波群包括三个紧密相连的电位波动：第一个向下波为 Q 波，以后是高而尖峭的向上的 R 波，最后是一个向下的 S 波。但在不同导联中，这三个波不一定都出现。QRS 波的起点标志心室兴奋的开始，终点表示左、右心室已全部兴奋。正常 QRS 波群历时 0.06～0.10 s，代表心室肌兴奋扩布所需的时间；各波波幅在不同导联中变化较大。

（3）T 波：T 波反映心室复极（心室肌细胞 3 期复极）过程中的电位变化，T 波起点标志两心室复极的开始，终点表示两心室复极的完成。波幅一般为 0.1～0.8 mV。在 R 波较高的导联中，T 波不应低于 R 波的 1/10。T 波历时 0.05～0.25 s，其方向与 QRS 波群的主波方向相同。

在心电图中，除了上述各波的形状有特定的意义之外，各波以及它们之间的时程关系也具有理论和实践意义，其中比较重要的有以下几项：

（1）P－R 间期（或 P－Q 间期）：P－R 间期（或 P－Q 间期）是指从 P 波起点到 QRS 波起点的时程，为 0.12～0.20 s。P－R 间期代表由窦房结产生的兴奋经由心房、房室交界和房室束到达心室，并引起心室兴奋所需的时间，故也称为房室传导时间。

（2）P－R 段：P－R 段是指从 P 波终点到 QRS 波起点的曲线，通常与基线同一水平。P－R 段形成的原因是兴奋冲动通过心房之后在向心室传导过程中，要通过房室交界区；兴奋通过此区时传导非常缓慢，形成的电位变化也很微弱，一般记录不出来，故在 P 波之后，曲线又回到基线水平。

（3）Q－T 间期：Q－T 间期是指从 QRS 波起点到 T 波终点的时程，历时 0.30～0.40 s。其代表心室从开始兴奋去极到完全复极至静息状态的总时间。Q－T 间期与心率有密切关系，心率越慢，Q－T 间期越长；心率越快，Q－T 间期越短。

（4）S－T 段：S－T 段是指从 QRS 波群终了到 T 波起点的与基线平齐的线段。它代表心室各部分心肌细胞均处于动作电位的平台期（2 期），各部分之间没有电位差存在，曲线又恢复到基线水平。

【注意事项】

（1）连接线路时，切勿将电源线、导联线和地线等接错位置。
（2）在放置电极处涂上少许生理盐水或导电膏，橡皮带的固定要松紧适宜。

【习题练习】

一、单项选择题

1. 关于心电图的描述，错误的是（　　　）。

A. 心电图反映心脏兴奋的产生、传导和恢复过程中的生物电变化

B. 心电图与心脏的机械收缩活动无直接关系

C. 心肌细胞的生物电变化是心电图的来源

D. 电极放置的位置不同，记录出来的心电图曲线基本相同

E. 心电图曲线与单个心肌细胞的生物电变化曲线有明显的区别

2. 下列关于正常心电图的描述，错误的是（　　　）。

A. P 波代表两心房去极　　　　　　　　B. QRS 波代表两心室去极

C. QRS 三个波可见于心电图各个导联中　　D. P-R 间期延长说明房室传导阻滞

E. S-T 段表明心室各部分之间没有电位差存在

3. 以下心电图的各段时间中，最长的一段是（　　　）。

A. P-R 间期　　　　　　　　　　　　　B. S-T 段

C. QRS 波群时间　　　　　　　　　　　D. P 波时间

E. Q-T 间期

4. 在正常典型心电图中（　　　）。

A. P 波反映两心房去极化过程

B. QRS 波反映两心室去极化过程

C. T 波反映心室复极化过程

D. S-T 段指从 QRS 波群终了到 T 波终点的线段

E. P-R 间期是指从 P 波起点到 QRS 波起点的时程

参考答案：

1. D　2. C　3. E　4. D

二、问题讨论

1. 什么是心电图？心电图各波所代表的意义是什么？

2. 心电图有何临床意义？

实验六　间接测量人体血压

【实验目的】

（1）学习间接测量动脉血压的原理和方法，测定人体肱动脉收缩压和舒张压。

（2）说出间接测量动脉血压的注意事项。

（3）说明动脉血压形成的原理及影响因素。

【实验原理】

1. 动脉血压形成的基本原理

人体血压一般指动脉血压。动脉血压指的是动脉内血液对动脉管壁的侧压力。动脉血压形成首先需要在血管系统内有足够的血液充盈，在此基础上，心室收缩射血和外周阻力是形成动脉血压的基本因素。此外，主动脉和大动脉管壁的可扩张性和弹性在动脉血压的形成中起重要的缓冲作用。动脉血压随着心室的舒缩而发生规律的波动（如图 13 – 6 – 1 所示）。在心缩期内，动脉血压上升达到的最高值称为收缩压。在心舒期内，动脉血压下降达到的最低值称为舒张压。收缩压与舒张压之差称为脉搏压，简称脉压。

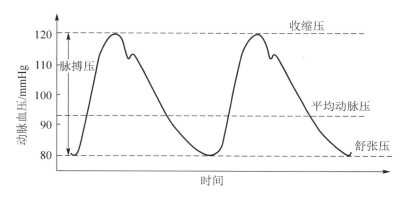

图 13 – 6 – 1　动脉血压波形示意图

我国健康成人安静时，动脉血压的正常值范围为：收缩压 13.3 ~ 16.0 kPa（100 ~ 120 mmHg），舒张压 8.0 ~ 10.6 kPa（60 ~ 80 mmHg），脉压 4.0 ~ 5.3 kPa（30 ~ 40 mmHg），平均动脉压 13.3 kPa（100 mmHg）。如果安静时，收缩压高于 140 mmHg 或舒张压持续超过 90 mmHg，可认为是高血压；舒张压低于 60 mmHg 或收缩压低于 90 mmHg，则认为是低血压。动脉血压存在年龄、性别差异。随着年龄的增长，动脉血压呈逐渐升高的趋势。动脉血压在不同的生理状态下也会有所差异，如情绪激动和运动时动脉血压均会升高。动脉血压在不同的体位也有差异，站立时较平卧时略高。正常人动脉血压呈明显的昼夜波动，表现为夜间动脉血压最低，清晨起床后动脉血压迅速升高。大多数人的动脉血压在凌晨 2 ~ 3 时最低，上午 6 ~ 8 时及下午 4 ~ 6 时各有一个高峰，晚上 8 时后动脉血压呈缓慢下降趋势。这一现象称为动脉血压的日节律（如图 13 – 6 – 2 所示）。

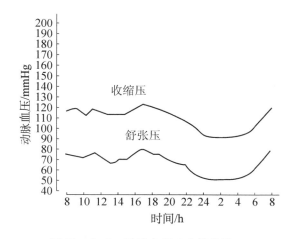

图 13 – 6 – 2　动脉血压日节律曲线

2. 间接测量动脉血压的原理

常用间接测压法测量人体肱动脉的血压，其原理是从血管外面加压，用听诊法根据动脉音的产生、减弱或消失测定收缩压和舒张压（如图13-6-3所示）。通常，血液在血管内流动时没有声音，当血流经过狭窄处时会形成涡流，则可出现血管音。当用橡皮球向缠缚于上臂的袖带内打气，使其压力超过收缩压时，肱动脉内血流被完全阻断，则从置于肱动脉远端的听诊器中听不到任何声音，也触不到桡动脉的脉搏。然后缓慢放气以降低袖带内压，当其压力低于肱动脉的收缩压而高于舒张压时，血液将断断续续地流过受压的血管，形成逐渐增强的动脉音。此时可在被压的肱动脉远端听到，也可触到桡动脉脉搏。如果继续放气，使袖带内压逐渐降低直至等于舒张压，则血管内血流由断续变成连续，动脉音突然由强变弱或消失。因此，刚能听到动脉音时的袖带内压即相当于收缩压，而动脉音突然变弱或消失时的袖带内压则相当于舒张压。

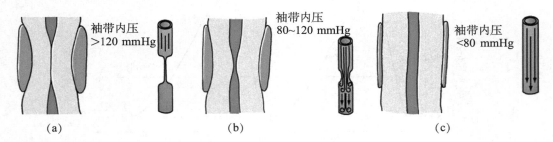

图 13 - 6 - 3　间接测量人体肱动脉血压的原理示意图
（a）袖带内压超过收缩压；（b）袖带内压低于收缩压，高于舒张压；（c）袖带内压低于舒张压

【实验用品】

血压计（如图13-6-4所示）和听诊器（如图13-6-5所示）。

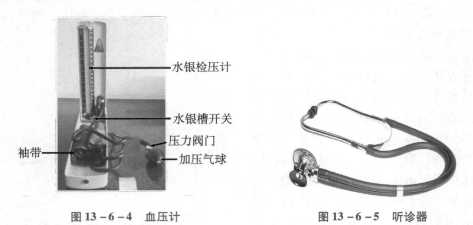

图 13 - 6 - 4　血压计　　　　　　　　图 13 - 6 - 5　听诊器

血压计由水银检压计、袖带和加压气球三部分组成。水银检压计是一个标有刻度的玻璃管，上端通大气，下端和水银储槽相通。袖带是一个外包布套的长方形橡皮囊，借橡皮管分

别与水银储槽和加压气球相通。加压气球是一个带有螺丝帽的橡皮球，供充气和放气用。

【实验步骤及结果】

1. 受试者的准备

（1）体位舒适（坐、平躺），情绪稳定。

（2）测量前若有吸烟、运动、情绪紧张等情况，应休息 15～30 min 后再测量。

2. 实验步骤

（1）让受试者脱去一侧衣袖，静坐桌旁或平卧床上，使上臂与心脏处于同一水平。

（2）松开血压计上加压气球的螺丝帽，驱出袖带内的残余气体，然后将螺丝帽旋紧。

（3）将袖带缠于上臂，袖带下缘位于肘关节上 2～3 cm，松紧须适宜。

（4）将听诊器两个耳件塞入外耳道，务必使耳件的弯曲方向与外耳道一致。

（5）在肘窝内侧先用手指触及肱动脉搏动点，将听诊器胸件放置其上。

（6）测定收缩压。用加压气球向袖带内打气加压，先使水银柱逐渐上升到触不到桡动脉搏动，然后继续打气加压至 24 kPa（180 mmHg）左右。随即松开加压气球的螺丝帽，缓慢放气以降低袖带内压，在水银柱缓慢下降的同时仔细听诊，当突然听到"嘭嘭"样的第一声动脉音时，水银柱刻度即收缩压。

（7）测定舒张压。使袖带继续缓慢放气，这时动脉音有一系列变化，先由低而高，而后由高突然变低，最后完全消失。在声音由强突然变弱的一瞬间，水银柱刻度即舒张压。

（8）记录血压：120/80 mmHg。

【实验结果分析】

此次实验结果为收缩压 120 mmHg、舒张压 80 mmHg，属于正常范围。

【注意事项】

（1）室内必须保持安静，以利听诊。

（2）受试者上臂必须与心脏处于同一水平。

（3）左、右肱动脉有 5～10 mmHg 压力差，测量时应固定一侧，不要随意改变。

（4）听诊器的胸件应放在肱动脉搏动点，不可用力压迫动脉，更不能压在袖带底下进行测量。

【习题练习】

一、单项选择题

1. 关于动脉血压的叙述，正确的是（　　）。

A. 心室收缩时，血液对动脉管壁的侧压称为收缩压

B. 心室舒张时，血液对动脉管壁的侧压称为舒张压

C. 平均动脉压是收缩压和舒张压的平均值

D. 收缩压与舒张压之差，称为脉压

E. 其他因素不变时，心率减慢，脉压变小

2. 形成动脉血压的前提因素是（　　　）。

A. 心血管系统中有充足的血液充盈　　　　B. 大动脉弹性储器作用

C. 心脏射血　　　　D. 血管阻力

E. 心脏的收缩能力

3. 影响舒张压的主要因素是（　　　）。

A. 每搏输出量　　　　B. 血管的长度

C. 血液黏滞度　　　　D. 阻力血管的口径

E. 大动脉管壁的弹性

4. 对收缩压产生影响的主要因素是（　　　）。

A. 每搏输出量　　　　B. 大动脉的弹性

C. 前负荷　　　　D. 心输出量

E. 心率

5. 心动周期中主动脉压的最高值称为（　　　）。

A. 收缩压　　　　B. 舒张压

C. 脉压　　　　D. 平均动脉压

E. 循环系统平均充盈压

6. 收缩压和舒张压的差值称为（　　　）。

A. 收缩压　　　　B. 舒张压

C. 脉压　　　　D. 平均动脉压

E. 循环系统平均充盈压

7. 关于本实验的原理，错误的是（　　　）。

A. 从血管外面加压

B. 用听诊法根据动脉音的产生、减弱或消失测定收缩压和舒张压

C. 向袖带内打气，使其压力超过收缩压时，听诊器中听不到任何声音

D. 缓慢放气，当袖带内压低于肱动脉的舒张压时，形成逐渐增强的动脉音

E. 继续放气，使袖带内压逐渐降低直至等于舒张压时，动脉音突然由强变弱或消失

8. 关于本实验的注意事项，错误的是（　　　）。

A. 室内必须保持安静，以利听诊

B. 受试者上臂与心脏处于同一水平

C. 听诊器胸件压在袖带底下进行测量

D. 左、右肱动脉有 5~10 mmHg 压力差，测量时应固定一侧

E. 动脉血压通常连测 2~3 次，以最后一次数值为准

参考答案：

1. D　2. A　3. D　4. A　5. A　6. C　7. D　8. C

二、问题讨论

1. 何谓血压？血压正常值范围是多少？

2. 为什么测血压前，受试者有吸烟、运动、情绪紧张等情况，需休息 15 ～ 30 min 后再测量？

3. 为什么不能把听诊器胸件压在袖带底下测量血压？

4. 为什么测血压要做到"定体位、定部位、定时间、定血压计"？

5. 血压是如何形成的？影响因素有哪些？

实验七　心血管活动的神经和体液调节

【实验目的】

（1）采用直接测量和记录动脉血压的急性实验方法，观察各种神经、体液因素及药物对动脉血压的影响。

（2）理解心血管活动的调节机制。

【实验原理】

在生理情况下，人和其他哺乳动物的血压处于相对稳定状态。这种相对稳定是通过神经和体液因素的调节实现的，其中以压力感受性反射（减压反射）最为重要。此反射既可在血压升高时降压，又可在血压降低时升压，反射的传入神经为主动脉神经与窦神经；反射的传出神经为心交感神经、心迷走神经和交感缩血管纤维。压力感受性反射过程如图 13 – 7 – 1 所示。

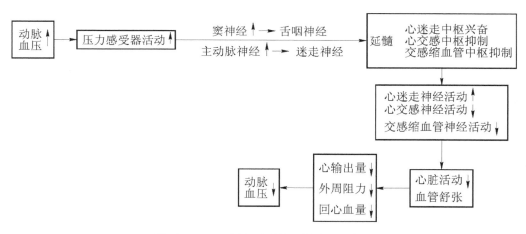

图 13 – 7 – 1　压力感受性反射过程示意图

心交感神经兴奋，其末梢释放去甲肾上腺素，去甲肾上腺素与心肌细胞膜上的 β 受体结合，引起心脏正性的变时变力变传导作用；心迷走神经兴奋，其末梢释放乙酰胆碱，乙酰胆碱与心肌细胞膜上的 M 受体结合，引起心脏负性的变时变力变传导作用；交感缩血管纤维兴奋时释放去甲肾上腺素，后者与血管平滑肌细胞的 α 受体结合引起阻力血管的收缩。

本实验应用液压传递系统直接测定动脉血压，即将动脉插管、测压管道及压力换能器相互连通，其内充满抗凝液体，构成液压传递系统。将动脉套管插入动脉内，动脉内的压力及其变化可通过密闭的液压传递系统传递压力，再通过压力换能器将压力变化转换为电信号，最后用微机生物信号采集处理系统记录动脉血压变化曲线。

【实验对象】

家兔。

【实验用品】

粗剪刀、手术剪、眼科剪、止血钳、持针器、手术镊、手术刀、动脉夹、玻璃分针、动脉插管、BL－420 生物信号采集与处理系统、注射器（1 ml、2 ml、20 ml 各 1 支）、阿托品、酚妥拉明、肾上腺素、乙酰胆碱、去甲肾上腺素、30%乌拉坦溶液等。

【实验步骤】

1. 麻醉并固定动物

从耳缘静脉缓缓注入 30%乌拉坦溶液将动物麻醉（如图 13－7－2 所示），然后使其仰卧并固定于手术台上（如图 13－7－3 所示）。

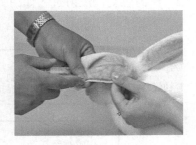

图 13－7－2　耳缘注射 30%乌拉坦溶液

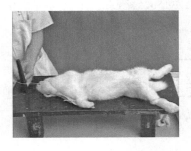

图 13－7－3　仰卧固定于手术台上

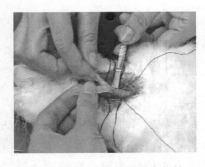

图 13－7－4　暴露分离出气管

2. 气管插管

剪去颈部毛，于颈部正中纵向切开皮肤 5~7 cm，暴露并分离出气管（如图 13－7－4 所示），行气管插管术。

3. 分离颈部神经和血管

于气管两侧深部分离出颈动脉鞘（如图 13－7－5 所示），鞘内含颈总动脉、迷走神经、减压神经和交感神经。仔细辨别上述三条神经，其中迷走神经最粗，交感神经次之，减压神经最细。分离出一侧的减压神经和迷走神经，并在神经下穿线备用，同时游离出两侧的颈总动脉。

4. 插动脉插管

在右侧颈总动脉下穿两根丝线，将远心端用一根丝线结扎，用动脉夹于近心端夹住颈总动脉。在尽可能靠远心端结扎处用眼科剪做一斜切口，然后向心脏方向插入充有肝素溶液的动脉插管，用另一根丝线将动脉插管束紧，再固定至插管的橡皮圈上以防插管滑脱（如图 13 - 7 - 6 所示）。

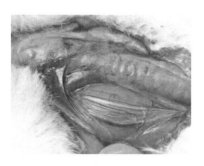
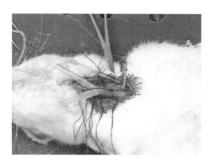

图 13 - 7 - 5　分离出颈动脉鞘　　　　　　图 13 - 7 - 6　插动脉插管

5. 实验

连接、调试实验装置，开始观察。

【观察项目及结果】

1. 正常血压波动曲线三级波

一级波是心室舒缩引起的血压波动，与心率一致，但由于记录系统有较大惯性，其波动幅度不能真实地反映收缩压与舒张压的高度。二级波是呼吸运动引起的血压波动。三级波常不出现，可能是由血管运动中枢紧张性、周期性变化所致。正常血压波动曲线如图13 - 7 - 7所示。

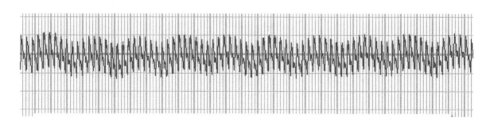

图 13 - 7 - 7　正常血压波动曲线

2. 夹闭颈总动脉

用动脉夹夹闭一侧颈总动脉15 s，观察血压有何变化。可见血压上升，其血压波动曲线如图 13 - 7 - 8 所示。

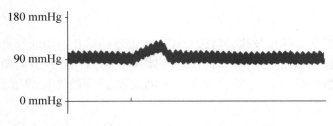

图 13 – 7 – 8　夹闭颈总动脉后的血压波动曲线

3. 刺激减压神经

用中等强度电流刺激减压神经中枢端，观察血压有何变化。可见血压下降，其血压波动曲线如图 13 – 7 – 9 所示。

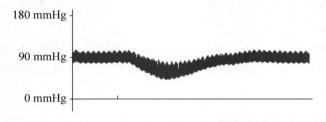

图 13 – 7 – 9　刺激减压神经后的血压波动曲线

4. 刺激迷走神经

结扎迷走神经，于结扎线头侧将神经剪断，用中等强度电流刺激外周端，观察血压有何变化。可见血压下降，其血压波动曲线如图 13 – 7 – 10 所示。

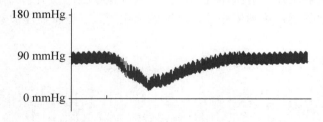

图 13 – 7 – 10　刺激迷走神经后的血压波动曲线

5. 静脉注射肾上腺素

由耳缘静脉注射 1∶10 000 肾上腺素 0.3 ml，观察血压有何变化。可见血压上升。

6. 静脉注射心得安

静脉注射心得安，观察血压有何变化。可见血压下降。

7. 静脉注射去甲肾上腺素

静脉注射 1∶10 000 去甲肾上腺素 0.3 ml，观察血压有何变化。可见血压上升，其血压波动曲线如图 13 – 7 – 11 所示。

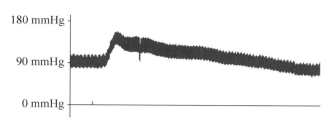

图 13 – 7 – 11　静脉注射去甲肾上腺素后的血压波动曲线

8. 静脉注射乙酰胆碱

静脉注射 1∶10 000 乙酰胆碱 0.3 ml，观察血压有何变化。可见血压下降，其血压波动曲线如图 13 – 7 – 12 所示。

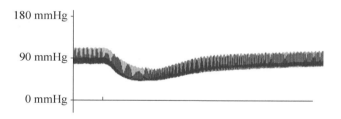

图 13 – 7 – 12　静脉注射乙酰胆碱后的血压波动曲线

9. 静脉注射阿托品

静脉注射阿托品，观察血压变化。可见血压上升。

【结果分析】

1. 夹闭颈总动脉

夹闭颈总动脉后心血管活动的神经体液调节过程如图 13 – 7 – 13 所示。

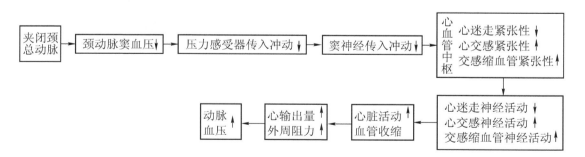

图 13 – 7 – 13　夹闭颈总动脉后心血管活动的神经体液调节过程示意图

2. 刺激减压神经

刺激减压神经后心血管活动的神经体液调节过程如图 13 – 7 – 14 所示。

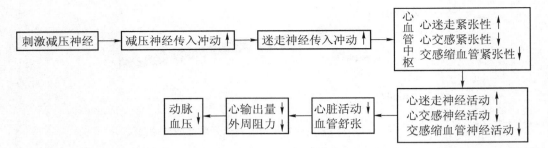

图 13 - 7 - 14　刺激减压神经后心血管活动的神经体液调节过程示意图

3. 刺激迷走神经

刺激迷走神经后心血管活动的神经体液调节过程如图 13 - 7 - 15 所示。

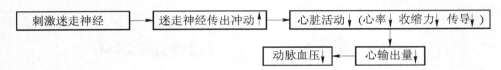

图 13 - 7 - 15　刺激迷走神经后心血管活动的神经体液调节过程示意图

4. 静脉注射肾上腺素

静脉注射肾上腺素后心血管活动的神经体液调节过程如图 13 - 7 - 16 所示。

5. 静脉注射心得安

心得安为 β 受体阻断剂，可对抗去甲肾上腺素的升压作用。静脉注射心得安后心血管活动的神经体液调节过程如图 13 - 7 - 17 所示。

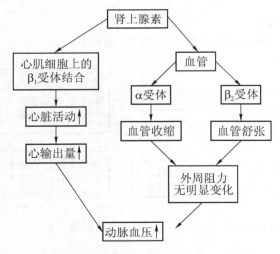

图 13 - 7 - 16　静脉注射肾上腺素后心血管活动
的神经体液调节过程

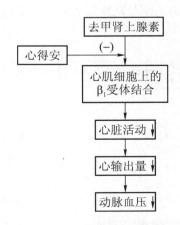

图 13 - 7 - 17　静脉注射心得安后
心血管活动的神经体液调节过程

6. 静脉注射去甲肾上腺素

静脉注射去甲肾上腺素后心血管活动的神经体液调节过程如图 13 - 7 - 18 所示。

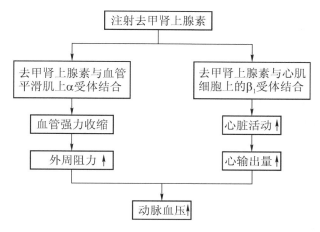

图 13 - 7 - 18 静脉注射去甲肾上腺素后心血管活动的神经体液调节过程

7. 静脉注射乙酰胆碱

静脉注射乙酰胆碱后心血管活动的神经体液调节过程如图 13 - 7 - 19 所示。

8. 静脉注射阿托品

阿托品为 M 受体的阻断剂，可对抗乙酰胆碱的降压作用。静脉注射阿托品后心血管活动的神经体液调节过程如图 13 - 7 - 20 所示。

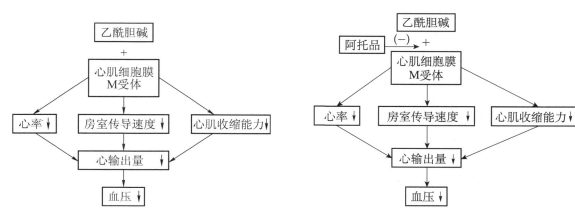

图 13 - 7 - 19 静脉注射乙酰胆碱后心血管活动的神经体液调节过程

图 13 - 7 - 20 静脉注射阿托品后心血管活动的神经体液调节过程

【注意事项】

（1）麻醉应适量，麻醉过浅则动物不安静，麻醉过深则动物易出意外。

（2）实验过程中应注意观察动物的状态，如呼吸、肢体运动等。需待血压基本恢复正常后，再进行下一个项目的观察。

（3）实验中应注意保护动脉插管，以免动物挣扎弄破血管壁。

（4）用药浓度和剂量要准确，以确保实验效果的准确性。

【习题练习】

一、单项选择题

1. 当颈动脉窦压力感受器的传入冲动增多时，可引起（　　）。

A. 心迷走紧张减弱　　　　　B. 心交感紧张加强　　　　　C. 交感缩血管紧张减弱

D. 心率加快　　　　　E. 动脉血压升高

2. 关于减压反射，错误的是（　　）。

A. 也称为颈动脉窦和主动脉弓压力感受性反射

B. 对搏动性的压力变化更加敏感

C. 是一种负反馈调节机制

D. 在平时安静状态下不起作用

E. 当动脉血压突然升高时，反射活动加强，导致血压回降

3. 心交感神经兴奋，其末梢释放的神经递质是（　　）。

A. 乙酰胆碱　　　　　B. 肾上腺素　　　　　C. 去甲肾上腺素

D. 肾素　　　　　E. 血管紧张素

4. 心迷走神经兴奋，其末梢释放的神经递质是（　　）。

A. 乙酰胆碱　　　　　B. 肾上腺素　　　　　C. 去甲肾上腺素

D. 肾素　　　　　E. 血管紧张素

5. 在本实验中，使动脉血压下降的实验项目是（　　）。

A. 夹闭颈总动脉　　　　　B. 刺激迷走神经　　　　　C. 注射去甲肾上腺素

D. 注射阿托品　　　　　E. 注射肾上腺素

6. 关于去甲肾上腺素，错误的是（　　）。

A. 与心肌细胞膜上的 β 受体结合

B. 引起心脏正性的变时变力变传导作用

C. 由心交感神经末梢释放

D. 与心肌细胞膜上的 M 受体结合

E. 使动脉血压升高

7. 关于乙酰胆碱，错误的是（　　）。

A. 心迷走神经兴奋，其末梢释放乙酰胆碱

B. 乙酰胆碱与心肌细胞膜上的 M 受体结合

C. 引起心脏负性的变时变力变传导作用

D. 使动脉血压下降

E. 与心肌细胞膜上的 β 受体结合

参考答案：

1. C 2. D 3. C 4. A 5. B 6. D 7. E

二、问题讨论

1. 为什么长期精神紧张可引起高血压？

2. 肾上腺素、去甲肾上腺素对血压的影响有哪些不同？

3. 在血压调节中起重要作用的体液因素有哪些？

实验八　肺活量测定

【实验目的】

（1）观察人体潮气量、肺活量和时间肺活量的测定过程。

（2）说出潮气量、肺活量、时间肺活量的概念和正常值。

【实验原理】

　　肺的主要功能是进行气体交换，肺内气体与外界大气不断进行交换，吸入氧气、排出二氧化碳，以维持内环境中氧气、二氧化碳浓度的相对稳定，保证细胞新陈代谢的正常进行。肺通气是指气体出入肺的过程，肺容量是指肺容纳的气体量，而肺通气量是指单位时间内吸入或呼出的气体量。其中，潮气量、肺活量、时间肺活量等在一定程度上可反映肺的容量和通气功能。因此，潮气量、肺活量、时间肺活量等可作为衡量肺功能的重要指标（如图 13－8－1 所示）。

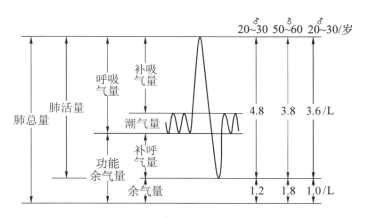

图 13－8－1　肺容积和肺容量示意图

【实验对象】

　　人。

【实验用品】

电动肺活量计（如图 13－8－2 所示），75%酒精等。

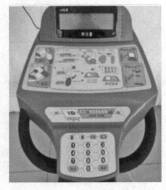

图 13－8－2　电动肺活量计

【实验步骤】

1. 准备

受试者静立闭目，用鼻夹夹住鼻（不漏气），口衔橡皮吹嘴（不漏气），练习用口呼吸 1 min。

2. 潮气量的测定

令受试者平静呼吸，测 5 次，取平均值。

3. 肺活量的测定

受试者平静呼吸数次后，令其做最大限度的深吸气，再以最快速度、最大力量做最大限度的深呼气，直到呼尽，重复 3 次，取最大值作为肺活量。

4. 时间肺活量的测定

测定方法与肺活量相同。从电动肺活量计上读出第 1 秒肺活量，并计算其占肺活量的百分比。

5. 肺通气量的计算

测出每分钟的呼吸频率，计算公式如下：

$$肺通气量 = 潮气量 \times 呼吸频率$$

【实验结果及分析】

1. 潮气量的测定

受试者的潮气量为 550 ml。潮气量是正常呼吸时每次吸入或呼出的气体量，是反映肺通气功能最基本的指标。正常成人平静呼吸时，潮气量为 400～600 ml，平均为 500 ml。此受试者潮气量正常。

2. 肺活量的测定

受试者肺活量为 3 600 ml。肺活量是尽力吸气后，从肺内所能呼出的最大气体量，反映了肺一次通气的最大能力。肺活量有较大的个体差异，与性别、年龄、体型等有关。正常成年男性平均为 3 500 ml，女性为 2 500 ml。此受试者肺活量正常。

3. 时间肺活量的测定

受试者肺活量为 3 600 ml，第 1 秒肺活量为 3 300 ml，第 1 秒时间肺活量为 92%。最大吸气后，尽力尽快呼气，在开始的 3 s 内所能呼出的气体量分别占其肺活量的百分数，分别称为第 1 秒、第 2 秒、第 3 秒的时间肺活量。正常人分别为 83%、96%、99%左右。第 1 秒时间肺活量在临床上最为常用，可用来区分限制性肺疾病和阻塞性肺疾病。正常人在 3 s 内基本上可呼出全部肺活量气体，但阻塞性肺疾病患者往往需要 5～6 s 甚至更长的时间才能呼出全部肺活量气体。第 1 秒时间肺活量低于 60% 为不正常。此受试者的第 1 秒肺活量正常。

4. 肺通气量的计算

受试者潮气量为 550 ml，呼吸频率为 16 次/min，则肺通气量为

$$550 \times 16 = 8\ 800\ （ml）= 8.8\ （L）$$

肺通气量是每分钟吸入或呼出的气体总量，随性别、年龄、身材和活动量的不同而有所差异，正常成人的肺通气量为 6~9 L。此受试者肺通气量正常。

【注意事项】

（1）橡皮吹嘴在实验前需用 75% 酒精消毒后，浸于冷开水中备用。更换受试者时，应重新消毒。

（2）每次测定前，受试者都应反复练习几次。

（3）测定时应注意防止从鼻孔或口角漏气，以免影响测定结果。

【习题练习】

一、单项选择题

1. 评价肺通气功能，下列指标中较好的是（   ）。

A. 潮气量　　　　　　　B. 肺总量　　　　　　　C. 功能余气量

D. 肺活量　　　　　　　E. 时间肺活量

2. 下列关于肺通气量的叙述，错误的是（   ）。

A. 是指每分钟进或出肺的气体总量

B. 等于潮气量与呼吸频率的乘积

C. 随活动量的不同而有差异

D. 与身材无关

E. 随性别、年龄不同而有差异

3. 潮气量为 500 ml，呼吸频率为 12 次/min，则肺泡通气量约为（   ）。

A. 3 L　　　　　　　　　B. 4 L　　　　　　　　　C. 5 L

D. 6 L　　　　　　　　　E. 7 L

4. 呼吸频率从 12 次/min 增加到 24 次/min，潮气量从 500 ml 减少到 250 ml，则（   ）。

A. 肺通气量增加　　　　B. 肺通气量减少

C. 肺泡通气量不变　　　D. 肺泡通气量增加

E. 肺泡通气量减少

5. 下列有关肺总量的叙述，错误的是（   ）。

A. 随个体、性别、年龄不同而有差异　　　B. 与体型、运动锻炼情况有关

C. 是指肺所能容纳的最大气量　　　　　　D. 因体位变化而异

E. 是潮气量和功能余气量之和

参考答案：

1. E　2. D　3. B　4. E　5. E

二、问题讨论

肺活量的测定有何意义？与时间肺活量测定的意义有何不同？

实验九 呼吸运动的调节

【实验目的】

（1）学会观察呼吸运动的频率、幅度及对呼吸运动的记录方法。

（2）观察各种理化因素对呼吸运动的影响并分析其机制。

【实验原理】

呼吸运动受神经、体液因素的调节，改变血液中 H^+ 及气体的浓度，可导致呼吸运动的变化。呼吸频率和深度是评价呼吸变化的指标，故可通过观察呼吸频率和深度的变化来了解神经、体液因素对呼吸运动的影响。

【实验对象】

家兔。

【实验用品】

BL-420F 生物机能系统，张力换能器，刺激器，哺乳动物手术器械，气管插管，2 ml、5 ml 注射器各 1 支，橡皮管，钠石灰，气囊，30%乌拉坦溶液，3%乳酸溶液，纱布及细线等（如图 13-9-1～图 13-9-9 所示）。

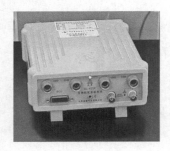

图 13-9-1 BL-420F 生物
机能系统

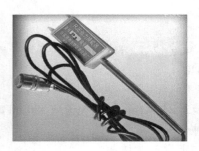

图 13-9-2 张力换能器

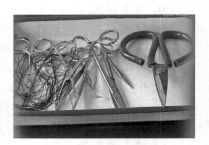

图 13-9-3 哺乳动物手术器械

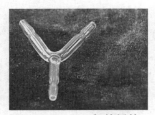

图 13-9-4 气管插管

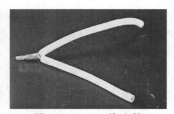

图 13-9-5 橡皮管

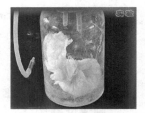

图 13-9-6 钠石灰

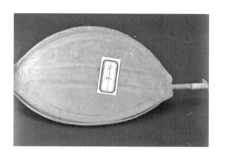
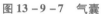
图 13 - 9 - 7　气囊

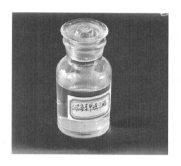
图 13 - 9 - 8　30%乌拉坦溶液

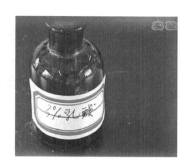
图 13 - 9 - 9　3%乳酸溶液

【实验步骤】

1. 动物麻醉与固定

动物称重，用30%乌拉坦溶液按每千克体重 3 ml 从耳缘静脉注射，对其进行麻醉，然后使其仰卧并固定于手术台上。

2. 颈部手术及气管插管

剪去兔颈部的毛，沿颈中线纵行切开皮肤，分离各层组织，暴露气管，并于气管与食管之间穿一丝线备用；再于颈两侧分别分离出颈动脉鞘，用玻璃分针于颈动脉旁分离出迷走神经，并在其下方穿线备用；在喉下呈 T 形剪开气管，插入气管插管，用预留好的丝线结扎固定（如图 13 - 9 - 10 所示）。利用橡皮管将张力换能器与气管插管相连，张力换能器的另一端与计算机的信号输入口相连（如图 13 - 9 - 11 所示），刺激器与刺激输出口相连。

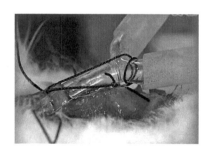
图 13 - 9 - 10　颈部气管插管

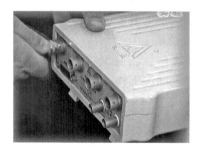
图 13 - 9 - 11　连接仪器

【实验项目及结果】

1. 记录

记录一段正常的呼吸运动曲线（如图 13 - 9 - 12 所示），然后进行下列实验项目。

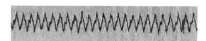
图 13 - 9 - 12　家兔正常呼吸运动曲线（向上为吸气，向下为呼气）

2. 增加吸入气中 CO_2 浓度

将气管插管开口侧插入 CO_2 气囊内，气囊中的 CO_2 浓度可随家兔呼出气的增加而逐渐升高，同时家兔吸入的 CO_2 也逐渐增多，观察呼吸有何变化。结果：当吸入气中 CO_2 浓度在一定范围内增加时，呼吸加深加快（如图 13 - 9 - 13 所示）。

3. 造成缺氧

将气管插管开口侧通过一个钠石灰瓶与盛有一定量空气的气囊相连，使呼出的 CO_2 被钠石灰吸收。随着呼吸的进行，气囊内的 O_2 越来越少。观察呼吸运动的变化情况。结果：当吸入气中 O_2 浓度轻度降低时，呼吸加深加快（如图 13 - 9 - 14 所示）。

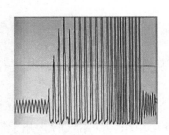

图 13 - 9 - 13　增加吸入气中
CO_2 浓度实验结果

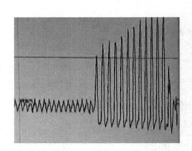

图 13 - 9 - 14　缺氧实验结果

4. 增加无效腔

将气管插管开口侧连接一支长约 50 cm 的橡皮管，使无效腔增加，观察其对呼吸运动的影响。结果：当无效腔增加时，呼吸加深加快（如图 13 - 9 - 15 所示）。

5. 改变血液 pH

由兔耳缘静脉注射 3% 乳酸溶液 2 ml，观察呼吸运动的变化。结果：当静脉注射 3% 乳酸溶液后，呼吸加深加快（如图 13 - 9 - 16 所示）。

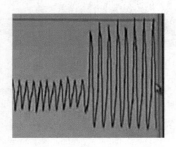

图 13 - 9 - 15　增加无效腔
实验结果

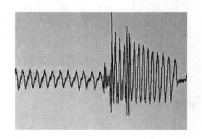

图 13 - 9 - 16　静脉注射 3%
乳酸溶液实验结果

6. 剪断迷走神经

先剪断一侧迷走神经，观察呼吸频率和深度的变化；再剪断另一侧，观察呼吸频率和深度的变化。结果：当剪断一侧迷走神经后，呈现慢而深的呼吸，但不是很明显（如图 13 - 9 - 17 所示）；当剪断双侧迷走神经后，呈现很明显的慢而深的呼吸（如图 13 - 9 - 18 所示）。

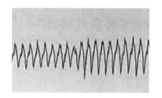

图 13 - 9 - 17　剪断一侧
迷走神经实验结果

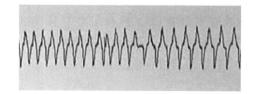

图 13 - 9 - 18　剪断双侧迷
走神经实验结果

7. 刺激迷走神经中枢端

用刺激器刺激迷走神经中枢端 15 s（如图 13 - 9 - 19 所示），观察呼吸频率和深度有何变化。结果：结果多不可预测，可出现呼吸暂停；呼吸暂停后，可有短时明显的代偿性呼吸运动增强（如图 13 - 9 - 20 所示）。

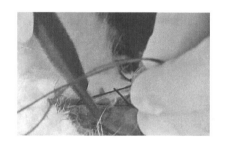

图 13 - 9 - 19　刺激迷走
神经中枢端

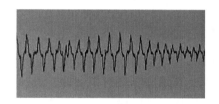

图 13 - 9 - 20　刺激迷走神经
中枢端实验结果

【实验结果分析】

1. 增加吸入气中 CO_2 浓度

CO_2 是调节呼吸运动最重要的生理性化学因素，吸入气中 CO_2 浓度在一定范围内增加，会导致血液中 PCO_2 增加，CO_2 透过血脑屏障使脑脊液中 CO_2 浓度增多，通过其产生的 H^+ 刺激延髓化学感受器，进而使呼吸运动加强；此外，当 PCO_2 增高时，还刺激主动脉体和颈动脉体的外周化学感受器，反射性地使呼吸加深加快。

2. 造成缺氧

吸入气中 O_2 浓度降低，会导致动脉血中 PO_2 下降，通过刺激主动脉体和颈动脉体外周化学感受器，引起延髓呼吸中枢兴奋，反射性地引起呼吸运动加强。

3. 增加无效腔

增加无效腔，减少了肺泡通气量，使肺泡气体更新率下降，引起血中 PCO_2 升高、PO_2 下降，刺激中枢和外周化学感受器，引起呼吸运动加深加快。

4. 改变血液 pH

乳酸改变了血液 pH，提高了血中 H^+ 浓度。H^+ 是化学感受器的有效刺激物，主要通过刺激外周化学感受器，反射性地引起呼吸运动加强。H^+ 也可直接刺激中枢化学感受器，但因血中 H^+ 不容易透过血脑屏障，因此，血中 H^+ 对中枢化学感受器的直接刺激作用不大，也较缓慢。

5. 剪断迷走神经

迷走神经是肺牵张反射的传入纤维。肺扩张反射的生理意义在于抑制吸气过长过深，促使吸气及时转为呼气，从而维持正常的吸气和呼气的交替，调节呼吸的频率和深度。当剪断一侧迷走神经后，该侧肺牵张反射的传入通路中断，肺扩张反射的生理作用消除，故呈现慢而深的呼吸运动。由于对侧的迷走神经尚未剪断，对侧仍然存在肺牵张反射，故整体情况下，慢而深的呼吸不是很明显。当剪断双侧迷走神经后，左右两侧的肺牵张反射的传入通路中断，肺扩张反射的生理作用完全消除，故呈现很明显的慢而深的呼吸运动。

6. 刺激迷走神经中枢端

迷走神经内含有多种类型的传入纤维，既有吸气抑制纤维，又有吸气兴奋纤维，故刺激迷走神经中枢端产生的效应难以预测。

【注意事项】

（1）每项实验前都要有正常的呼吸运动曲线做对照。

（2）耳缘静脉注射3%乳酸溶液时，勿使其漏出血管外。

（3）插气管时要注意止血，保持呼吸道通畅。

（4）手术过程中，应避免伤及主要血管（颈总动脉、颈外静脉等），以防出血。

【习题练习】

一、单项选择题

1. 血液中 CO_2 浓度对呼吸的调节主要是通过（　　　）。

A. 刺激延髓腹外侧浅表部位　　　　　　B. 直接刺激呼吸中枢

C. 刺激脑桥调整中枢　　　　　　　　　D. 刺激脊髓运动神经元

E. 牵张反射

2. 低氧对呼吸的刺激作用是通过（　　　）。

A. 直接兴奋延髓吸气神经元　　　　　　B. 直接兴奋脑桥调整中枢

C. 外周化学感受器所实现的反射性效应　D. 刺激中枢化学感受器而兴奋呼吸中枢

E. 直接刺激呼吸中枢

3. 关于 H^+ 对呼吸的调节，下列叙述错误的是（　　　）。

A. 动脉血 H^+ 浓度增加，呼吸加深加快

B. 主要通过刺激中枢化学感受器兴奋呼吸中枢

C. 刺激外周化学感受器，反射性地加强呼吸

D. 脑脊液中的 H^+ 才是中枢化学感受器的最有效刺激

E. H^+ 通过血脑屏障的速度很慢

4. 动物实验中，气管插管连接一根 $0.5 \sim 1.0$ m 长的橡皮管时，呼吸加深加快的主要原因是（　　）。

A. 呼吸肌本体感受性反射减弱　　　　　B. 动脉血中 PO_2 升高

C. 动脉血中 PCO_2 升高　　　　　　　D. 气道阻力减小

E. 无效腔减小

参考答案：

1. A　2. C　3. B　4. C

二、问题讨论

1. CO_2 增多对呼吸运动有何影响？其作用机制是怎样的？

2. 低氧对呼吸运动有何影响？其作用机制是怎样的？

3. 乳酸增多对呼吸运动有何影响？其作用机制是怎样的？

4. 动物实验中，剪断家兔双侧迷走神经对呼吸有何影响？为什么？

实验十　影响尿生成的因素

【实验目的】

通过尿量的观察，分析生理盐水、去甲肾上腺素、葡萄糖、利尿药等因素对尿生成的影响。

【实验原理】

尿的生成过程包括肾小球的滤过及肾小管和集合管的重吸收与分泌。凡能影响上述过程的因素，均能影响尿的生成从而改变尿量。

本实验通过给实验动物注射生理盐水、高浓度葡萄糖、去甲肾上腺素、呋塞米（速尿）、垂体后叶素、甘露醇等，观察实验动物尿量变化，进而确定不同因素对尿生成的影响。

【实验对象】

家兔。

【实验用品】

注射器、粗剪刀、手术剪、止血钳、眼科剪、手术镊、手术刀、玻璃分针、动脉夹、输

尿管插管、结扎线、记滴器、酒精灯、试管、试管夹、火柴、班氏尿糖定性试剂、30%乌拉坦溶液、生理盐水、20%葡萄糖、20%甘露醇、呋塞米注射液（速尿）、垂体后叶注射液、0.01%去甲肾上腺素、BL－420F生物机能系统等。

【实验步骤】

1. 动物麻醉与固定

动物称重（如图13－10－1所示），用30%乌拉坦溶液按每千克体重3 ml从耳缘静脉注射对其进行麻醉（如图13－10－2所示），然后使其仰卧并固定于手术台上。

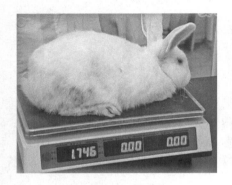 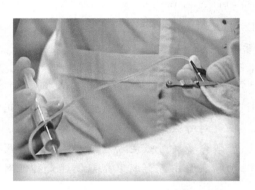

图13－10－1　动物称重　　　　　　　图13－10－2　耳缘静脉注射进行麻醉

2. 下腹部手术及引流尿液

引流尿液一般选用输尿管插管法。自耻骨联合上缘沿腹正中线做一长约5 cm切口，切开腹壁，暴露膀胱（如图13－10－3所示）。将膀胱轻拉向下翻转，找到膀胱三角，仔细辨认输尿管。用线将输尿管近膀胱端结扎（如图13－10－4所示），在结扎位置之上约1 cm处剪一斜口，把充满等渗盐水的细塑料管向肾脏方向插入输尿管内，用线结扎固定；导管另一端开口，用培养皿盛接流出的尿液，或将导管连接至记滴装置上，以便记录尿滴（如图13－10－5所示）。

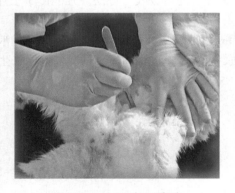 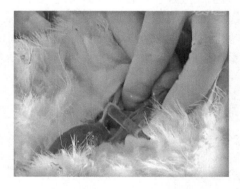

图13－10－3　切开腹壁　　　　　　　图13－10－4　结扎输尿管

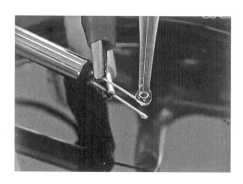
图 13 – 10 – 5　记录尿滴

3. 记录

连接实验仪器，开动记录装置，描记一段尿液滴数。

【实验项目及结果】

（1）记录一侧输尿管插管末端尿滴数（滴/min）或开动记录装置，记录正常尿液滴数。结果：每分钟 23 滴。

（2）静脉注射 37 ℃生理盐水 20 ml，观察并记录尿量的变化。结果：处理前尿量为每分钟 23 滴，处理后尿量略有增加。

（3）静脉注射 20%葡萄糖液 20 ml，观察并记录尿量的变化。在注射前与注射后要收集尿液，分别做尿糖定性试验。结果：处理后尿量明显增加。

尿糖定性试验：

$$试管接少许尿 + 少许班氏试剂 \longrightarrow 放至酒精灯上均匀加热至沸腾$$

观察有无颜色改变。结果：处理前，尿糖定性试验阴性；处理后，尿糖定性试验阳性。

（4）静脉注射 0.01%去甲肾上腺素 0.5 ml，观察并记录尿量的变化。结果：处理后尿量为每分钟 4 滴，尿量减少。

（5）静脉注射呋塞米注射液 5 ml/kg，观察并记录尿量的变化。结果：处理后尿量每分钟超过 200 滴，尿量明显增多。

（6）静脉注射垂体后叶素 2 U，观察并记录尿量的变化。结果：处理后尿量为每分钟 0 滴，尿量减少。

（7）静脉注射 20%甘露醇 1 g/kg，观察并记录尿量的变化。结果：处理后尿量明显增多。

【实验结果分析】

1. 静脉注射生理盐水

静脉注射生理盐水会导致血浆胶体渗透压发生改变以及血容量改变，进而影响抗利尿激素的分泌。但由于静脉注射的生理盐水剂量较低，对血浆胶体渗透压影响不大，故而肾小球滤过率不会发生明显改变；血容量变化也不大，因而不会明显抑制抗利尿激素的释放，尿量不会出现明显的增加。

2. 静脉注射高浓度葡萄糖

静脉注射高浓度葡萄糖后，肾小球滤过的葡萄糖量超过了近球小管对糖的最大转运率，造成小管液渗透压升高，阻碍了水和氯化钠的重吸收，导致尿量增加。这种情况称为渗透性利尿。尿糖定性试验阳性：家兔大量摄入高浓度葡萄糖后，肾小球滤过的葡萄糖超过部分肾小管对葡萄糖重吸收的极限，尿中开始出现葡萄糖。

3. 静脉注射去甲肾上腺素

去甲肾上腺素可通过下列方式影响肾脏功能而使尿量减少：① 通过肾脏血管平滑肌的 α 肾上腺素能受体，引起肾血管收缩而减少肾血流量，导致肾小球滤过率下降。② 通过激活 β 肾上腺素能受体，使近球小体的近球细胞释放肾素，导致血液循环中血管紧张素 II 和醛固酮浓度增加，进而引起肾小管对钠、水的重吸收增多。③ 可直接刺激近端小管和髓袢对钠、氯和水的重吸收。

4. 静脉注射呋塞米

呋塞米能够抑制髓袢升支粗段对 $Na^+ - K^+ - 2Cl^-$ 的同向转运，故可降低外髓组织的高渗程度，从而降低管内外渗透压浓度梯度，使水的重吸收减少，产生利尿效应。

5. 静脉注射垂体后叶素

垂体后叶素含催产素和抗利尿激素。抗利尿激素能增强远曲小管和集合管对水的通透性，从而引起水的重吸收增加，进而导致尿量减少。

6. 静脉注入甘露醇

甘露醇可通过肾小球自由滤过，但不被肾小管重吸收，因而提高了小管液的溶质浓度，产生渗透性利尿效应，使尿量增加。

【注意事项】

（1）为保证家兔有足够尿量，实验前一天给家兔多吃新鲜蔬菜。

（2）手术过程中操作应轻巧、仔细，避免损伤血管过多，造成出血较多，影响手术视野；避免由于刺激输尿管而引起痉挛或插入管壁夹层，造成无尿现象。

（3）采取输尿管插管法，以两侧同插为好，在插好后接上 Y 形管，经此管流出的尿液滴在记滴器上，便于尿液滴数观察和记录。要对准输尿管出口，膀胱回纳腹腔时，注意不要扭曲。

（4）为注射方便，可将注射针头固定在耳缘上供多次使用。若多次进行静脉注射，应保护耳缘静脉，即静脉注射部位先从耳尖部开始，逐步移向耳根部。

（5）注射麻醉药时，速度宜慢，以免造成动物死亡；注射生理盐水和高渗葡萄糖时，速度宜快，并注意勿将空气推入而造成气栓。

（6）各项实验必须在血压及尿量基本恢复后才能继续进行。

【习题练习】

一、单项选择题

1. 糖尿病患者尿量增多的原因主要是（　　　　）。

A. 血管升压素分泌减少　　　　　　　B. 醛固酮分泌减少

C. 肾小球有效滤过压增高　　　　　　D. 肾小球滤过率增加

E. 小管液中溶质浓度增加

2. 肾重吸收葡萄糖的部位是（　　　　）。

A. 近端小管　　　　　　　　　　　　B. 髓袢细段

C. 髓袢升支粗段　　　　　　　　　　D. 远曲小管

E. 集合管

3. 静脉注入20%甘露醇后尿量增加，是由于（　　　　）。

A. 小管液渗透压下降　　　　　　　　B. 小管液渗透压升高

C. 肾小球滤过的葡萄糖量减少　　　　D. 增强远曲小管和集合管对水的通透性

E. 抑制髓袢升支粗段对 $Na^+-K^+-2Cl^-$ 的同向转运

4. 以下关于静脉注射去甲肾上腺素使尿量减少的原因中，错误的是（　　　　）。

A. 引起肾血管收缩而减少肾血流量

B. 使近球小体的近球细胞释放肾素

C. 刺激近端小管和髓袢对钠、氯和水的重吸收

D. 血液循环中血管紧张素Ⅱ和醛固酮浓度减少

E. 激活β肾上腺素能受体

5. 在本实验中引起尿量减少的项目是（　　　　）。

A. 静脉注射生理盐水　　　　　　　　B. 静脉注射去甲肾上腺素

C. 静脉注射甘露醇　　　　　　　　　D. 静脉注射呋塞米

E. 静脉注射速尿

参考答案：

1. E　2. A　3. B　4. D　5. B

二、问题讨论

1. 急性肾小球肾炎患者为什么常出现少尿或无尿？

2. 临床用20%甘露醇、25%山梨醇为什么能达到利尿消肿的作用？

3. 糖尿病患者为什么会出现尿糖和多尿呢？

参 考 文 献

[1] 朱文玉. 医学生理学. 2 版. 北京：北京大学医学出版社，2009.

[2] 姚泰. 生理学. 2 版. 北京：人民卫生出版社，2010.

[3] 王庭槐. 生理学. 3 版. 北京：人民卫生出版社，2015.

[4] 王庭槐. 生理学. 9 版. 北京：人民卫生出版社，2018.

[5] 李效义，张书永. 人体解剖生理学. 北京：国家开放大学出版社，2018.